USE SEU CÉREBRO PARA MUDAR SUA IDADE

DR. DANIEL G. AMEN

USE SEU CÉREBRO PARA MUDAR SUA IDADE

OS SEGREDOS PARA PARECER E
SE SENTIR MAIS JOVEM TODO DIA

Tradução
Bruno Casotti

2ª edição

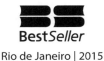

Rio de Janeiro | 2015

CIP-BRASIL. CATALOGAÇÃO NA FONTE
SINDICATO NACIONAL DOS EDITORES DE LIVROS, RJ.

A538u
2ª ed.

Amen, Daniel G.
Use seu cérebro para mudar sua idade / Daniel G. Amen; tradução:
Bruno Casotti. – 2ª ed. – Rio de Janeiro: Best*Seller*, 2015.
il.

Tradução de: Use Your Brain to Change Your Age
ISBN 978-85-7684-763-2

1. Cuidados pessoais com a saúde. 2. Cérebro. 3. Psicofisiologia.
4. Juventude. I. Título.

15-19135
CDD: 613
CDU: 613

Texto revisado segundo o novo Acordo Ortográfico da Língua Portuguesa.

Título original norte-americano
USE YOUR BRAIN TO CHANGE YOUR AGE
Copyright © 2012 by Daniel G. Amen, M.D.
Copyright da tradução © 2015 by Editora Best Seller Ltda.

Capa: Gabinete de Artes
Editoração eletrônica: Abreu's System

Todos os direitos reservados. Proibida a reprodução,
no todo ou em parte, sem autorização prévia por escrito da editora,
sejam quais forem os meios empregados.

Direitos exclusivos de publicação em língua portuguesa para o Brasil
adquiridos pela
EDITORA BEST SELLER LTDA.
Rua Argentina, 171, parte, São Cristóvão
Rio de Janeiro, RJ – 20921-380
que se reserva a propriedade literária desta tradução

Impresso no Brasil

ISBN 978-85-7684-763-2

RESSALVA MÉDICA

As informações apresentadas neste livro são resultado de anos de experiência prática e pesquisas clínicas do autor. Elas são, necessariamente, de natureza genérica, e não substituem uma avaliação ou um tratamento feito por um especialista competente em medicina. Se você acha que precisa de um tratamento médico procure, por favor, um profissional médico assim que possível. As histórias deste livro são verdadeiras. Os nomes e as circunstâncias das histórias foram trocados para proteger o anonimato dos pacientes.

Seja um leitor preferencial Record.
Cadastre-se e receba informações sobre nossos
lançamentos e nossas promoções.

Atendimento e venda direta ao leitor:
mdireto@record.com.br ou (21) 2585-2002

Para Tana, minha razão para ter uma vida longa e saudável!

SUMÁRIO

Introdução: A fonte da juventude está na sua cabeça
Sete princípios que vão mudar tudo em sua vida — 9

1. *Nana, Lisa e Ruth*
Conheça seus números para manter sua mente saudável e
prevenir alzheimer e outras doenças do envelhecimento — 35

2. *Tamara*
Foque nos alimentos que lhe fazem bem, e não naqueles que lhe fazem mal — 64

3. *Andy*
Fique forte para viver muito — 108

4. *Jose*
E depois? Otimize seu córtex pré-frontal para abastecer sua consciência
e tomar decisões melhores e mais saudáveis — 136

5. *Jim*
Aumente o tempo de vida, a velocidade e a memória de seu cérebro — 161

6. *Joni e o minilifting facial*
Estimule seu fluxo sanguíneo para melhorar a pele e o sexo — 179

7. *Chris e Sammie*
Trate a depressão, o luto e o estresse para prolongar a vida
por mais alguns anos   206

8. *Anthony, Patrick, Nancy e mais sobre reversão de danos cerebrais*
Melhore seu cérebro, mesmo que você tenha feito mal a ele   239

9. *A história dos dois Ricks*
Crie sua própria rede de boas influências para uma melhora em conjunto   257

10. *Daniel e as imagens do spect cerebral*
O que você não sabe está roubando seu cérebro   284

APÊNDICE   299

NOTA SOBRE REFERÊNCIAS E LEITURA COMPLEMENTAR   313

AGRADECIMENTOS   314

INTRODUÇÃO

A FONTE DA JUVENTUDE ESTÁ NA SUA CABEÇA

SETE PRINCÍPIOS QUE VÃO MUDAR TUDO EM SUA VIDA

> Você só é jovem uma vez,
> mas pode continuar imaturo para sempre.
> – OGDEN NASH

Recentemente, eu estava em um avião indo de São Francisco para Honolulu, onde participaria de um debate muito importante no encontro anual da American Psychiatric Association. Na poltrona ao meu lado estava uma mulher idosa, Mary, que me reconheceu de um de meus programas na televisão. Quando eu abria meu computador, para começar a me preocupar com o debate, Mary se inclinou sobre mim e perguntou:

"Existe uma hora em que já é tarde demais?"

"Tarde demais para quê?", disse eu, tentando concentrar minha mente na tarefa do dia seguinte.

"Eu tenho 76 anos", sussurrou ela. "É tarde demais para eu ter um cérebro melhor?"

"Só é tarde se você pretende viver apenas até os 77", disse eu, sorrindo, agora olhando nos seus belos olhos verdes. "Se você quer viver até os 90, *agora* é uma boa hora para começar!"

Ela riu. Eu relaxei. Pessoas como Mary sempre alimentaram a paixão que tenho por meu trabalho.

"*A fonte da juventude está na sua cabeça*", prossegui. "É o seu cérebro que toma as decisões que mantêm você saudável, feliz e no caminho para viver por muito tempo. E é o seu cérebro que toma as decisões ruins que destroem sua saúde e mandam você mais cedo para o caixão. Se você quer ter uma vida longa e feliz, a primeira coisa a fazer é ter um cérebro melhor."

Mary me disse que adorava meus programas na televisão porque eram muito práticos, e que já fizera muitas mudanças em sua vida. Ela também me contou sobre seu filho, que tinha problemas com o álcool, mas que havia parado de beber depois de assistir a meus programas. Ele viu que não queria nenhum dos danos que a bebida pode causar ao cérebro, mostrados nos SPECTs.

Nas Amen Clinics usamos um estudo de imagens cerebrais sofisticado, chamado SPECT, para nos ajudar a entender e tratar nossos pacientes. SPECT significa *single photon emission computed tomography* [tomografia computadorizada por emissão de fóton único]. É um estudo de medicina nuclear que observa o fluxo sanguíneo e padrões de atividade. Ele observa como o cérebro funciona. É diferente da tomografia axial computadorizada (TAC) e da ressonância magnética (RM), que são exames anatômicos capazes de mostrar a aparência física do cérebro. O SPECT mostra como o cérebro funciona. Nos últimos 21 anos, as Amen Clinics construíram o maior banco de dados de SPECT cerebral do mundo, totalizando agora mais de setenta mil tomografias em pacientes de noventa países.

O SPECT mostra, basicamente, três coisas:

1. As áreas do cérebro que funcionam bem
2. As áreas do cérebro que estão com pouca atividade
3. As áreas do cérebro que estão com muita atividade

Uma tomografia saudável mostra uma atividade plena, equilibrada e simétrica no cérebro.

Ao olhar todos esses SPECTs fica muito claro para mim que *é possível acelerar o processo de envelhecimento e fazer com que seu cérebro pareça e se sinta mais velho do que sua idade cronológica, assim como é possível desacelerar o envelhecimento e ter um cérebro que pareça e se sinta muito mais jovem do que sua idade.*

> **Embora envelhecer não seja uma opção, ter um cérebro que pareça e se sinta velho é!**

Aqui estão os SPECTs de três cérebros de 60 anos. Um deles é saudável, outro tem mal de Alzheimer e o outro é de uma pessoa que está acima do peso e tem apneia do sono.

Cérebro normal	**Mal de Alzheimer**
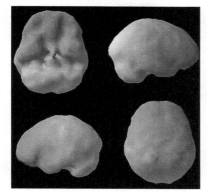	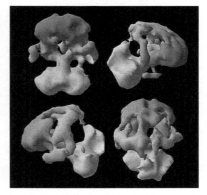
Atividade plena, equilibrada e simétrica	A metade de trás do cérebro está morrendo

Excesso de peso e apneia do sono

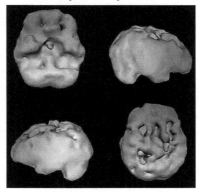

Diversas áreas com atividade reduzida

O SPECT cerebral é um estudo de medicina nuclear que avalia o fluxo sanguíneo e os padrões de atividade. Em cada tomografia a imagem no canto superior esquerdo mostra o cérebro por baixo. A imagem no canto inferior direito mostra o cérebro de cima. A imagem superior à direita e a inferior à esquerda mostram as laterais do cérebro. Os buracos nas tomografias não são físicos; eles indicam áreas onde o fluxo sanguíneo e os padrões de atividade são significativamente baixos.

Qual desses três cérebros você quer? Quem viverá mais e terá o cérebro mais jovem e eficiente? A escolha deveria ser óbvia.

Nosso trabalho com imagens deixa muito claro que, conforme envelhecemos, a atividade diminui em toda a superfície do cérebro. Se não estamos atentos ao modo como vivemos, as diversas decisões ruins que tomamos durante a vida influenciam o envelhecimento de maneira negativa. Dietas ruins, estresse crônico, problemas de saúde, falta de sono, excesso de álcool, drogas ilegais, comportamentos de alto risco, presença de toxinas no ambiente e muitos outros fatores contribuem para a morte precoce de nosso cérebro. Infelizmente, a maioria das pessoas simplesmente aceita uma queda do funcionamento cognitivo como envelhecimento normal.

Recentemente, gravei uma entrevista com um alto executivo, Todd. Ele me disse que sua memória estava terrível aos 53 anos. "Tenho certeza de que é a idade. Estou ficando velho. Com frequência, não tenho a menor ideia de onde pus as chaves e às vezes as encontro dentro da geladeira, ao lado dos ovos", disse ele.

"Isso definitivamente não é normal", reagi. "Tenho 57 anos e minha memória está tão boa quanto sempre foi. Essa é uma das mentiras que as pessoas dizem a si mesmas para justificar seus problemas de memória e maus hábitos. A negação as impede de conseguir a ajuda de que necessitam. Fale-me sobre sua dieta e seus exercícios."

Quando me ouviu falar sobre exercícios, Todd se animou.

"Eu me exercito cinco vezes por semana. Corro longas distâncias e estou em ótima forma."

Algo não estava fazendo sentido para mim.

"E sua dieta?", insisti.

Ele baixou os olhos.

"Não é muito boa. Todos os dias pela manhã tomo Coca Diet e como Pop-Tarts no carro, a caminho do trabalho. A situação não melhora muito no restante do dia."

Abastecer um carro com combustível tóxico, definitivamente, piora seu desempenho. Abastecer o corpo com combustível tóxico, definitivamente, prejudica seu cérebro, não importa quantos exercícios você faça.

"Se você tivesse um cavalo de raça de um milhão de dólares, você daria porcarias para ele comer?", perguntei.

"Claro que não", disse ele.

"Você vale muito mais do que um cavalo de raça. Está na hora de tratar a si mesmo com um pouco de amor e respeito", incentivei-o.

Três meses depois, Todd me disse que a memória dele havia melhorado significativamente. E também que eu o assombrava a cada refeição. Espero fazer o mesmo por você.

Bill, de 85 anos, fez uma tomografia do cérebro cujo resultado foi típico de pessoas de sua idade. Ele era um executivo aposentado e sempre se queixava de cansaço. Lutava com sua memória e tomava quatro remédios para hipertensão, colesterol e dores no peito. "Detesto ficar velho", disse. (A linguagem que usamos para o envelhecimento é muito importante, como veremos.) Seu SPECT mostrou um cérebro velho, com uma atividade geral reduzida, o que não foi surpresa.

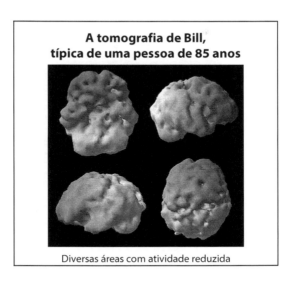

A tomografia de Bill, típica de uma pessoa de 85 anos

Diversas áreas com atividade reduzida

Pelo nosso trabalho com imagens cerebrais, também descobrimos um grupo de homens e mulheres mais velhos com aparência extraordinária e cérebros funcionando bem, e todos eles têm vidas que refletem seus cérebros saudáveis. Suas vidas são muito mais vibrantes, cheias de energia e ponderadas do que a vida daqueles com cérebros que têm um funcionamento pior. Além disso, todos eles mantêm muitos dos hábitos saudáveis para o cérebro sobre os quais você aprenderá neste livro. Curiosamente, você nunca os ouve dizer que odeiam envelhecer. Eles apreciam suas experiências e suas relações e olham para a frente, não para trás.

A Dra. Doris Rapp é um bom exemplo. Ela é uma médica pioneira de 82 anos, que dedicou sua vida a ajudar os outros. Ela é chamada de "mãe da medicina ambiental e das alergias". Ela mantém um peso saudável, exercita-se com vigor, segue uma dieta nutritiva e passou a vida buscando oportunidades de aprender. Tem uma mente afiada e muitos amigos, e ainda atende pacientes e profissionais. Eu a procuro com frequência quando estou tendo dificuldades com o diagnóstico de um paciente, principalmente se suspeito de algum problema relacionado a toxinas ambientais ou alergia a alimentos. Tanto seu SPECT quanto sua vida refletem seu cérebro saudável. Se você toma decisões inteligentes para o cérebro, pode definitivamente retardar, e em muitos casos reverter, conforme veremos, o processo de envelhecimento.

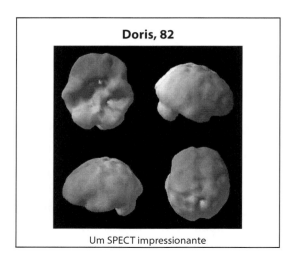

Um SPECT impressionante

Neste livro, vou mostrar a você como ter um cérebro e um corpo de aparência mais jovem, baseando-me nas lições que aprendemos nas Amen Clinics. Se você seguir os passos do programa, aumentará, e muito, suas chances de viver mais, parecer mais jovem, reduzir o risco de desenvolver uma demência e melhorar a memória, o humor, tornar-se mais atento e cheio de energia. Sei que esta é uma grande promessa, mas tenho visto que, quando as pessoas entram nesse processo, tudo na vida delas muda de maneira positiva. Você precisa apenas de algum tempo para se "sintonizar" com o programa e torná-lo parte de sua vida diária, mas depois que fizer isso os benefícios serão para a vida toda.

CARLOS

Quando atendemos Carlos pela primeira vez, ele tinha 40 anos e estava cheio de preocupações, pensamentos negativos, depressão e raiva e tinha dificuldade para se concentrar. Já havia tido dislexia não diagnosticada na infância e lutado contra o consumo exagerado de bebidas. Seus hábitos de saúde eram terríveis, ele pesava 120kg, seu cérebro estava prejudicado e tudo isso influenciava em suas questões emocionais. A seguir você vê o SPECT inicial de Carlos.

Carlos aderiu completamente ao programa que criamos para ele. É um homem analítico, portanto, a lógica do programa fazia sentido para ele. Trata-se do mesmo programa que vou oferecer a você neste livro. Dez semanas depois ele havia perdido quase 11kg e, passadas trinta semanas, pesava 23kg a menos. Mais importante: estava mais bem-humorado, com mais energia e a memória mais afiada. E parecia e sentia-se dez anos mais novo.

Aprendendo e utilizando as técnicas do programa, ele já não mais comia em excesso para amenizar a tristeza e a irritabilidade. E comendo alimentos saudáveis para o cérebro, a intervalos adequados, ele já não tinha as baixas de energia que o tornavam tão vulnerável ao estresse.

Sua aparência era a de outra pessoa por fora, mas também notamos essas mesmas diferenças impressionantes por dentro. Seu SPECT seguinte mostrou uma atividade geral mais intensa. Seguindo o programa, ele mudou o cérebro e, com isso, mudou sua vida!

Esta é a parte de que mais gosto da história de Carlos. Depois de ver seu progresso, sua esposa, que não estava acima do peso, iniciou nosso programa para aprender a criar uma família de cérebros saudáveis e acabou perdendo 4,5kg.

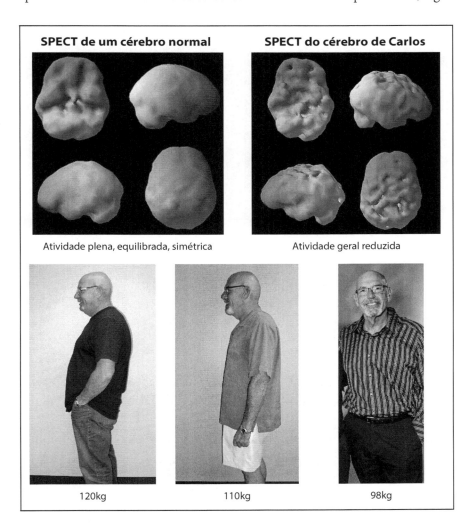

Em seguida, sua filha de 14 anos também aderiu. O sucesso de Carlos influenciou a todos que ele amava. Quando eu estava escrevendo este livro, vi Carlos em nossa sala de espera. Dois anos depois de conhecê-lo, ele ainda estava com uma aparência ótima. Perguntei-lhe como ele se mantinha bem.

"Não é difícil", disse ele. "Estou sintonizado no programa."

Você também pode fazer isso. Nada do que vou pedir que você faça é difícil. Só exige um esforço constante.

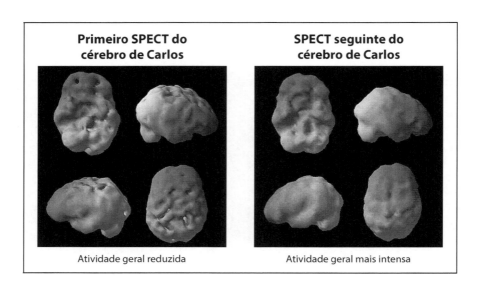

Primeiro SPECT do cérebro de Carlos	SPECT seguinte do cérebro de Carlos
Atividade geral reduzida	Atividade geral mais intensa

O trabalho de imagens cerebrais que fazemos nas Amen Clinics tem orientado nossa prática há mais de vinte anos. Com o passar dos anos, defini nosso trabalho em sete princípios muito simples, os quais orientam todo o trabalho que fazemos e representam a base para esse programa.

SETE PRINCÍPIOS PARA MUDAR SEU CÉREBRO E MELHORAR TUDO EM SUA VIDA

1. **Seu cérebro está envolvido em tudo o que você faz, incluindo o modo como você pensa, sente, age e convive com outras pessoas.** O cérebro é o órgão da personalidade, do caráter, da inteligência e de todas as decisões que você toma. E, como vamos ver, *é a qualidade de*

suas decisões que ajuda você a viver por muito tempo ou que provoca uma morte prematura.

- É o seu cérebro que lhe diz para parar quando você já comeu o bastante... ou que deixa você mergulhar na segunda taça de sorvete para acabar se sentindo empanturrado, enjoado e deprimido.
- É o seu cérebro que lembra a você de dirigir com cuidado... ou que o incita a correr na estrada a velocidades que podem levar a multas, acidentes ou fatalidades.
- É o seu cérebro que mantém você focado, motivado e bem-sucedido... ou que o mantém com problemas de atenção ou ansiedade.
- É o seu cérebro que mantém você calmo, feliz e apaixonado... ou que perturba seu humor e cria conflitos em seu relacionamento.
- É o seu cérebro que funciona como o "centro de controle" de todo o seu sistema físico.
- E é o seu cérebro que merece crédito, atenção e cuidados por tudo o que ele faz para dirigir seu corpo, sua mente e sua vida!

2. **Quando seu cérebro funciona direito, você trabalha direito; quando seu cérebro está perturbado, sua probabilidade de ter problemas na vida é muito maior.**

   Com um cérebro saudável você se torna

   - Mais feliz
   - Mais saudável
   - Mais rico
   - Mais sábio
   - Mais eficiente
   - Capaz de tomar decisões melhores, o que o ajuda a viver mais

   Quando seu cérebro não está saudável, por qualquer que seja o motivo, você se torna

   - Mais triste
   - Mais doente
   - Mais pobre

- Menos sábio
- Menos eficiente
- Mais propenso a tomar decisões ruins

3. **O cérebro é o órgão mais complicado do universo e, por isso, o mais vulnerável a danos e ao envelhecimento.** Não há nada tão complicado quanto o cérebro humano. Nada! Estima-se que o cérebro tenha cem bilhões de células. Cada uma delas está conectada a outras células do cérebro por milhares de conexões individuais, o que significa que você tem mais conexões em seu cérebro do que o número de estrelas no universo! Um pedaço de tecido cerebral do tamanho de um grão de areia contém cem mil neurônios e um bilhão de conexões entre um e outro.

    O cérebro é 80% água. A hidratação é crucial para a saúde dele. O peso sólido do cérebro é 60% gordura, portanto, qualquer anormalidade nesta parte pode destruí-lo. Embora represente apenas 2% do peso de seu corpo, o cérebro utiliza de 20% a 30% das calorias que você consome. Aproximadamente um quarto do que você comeu no café da manhã foi para alimentar seu cérebro. Ele também consome 20% do oxigênio e do fluxo sanguíneo no corpo, e nunca descansa (mesmo durante o sono profundo). Devido à sua taxa metabólica elevada, produz um nível alto de radicais livres, o que pode prejudicá-lo se sua capacidade antioxidante estiver baixa. *Seu cérebro é o imóvel de seu corpo que mais consome energia, e o mais caro*. E, com razão, é o centro de comando e controle que dirige sua vida.

4. **Seu cérebro é muito macio, tem uma consistência parecida com manteiga, tofu ou pudim, e está abrigado dentro de um crânio duro, que tem muitos sulcos ósseos acentuados.** Os danos cerebrais têm importância. Podem arruinar a vida inteira de uma pessoa. É raro encontrar quem compreenda o quanto os danos cerebrais são importantes, porque só agora as imagens cerebrais estão começando a ser utilizadas de maneira mais ampla. Em um artigo de primeira página no *Wall Street Journal*, em 2008, o escritor Thomas Burton citou pesquisadores que verificaram que danos cerebrais não diagnosticados são das principais causas de:

    - Viver como sem-teto
    - Doenças psiquiátricas

- Ataques de depressão e ansiedade
- Alcoolismo e abuso de drogas
- Suicídio
- Problemas de aprendizado

Se você quer permanecer saudável, uma das primeiras coisas a fazer é proteger seu cérebro.

5. **Nosso trabalho com imagens cerebrais tem mostrado claramente que você faz muitas coisas para acelerar o processo de envelhecimento, levando seu cérebro a parecer e se sentir mais velho. E há muitas coisas que pode fazer para desacelerar o processo de envelhecimento, ajudando a si mesmo e a seu cérebro a parecerem e se sentirem mais jovens.** Este fato, baseado em milhares de tomografias que vimos nas Amen Clinics, é o principal motivo pelo qual estou escrevendo este livro. As pessoas precisam saber que todos os dias adotam comportamentos que beneficiam ou prejudicam a saúde do cérebro.

A maioria das pessoas tem muito mais poder de decisão sobre sua saúde a longo prazo do que pensa. É claro que a combinação certa de genes pode ajudar, mas a maioria dos genes é ativada ou desativada de acordo com seu comportamento. Segundo uma pesquisa recente, apenas cerca de 30% da longevidade são determinados pela genética. Os outros 70% dependem de você. Seus hábitos determinam a idade de seu cérebro e, consequentemente, quanto tempo você viverá e até que ponto viverá bem.

O fundamento da saúde do cérebro pode ser resumido nas seguintes palavras:

EVITE O MAL • FAÇA O QUE LHE FAZ BEM

É claro que os detalhes por trás dessas palavras exigem um pouco mais de explicação.

Eis uma lista de problemas e comportamentos que aceleram o processo de envelhecimento do cérebro e podem tirar anos de sua vida. Se você quer viver por muito tempo com seu cérebro intacto, evite-os o máximo possível:

- Comportamento instável, imprudente e decisões que afetam negativamente sua saúde;
- Amigos pouco saudáveis ou falta de um sistema de apoio positivo. As pessoas com as quais você convive têm importância. Elas têm poder de influência, e se você convive com pessoas pouco saudáveis, tem uma probabilidade muito maior de adquirir os hábitos delas, que são prejudiciais ao cérebro. Isso não significa livrar-se de todos os seus amigos e familiares se eles têm hábitos que não são saudáveis, mas sim limitar o tempo que passa com eles e formar um novo grupo, mais saudável, se você quer viver por muito tempo;
- Danos cerebrais;
- Toxinas:
  - Drogas ilegais e muitas drogas legais, como benzodiazepinas e analgésicos;
  - Álcool, mais do que alguns copos por semana;
  - Fumo;
  - Excesso de cafeína, mais de 300mg por dia (três xícaras de café de tamanho normal);
  - Toxinas ambientais, como pesticidas, solventes orgânicos, ftalatos e fungos;
  - Quimioterapia para câncer ou para o cérebro. Enquanto mata as células de câncer, a quimioterapia pode também ser tóxica para células normais. Se você fez ou precisa fazer quimioterapia (por favor, discuta isso com seu médico), certifique-se de adotar uma vida saudável para o cérebro;
  - Inflamação. A inflamação que se torna crônica é hoje considerada uma causa importante de muitas doenças do envelhecimento, incluindo câncer, diabetes, doenças cardíacas e Alzheimer. A inflamação é promovida por formação de radicais livres, níveis baixos de vitamina D ou ômega 3, níveis altos de ômega 6, dietas ricas em carne e/ou açúcar, diabetes, infecções de longa duração, periodontite e estresse;
  - Exposição a radicais livres, ou a moléculas que podem causar danos ao corpo. Mais ou menos como a ferrugem ataca um carro, os radicais livres atacam nossas células, danificam nosso DNA e aceleram o envelhecimento. Coisas a serem evitadas: cigarro, gorduras trans, exposição excessiva ao sol, carnes tostadas, pesti-

cidas, exercícios em excesso, hiperatividade da glândula tireoide e inflamações. Embora frutas e vegetais sejam excelentes fontes de antioxidantes, que combatem os radicais livres, evite comprar "os 12 sujos" (os alimentos com maior quantidade de resíduos químicos: pêssego, maçã, mirtilo, pimentão, aipo, nectarina, morango, cerejas, uvas importadas, espinafre, couve e batata) e substitua-os pelos orgânicos;

- DNA e telômeros danificados. Na extremidade de cada longa fita de DNA há uma capa chamada telômero, muito parecida com a agulheta plástica na ponta de um cadarço. A função da capa do DNA é impedir que ele desembarace. Toda vez que uma célula se divide, um pedacinho de telômero é corroído. Depois de cerca de 60 divisões ele desaparece completamente, permitindo que o DNA se desfaça. Inflamações, radicais livres, deficiências de vitamina e falta de ácidos graxos ômega 3 podem lascar o telômero, abreviando o tempo de vida da célula. O geneticista Richard Cawthon e seus colegas da Universidade de Utah verificaram que os telômeros mais curtos estão associados a vidas mais curtas. Entre pessoas com mais de sessenta anos, aquelas que têm telômeros mais curtos têm uma chance três vezes maior de morrer de doença cardíaca e oito vezes maior de morrer de doença infecciosa;
- Problemas de saúde:
  - Periodontite;
  - Doença cardíaca;
  - Diabetes;
  - Hipertensão;
  - Problemas intestinais ou estomacais;
  - Níveis elevados ou baixos do hormônio testosterona;
  - Níveis elevados ou baixos do hormônio da tireoide;
  - Níveis baixos de ômega 3;
  - Níveis baixos de vitamina D;
  - Níveis altos de ferro, o que aumenta o estresse oxidativo;
  - Alergias;
  - Insônia crônica ou apneia do sono;
- Ganho de peso não saudável ou obesidade. À medida que seu peso aumenta, o tamanho de seu cérebro diminui. (Isso deveria assustar qualquer pessoa e convencê-la a perder gordura!);

- A dieta americana padrão:
  - Açúcar. Quando uma quantidade excessiva de açúcar se mistura a proteínas e gorduras, forma moléculas chamadas produtos finais da glicação avançada, que promovem o envelhecimento. A American Heart Association recomenda agora que as mulheres não consumam mais de cem calorias por dia de açúcares adicionados e que os homens não consumam mais de 150 calorias por dia;
  - Gorduras trans;
  - Calorias em excesso;
- Falta de exercícios, resistência e força;
- Falta de novos aprendizados;
- Problemas de saúde mental e/ou estresse crônico:
  - Depressão;
  - Pensamento negativo;
  - Níveis de ansiedade excessivamente altos ou excessivamente baixos;
  - Busca por estímulo ou comportamento impulsivo;
  - Mensagens negativas sobre envelhecimento;
- Falta de estratégias de reabilitação do cérebro quando necessário;
- Falta de suplementos apropriados ou uso indiscriminado de suplementos;
- Falta de sentido e propósito na vida;
- Falta de conhecimento sobre como seu cérebro está funcionando.

MAS COMO POSSO ME DIVERTIR UM POUCO?

Temos um curso voltado para o ensino médio chamado "Tornando um bom cérebro excelente", que existe em 42 estados dos Estados Unidos e sete outros países e ensina adolescentes a cuidar de seus cérebros. Depois de lecionarmos a parte do curso sobre coisas a serem evitadas para adquirir e manter um cérebro excelente, sempre aparece um adolescente "de atitude" em sala de aula que lança a pergunta: "E como posso me divertir um pouco?" Então fazemos com a turma um exercício chamado "Quem se diverte mais: a pessoa com cérebro bom ou a pessoa com cérebro ruim?".

Quem consegue o encontro com a menina bonita e consegue ficar com ela porque não age como um idiota? O cara com cérebro bom ou aquele com cérebro ruim? O cara com cérebro bom.

Quem tem mais liberdade por ter um comportamento mais estável e porque seus pais confiam mais nele? O adolescente com cérebro bom ou aquele com cérebro ruim? O adolescente com cérebro bom.

Quem entra na faculdade onde quer estudar porque tem boas notas e um comportamento estável? A pessoa com cérebro bom ou aquela com cérebro ruim? A pessoa com cérebro bom.

Quem consegue o emprego, quem tem mais dinheiro, quem tem mais relações significativas e duradouras e quem vive mais por conta das decisões melhores que toma na vida? A pessoa com cérebro bom ou a pessoa com cérebro ruim? A pessoa com cérebro bom.

Esse exercício desarma o adolescente que quer justificar um comportamento nocivo ao cérebro.

Eis uma lista de estratégias e comportamentos que desaceleram o envelhecimento do cérebro. Se você quer viver por muito tempo com seu cérebro intacto, adote estes comportamentos:

- Tome boas decisões. Um comportamento estável, sensato e consciente é o principal indicador de longevidade;
- Cerque-se de um sistema de apoio positivo e saudável, formado por amigos e parentes;
- Proteja seu cérebro de danos;
- Mantenha seu ambiente livre de toxinas:
    - Limite o consumo de álcool a no máximo quatro copos por semana;
    - Proteja-se da formação excessiva de radicais livres;
- Busque mecanismos para restaurar o DNA e maneiras de aumentar o comprimento dos telômeros. Óleo de peixe, multivitamínicos e chá verde têm sido associados a telômeros com comprimentos maiores;
- Mantenha a saúde física:
    - Tente ter níveis baixos de inflamação.
    - Evite periodontite e problemas intestinais.
    - Mantenha níveis saudáveis dos hormônios da tireoide, testosterona e outros hormônios essenciais.
    - Mantenha níveis saudáveis de nutrientes, como vitamina D e ômega 3.
    - Faça exercícios físicos e inclua treinamentos de força e resistência.

- Tenha um sono de qualidade, dormindo de sete a oito horas por noite.
- Mantenha um peso saudável e gaste calorias com sabedoria.
- Foque numa boa nutrição que faça bem ao cérebro e ao corpo.
  - Consuma calorias de boa qualidade, mas não demais.
  - Beba bastante água e evite calorias líquidas.
  - Coma proteínas magras de boa qualidade.
  - Coma carboidratos "inteligentes" (com baixo índice glicêmico e muita fibra).
  - Limite o consumo de gordura às gorduras saudáveis, principalmente aquelas que contêm ômega 3.
  - Coma alimentos naturais e de cores diversas para aumentar o nível de antioxidantes.
  - Cozinhe com ervas e temperos saudáveis para o cérebro.
  - Evite açúcar.
- Faça exercícios físicos, desenvolvendo resistência e força.
- Continue aprendendo por toda a vida.
- Adote práticas eficientes para administrar o estresse, como respirar fundo e meditar.
- Promova a boa saúde mental e evite ansiedades ou depressões sérias.
  - Mantenha um nível de ansiedade saudável para que seu comportamento permaneça nos trilhos.
  - Mantenha um temperamento otimista.
  - Incentive as mensagens positivas a respeito do envelhecimento.
- Procure estratégias de reabilitação do cérebro quando necessário, tais como neurofeedback e terapia com oxigênio hiperbárico.
- Tenha uma suplementação nutricional apropriada.
- Tome um multivitamínico.
  - Tome um suplemento de ômega 3.
  - Tome um suplemento de vitamina D.
  - Considere a possibilidade de tomar suplementos específicos para seu tipo de cérebro.
- Proteja e restaure seu DNA – controlar a oxidação e as inflamações e evitar toxinas faz parte da proteção ao seu DNA. Nutrientes como chá verde, ômega 3, multivitamínicos e superalimentos como grãos (entre os quais chia e quinoa) também podem ajudar, assim como algas, outras plantas marinhas e muitos temperos.

- Dê sentido e propósito à sua vida.
- Conheça o estado de saúde de seu cérebro.

6. **Como você sabe se não pode ver? Nas Amen Clinics, as imagens cerebrais do SPECT são uma ferramenta essencial para nos ajudar a entender como está o funcionamento do cérebro de nossos pacientes e nos ajudar a adotar as intervenções mais apropriadas.**

Desde a primeira vez que pedi um SPECT, em 1991, soube que era uma ferramenta poderosa, porque, quando as pessoas viam as tomografias, isso mudava o comportamento delas.

Um sinal de vida inteligente é mudar seu comportamento depois de receber novas informações.

Os SPECTs são extraordinariamente úteis porque nos dão mais informações para ajudar nossos pacientes que sofrem de demência, problemas de memória, danos cerebrais, depressão, obsessividade, uso abusivo de drogas, transtorno de déficit de atenção e hiperatividade (TDAH), raiva e outros males. Quando usadas em combinação com históricos clínicos detalhados, as tomografias nos ajudam a direcionar o tratamento para os padrões cerebrais específicos de nossos pacientes. Além disso, ajudam-nos a aplicar e desenvolver mais tratamentos naturais para otimizar o cérebro, em parte porque algumas intervenções farmacêuticas típicas se mostram tóxicas nas tomografias. Uma das funções mais importantes das tomografias é que elas ajudam os pacientes a criar uma relação íntima com o cérebro e a se dispor a cuidar melhor dele.

Nem todos os meus colegas adotam o uso clínico das imagens do SPECT cerebral em sua prática clínica, mas cada vez mais eles o utilizam. Somos sempre procurados por médicos do mundo inteiro que querem incorporar o SPECT cerebral e esses conceitos em suas práticas. Sem as imagens de cérebros como ferramenta para orientá-los, os médicos caminham no escuro, sem saber o que fazer para ajudar seus pacientes e a si próprios a viver muito e continuar jovens. No Capítulo 10 haverá mais informações sobre como as imagens do SPECT cerebral podem ser úteis para você, mesmo que nunca faça essa tomografia.

7. **Você não está preso ao cérebro que tem. Pode torná-lo melhor mesmo que não tenha cuidado bem dele. Pode mudar seu cérebro e mudar sua vida.** Este é um dos avanços mais estimulantes da medicina. Essa mensagem de esperança tem direcionado nosso trabalho desde 1991. Nas Amen Clinics, fizemos milhares de tomografias antes e depois, como as de Carlos, e demonstramos que com intervenções voltadas para a saúde do cérebro *você pode melhorar o funcionamento físico atual de seu cérebro e reduzir a idade funcional dele, mesmo que não o tenha tratado bem no passado!*

Intuitivamente, a maioria das pessoas sabe que maus comportamentos nos fazem envelhecer mais rápido. Vemos isso na pele dos fumantes, na aparência esquelética de um viciado em metanfetamina ou no funcionamento cognitivo reduzido de pessoas que sofrem de alcoolismo. Infelizmente, por experiência própria, a maioria das pessoas não tem a menor ideia de como sua saúde física afeta sua saúde cognitiva e mental.

Por exemplo, fiz um projeto fascinante com um grupo de mulheres de negócios. Quando o seu cérebro vai bem, seus negócios vão bem! Uma de nossas CEOs, Tina, lutava contra depressão, obesidade e um caso de diabetes descontrolado. Seu SPECT cerebral tinha uma aparência horrível.

Tina me contou que recebera o diagnóstico de diabetes vários anos antes, mas não encontrara tempo para ficar totalmente saudável. Ela achava que acabaria contornando a doença. Pensei comigo: "Isso é realmente uma loucura." (Meu córtex pré-frontal, ou CPF, no terço frontal de meu cérebro, impediu-me de dizer isso em voz alta.) Tina, assim como a maioria das pessoas, não tinha a menor ideia de que a diabetes causa danos cerebrais. Danifica vasos sanguíneos, inclusive os do cérebro, e duplica o risco do mal de Alzheimer. A obesidade, por si só, também representa um risco para trinta doenças, incluindo o Alzheimer; e, conforme veremos, danifica o cérebro. A depressão pode ser causada por uma diabetes descontrolada e pela obesidade, e é, por si só, outro fator de risco independente para o mal de Alzheimer.

Olhei para Tina e disse: "Nada em sua vida funciona bem, principalmente seus negócios, se o seu cérebro não está bem. Seus problemas de saúde física são uma 'emergência cerebral'. É crucial controlar seu peso e a diabetes. E quando você fizer isso, seu humor também vai melhorar."

SPECT de um cérebro normal

SPECT do cérebro de Tina

Atividade plena, equilibrada e simétrica

Atividade geral reduzida

SPECT seguinte de Tina

Atividade geral mais intensa

Desde que começamos a trabalhar juntos, Tina perdeu 18kg, sua diabetes está sob controle, seu humor está melhor e ela parece e se sente mais jovem. Além disso, seus negócios melhoraram radicalmente, porque ela tem mais foco, energia e discernimento.

NADA DISSO É DIFÍCIL, NEM É PRIVAÇÃO! SÃO ESCOLHAS INTELIGENTES E BOAS DECISÕES.

Você vai ver que nenhuma das estratégias deste livro é de difícil execução ou exige privações. O programa consiste em fazer escolhas inteligentes e tomar boas decisões. A mentalidade aqui é crucial. Se você pensar que algo está sendo tirado de você, resistirá. Se pensar que está recebendo de presente uma vida prolongada e próspera para sua mente e seu corpo, vai ser fácil permanecer no programa. De fato, com a atitude apropriada, você começa a se manter atento para proteger sua saúde de todas as pessoas em sua vida que estão empenhadas em roubá-la.

Nessa etapa de minha vida, estou interessado apenas em hábitos e alimentos que me fazem bem, e não naqueles que me escravizam e roubam de mim. Por exemplo, eu adorava o sorvete Rocky Road até saber que aquilo não apenas é cheio de açúcar e calorias – o que promove obesidade, inflamações e o disparo irregular de células cerebrais – como também tem um tipo de gordura, o ácido palmítico, que engana o cérebro, levando-o a crer que nenhum alimento foi ingerido. Não é de admirar que na metade da primeira taça de sorvete eu já estava pensando na segunda. Isso não acontece com o iogurte desnatado e o mirtilo, que eu também adoro.

O êxito nesse programa exige que você use o CPF para planejar e pensar adiante. O fortalecimento dessa parte do cérebro melhora incrivelmente seu foco, sua capacidade de prevenção, seu discernimento e o controle de seus impulsos. No decorrer deste livro, mostrarei centenas de maneiras de aprimorar seu CPF e melhorar cada decisão que você toma na vida para mantê-lo no caminho para alcançar seus objetivos. O sucesso vai exigir também um cérebro límbico ou emocional forte para mantê-lo motivado a seguir na direção da saúde.

POR QUE VOCÊ QUER MERGULHAR DE CABEÇA NESTE PROGRAMA *AGORA*

Adotando as estratégias para um cérebro saudável detalhadas neste livro, você pode enganar seus genes, frear o envelhecimento e até reverter esse processo de modo a parecer e se sentir mais jovem em muito pouco tempo. Pesquisadores indicam que apenas três meses depois de acrescentar um novo hábito saudável você pode começar a notar uma diferença mensurável em sua expectativa de vida. Seguindo o plano que lhe será proposto, seu cérebro pode começar a parecer mais jovem em apenas oito semanas.

Em minhas palestras, com frequência pergunto à plateia: "Quantos de vocês querem viver até os 85 ou mais?" A maior parte levanta a mão. Então eu digo: "Vocês sabiam que 50% das pessoas de 85 anos ou mais terão um diagnóstico ou sintomas significativos do mal de Alzheimer ou de outra forma de demência?" Essa estatística chama a atenção deles e deve chamar a sua também.

Como o mal de Alzheimer é diferente da demência? Demência é a grande categoria geral. Alzheimer é um dos tipos mais comuns de demência. Outros tipos incluem a demência alcoólica, a demência por trauma cerebral, a demência vascular (geralmente associada a pequenos e grande derrames), a pseudodemência (uma depressão que imita a demência) e a demência do lobo temporal frontal, para citar algumas.

Com o envelhecimento da população, a expectativa é de que os casos do mal de Alzheimer tripliquem de cinco para quinze milhões entre os americanos nas próximas décadas, e não há expectativa de cura no horizonte. Se isso não é motivação suficiente para levar uma vida saudável, então talvez você possa trabalhar como voluntário num centro de tratamento de idosos durante duas semanas e conhecer algumas pessoas com mal de Alzheimer e outras formas de demência. Esta é uma enfermidade assustadora, que lhe rouba a capacidade de formar novas memórias. Mais tarde, você perde as memórias antigas também. E isso representa um tremendo fardo para as famílias.

Um dos motivos para a cura do mal de Alzheimer e de outras formas de demência ser improvável é que essas enfermidades começam trinta anos ou mais antes de os pacientes apresentarem qualquer sintoma. De acordo com um estudo da Universidade da Califórnia, 95% das pessoas com Alzheimer foram diagnosticadas quando a doença estava num estágio de moderado a grave, quando já não se pode fazer muita coisa. Exames nos estágios iniciais e intervenções são de extrema importância.

O National Institute of Aging revisou recentemente suas diretrizes para os estágios do mal de Alzheimer. As diretrizes antigas tinham três estágios:

1. Normal, em que as pessoas não apresentam sintoma algum;
2. Deficiências cognitivas moderadas, em que as pessoas ou seus parentes começam a notar um problema;
3. Mal de Alzheimer, em que um problema significativo está presente.

Com base em novos dados de imagens cerebrais, o National Institute of Aging acrescentou um novo estágio:

1. Normal;
2. Estágio pré-clínico, em que mudanças negativas já estão se formando no cérebro apesar de nenhum sintoma externo claro se manifestar;
3. Deficiências cognitivas moderadas;
4. Mal de Alzheimer.

Você consegue ver o problema aqui? Você não tem sintoma algum, mas seu cérebro já está começando a se deteriorar drasticamente de trinta a cinquenta anos antes de você apresentar os sintomas! A hora de começar a se prevenir contra o Alzheimer e outras doenças do envelhecimento é agora, e não amanhã, não importa sua idade. A pessoa diagnosticada com mal de Alzheimer aos 59 anos provavelmente começou a apresentar mudanças nocivas no cérebro aos 30. A pessoa diagnosticada com mal de Alzheimer com pouco mais de 70 anos já tinha evidências de deterioração no cérebro aos 40.

Perder a memória ou ter confusão mental aos 40, 50, 60, 70 ou mesmo aos 80 anos não é normal. É um sinal de que algo está errado. Seja inteligente e pare de esperar o problema atingi-lo na cabeça para decidir que precisa levar uma vida saudável.

Marianne tinha 59 anos quando quase deixou seu emprego. Trabalhava como alta executiva, mas achou que sua mente estava começando a se deteriorar. Fisicamente, todo o seu corpo doía e sua cabeça ficava confusa o dia inteiro. De início, ela pensou que estava "apenas" ficando velha e que isso acontecia com todo mundo. Mas, à medida que piorou, achou que era injusto com seus colegas de trabalho não estar em sua melhor forma e pensou em deixar o emprego que adorava. Achou que seus melhores tempos haviam ficado para trás. Sua filha lhe deu um exemplar de um de meus livros e ela imediatamente iniciou o programa. Para sua surpresa, dois meses depois ela começou a se sentir muito melhor, suas dores passaram e a confusão mental desapareceu. Um ano depois, ela perdera mais de 13kg e sentia seu cérebro mais jovem, mais afiado e mais energizado do que havia sido durante décadas. "Tenho um cérebro que age rápido, com a sabedoria da experiência", contou-me ela. "Eu me sinto como se estivesse no auge de minha vida, e a minha melhor fase já não está para trás."

Os tratamentos de que dispomos agora para o mal de Alzheimer têm uma probabilidade maior de causar um impacto no início da doença ou mais tarde? No início. Quanto mais tecido cerebral houver para salvar, melhor. A melhor tática para reduzir o risco de Alzheimer ou mesmo para impedi-lo é reduzir as doenças e os problemas associados a ele, como danos cerebrais, abuso de drogas ou álcool, doenças cardíacas, doenças vasculares, derrames, câncer, obesidade, apneia do sono, hipertensão, depressão, exposição a toxinas, níveis baixos de testosterona e de hormônios da tireoide.

Este livro será seu roteiro para reduzir seu risco de mal do Alzheimer e outras formas de demência, e durante o processo você parecerá e se sentirá melhor, terá uma memória mais afiada e uma capacidade melhor de tomar decisões. Como os problemas de envelhecimento começam muito mais cedo do que a manifestação de seus sintomas, *agora* é a hora de levar a sério a saúde de seu cérebro, não importa sua idade. Muitas doenças do envelhecimento começam, na verdade, na infância ou na adolescência, e incluem obesidade, danos cerebrais, depressão e um sistema de apoio pouco saudável. Manter seus filhos e netos saudáveis é um dos melhores presentes que você pode dar a eles. Levando em conta o que sabemos agora, se você é um avô ou uma avó que oferece alegremente doces e sorvetes sempre que seus netos aparecem, claramente não está fazendo bem algum a eles.

Este livro é organizado em torno de dez histórias que destacam os principais conceitos do uso de seu cérebro para mudar sua idade.

1. A história de Nana, Lisa e Ruth mostrará a você a importância de conhecer seus números de saúde relevantes. Você não pode mudar o que não mede. Permitir que esses números fujam do controle pode muito bem significar uma morte prematura. *Nesse capítulo você também receberá um plano para reduzir seu risco de mal do Alzheimer e problemas de memória relacionados à idade.*

2. A história de Tamara mostrará como os alimentos que você come literalmente envenenam seu corpo, drenam seu cérebro e levam você a querer dar adeus à vida cedo, ou como os alimentos podem ser seus melhores remédios. Se você é inteligente, vai querer comer apenas alimentos que lhe fazem bem.

3. A história de Andy mostrará a você a importância de se fortalecer para viver por muito tempo. As tomografias cerebrais de Andy de antes e depois mostrarão como é possível parecer e se sentir incrivelmente mais jovem seguindo os passos do programa, em especial acrescentando exercícios físicos regulares.

4. A história de Jose demonstra diretamente como a saúde física de seu cérebro melhora sua capacidade de tomar decisões boas para ajudá-lo a viver mais.

5. A história de Jim destaca a importância de aprender durante toda a vida para manter seu cérebro jovem.

6. A história de Joni mostra a ligação entre saúde do cérebro, pele bonita e vida sexual saudável. A saúde de sua pele é um reflexo externo da saúde de seu cérebro. Como o cérebro é 50% visual, uma pele saudável atrai pessoas a você.

7. A comovente história de Chris e Sammie mostrará a necessidade de tratar o luto, a depressão, os distúrbios de ansiedade e outros desafios emocionais para querer viver muito e se sentir mais jovem.

8. Anthony, Patrick, Nancy e outros vão mostrar que danos cerebrais muitas vezes são reversíveis com um programa intenso, inteligente e focado.

9. "A história dos dois Ricks" mostrará a importância de seus relacionamentos pessoais para tornar-se e permanecer saudável.

10. A história de Daniel – este sou eu – e as imagens do SPECT cerebral mostrará a você como as imagens de cérebros deste livro mudaram tudo em minha vida e como elas podem mudar a sua também, mesmo que você nunca faça uma tomografia.

Além disso, haverá informações detalhadas sobre maneiras de empenhar-se na proteção do cérebro do envelhecimento, bem como sobre o uso inteligente de suplementos naturais. Estou empolgado para ser o seu guia nessa viagem. Juntos podemos fazer uma diferença em sua vida e na vida daqueles que você ama, até mesmo por três ou quatro gerações.

A INCRÍVEL TRANSFORMAÇÃO DE STEVE

Um ano e seis meses antes de eu escrever este livro, Steve estava com 40 anos e pesava 285kg. Ele estava deprimido e lutando contra o vício em álcool e nicotina que já durava 25 anos. Sofria de apneia do sono, hipertensão, diabetes e sérias dores crônicas nos pés, que o torturavam dia e noite. Ele era tão grande que sempre que caía tinha de telefonar para o serviço de emergência e pedir uma equipe para ajudá-lo a se levantar. Na época, estava pensando em suicídio, até que decidiu que só tinha duas opções: viver ou morrer. Ele escolheu a vida.

Sua irmã lhe comprou um exemplar de meu livro *Mude seu cérebro, mude seu corpo*, que ele seguiu religiosamente. Contando ainda com a ajuda de muitas pessoas que o apoiaram, Steve perdeu 70kg nos quatro meses seguintes, e agora já perdeu mais de 172kg. Além disso, passou de dez medicamentos para dois, e deixou para trás a dor, a diabetes, os cigarros e a depressão – tudo isso sem qualquer cirurgia. Steve não apenas parece e se sente incrivelmente mais jovem como seu cérebro está mais jovem também. Ele tem maior capacidade de concentração, mais energia e uma memória melhor. Basicamente, usou seu cérebro para mudar sua idade e, durante o processo, salvou sua vida. Se Steve pôde usar esses princípios para ficar saudável, sei que você também pode.

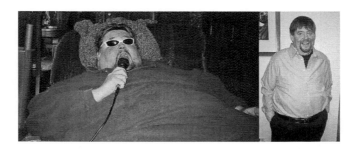

1

NANA, LISA E RUTH

Conheça seus números para manter sua mente saudável e prevenir Alzheimer e outras doenças do envelhecimento

Nunca consigo achar minhas chaves. Às vezes, elas aparecem ao lado dos ovos, dentro da geladeira. Tenho 52 anos. Isso não é normal?
Pense melhor!

Quando era pequena, Lisa adorava a avó materna, a quem chamava de Nana. As duas assavam biscoitos juntas, jogavam cartas durante horas, contavam piadas tolas e colhiam ameixas no quintal de Nana. Nana ensinou Lisa a conservar as ameixas em latas para fazer geleia, que elas adoravam comer juntas. Nana estava muito acima do peso, então segurava a escada de mão enquanto a neta subia para apanhar as ameixas. Nas noites em que Lisa ficava para dormir, Nana sempre lia para ela. Lisa se lembra de roncar de tanto rir com as vozes engraçadas que Nana fazia quando lia as histórias. À noite, no escuro, elas prometiam uma à outra que sempre seriam melhores amigas. Lisa adorava se aconchegar no corpo de Nana, tão macio! Na presença dela, sentia um amor incondicional, que é um dos melhores sentimentos de que se lembra da infância.

Mais tarde, quando Lisa tinha 12 anos, algo começou a mudar. De início, mal dava para notar. Nana parecia menos interessada em passar algum tempo com ela. Não havia mais piadas, eram poucas as histórias, e Nana dizia que estava cansada demais para participar de jogos ou colher ameixas. Também se irritava mais com Lisa, às vezes até gritava com ela, aparentemente sem motivo algum. Lisa ficava desolada, mas Nana não percebia os sinais que deveriam ter lhe indicado que sua neta precisava ser tranquilizada. Lisa se lembra desse tempo como uma das épocas mais confusas de sua vida. Ela se perguntava se havia feito alguma coisa para Nana ficar nervosa. "O que há de errado com Nana?", indagava à sua mãe, que sempre dizia: "Não se preocupe. Nana está bem." Isso só fazia aumentar sua dor e confusão. Talvez ela fosse realmente o problema e Nana simplesmente não a amasse mais.

Sua avó tinha 65 anos quando Lisa notou as mudanças. Nessa época, Nana havia sido diagnosticada com diabetes e pressão alta. Lisa se lembra de vê-la tomando seus comprimidos e injeções para se sentir melhor, mas ninguém parecia preocupado demais com sua saúde.

Quando Lisa tinha 14 anos, Nana teve uma piora drástica. Perdeu-se no caminho da loja para casa, com Lisa dentro do carro. Entrou em pânico e pediu ajuda a um homem na rua, mas não soube lhe dizer onde morava. Parecia assustada e confusa, como uma criança. Lisa pediu ao homem para telefonar para seu avô, que foi apanhar as duas.

Quando eles chegaram em casa, Lisa pressionou sua mãe: "Olhe, mãe, eu sei que tem alguma coisa errada com Nana. O cérebro dela não está funcionando direito. Ela precisa de ajuda." Ainda assim, a família continuou arrumando desculpas e considerando normal o que obviamente não era um comportamento normal. Ao recordar aquela época, hoje Lisa se lembra de ter ficado furiosa, sentindo que, mesmo sendo uma jovem adolescente, era a única voz sensata gritando sem que ninguém a ouvisse. Depois de Nana se perder várias outras vezes, a família ficou preocupada o suficiente para levá-la a um médico, que a diagnosticou com algo chamado demência senil. Ele recomendou que Nana fosse morar em uma casa de repouso para pessoas com problemas de memória.

Foi-se a sensação de acolhimento e alegria que Lisa sentia quando visitava Nana. A casa de repouso onde ela morava tinha aquele cheiro de hospital e parecia fria, e Lisa se sentia estranha e amedrontada ali. Em suas visitas, nunca sabia qual era a Nana que encontraria: às vezes, Nana sorria quando a via; outras vezes, não a reconhecia. Às vezes, quando Lisa lia para Nana, ela parecia atenta e feliz, outras vezes, só queria que a deixassem sozinha. Alguns anos depois, Nana morreu, na casa de repouso. Lisa sentia, porém, que ela havia morrido anos antes, quando sua personalidade fora se esvaindo aos poucos. No funeral, todos os momentos especiais passaram por sua cabeça. Ela não conseguia deixar de se perguntar como uma pessoa podia desaparecer embora seu corpo continuasse vivo, e não conseguia deixar de sentir como tudo aquilo era triste. Lisa se perguntava se ela e sua mãe teriam o mesmo problema de Nana. Pedia a Deus para que não tivessem.

A mãe de Lisa, Ruth, também era muito divertida. As duas também tinham muitos momentos especiais cozinhando, lendo e brincando juntas. Assim como Nana, Ruth fazia coisas fabulosas no forno e também lutava contra a balança, uma diabetes precoce e hipertensão. Era também uma avó maravilhosa para as três filhas de Lisa, o que fazia Lisa se lembrar de sua proximidade com a avó. As meninas também a chamavam de Nana. No fundo, Lisa se mantinha atenta à saúde mental da mãe. Não queria que suas filhas perdessem a relação maravilhosa que tinham com Ruth, assim como ela própria perdera a sua com Nana. Foi essa preocupação que levou Lisa, então com pouco mais de 40 anos, a comprar meu livro *Transforme seu cérebro, transforme sua vida*.

Quando Ruth fez 68 anos, os piores temores de Lisa começaram a se concretizar. De início, Ruth lutava para encontrar as palavras certas. Se queria dizer "cachorro", podia sem querer dizer "latir"; se queria dizer "leite", às vezes dizia "vaca". Certa vez, ao pedir um abraço a uma neta, disse: "Dê um tapa na Nana."

A memória de Ruth também estava se tornando um problema. Lisa a viu apanhar o telefone para ligar para a irmã com a qual acabara de falar cinco minutos antes. A irmã contou que esse tipo de coisa estava acontecendo com mais frequência. O pai de Lisa disse que algumas vezes a via parada sem saber por que estava em um determinado cômodo da casa. Houve também duas vezes em que Ruth se perdeu dirigindo seu carro na cidade onde morava há trinta anos, o que a obrigou a telefonar para o marido e perguntar que direção tomar. Ele instalou um sistema de GPS no carro para ajudá-la. (Às vezes me pergunto se os sistemas de GPS na verdade dificultam o diagnóstico precoce do mal de Alzheimer, já que as pessoas não precisam depender tanto da memória para ir do ponto A ao ponto B e, portanto, a deficiência não é notada logo por aqueles que as incentivariam a procurar ajuda.)

De início, o pai de Lisa apenas ria das confusões de Ruth. Ele explicava isso dizendo: "Ela só está ficando velha. Está muito estressada." Ou então: "Você sabe que sua mãe nunca teve boa memória nem senso de direção. Isso vai passar. Está tudo bem."

Como os primeiros sinais de demência podem alternar com períodos de lucidez, as famílias tendem a negar o que está acontecendo. Isso é péssimo, pois quanto mais cedo procuramos por ajuda, melhor o prognóstico. Lisa se lembrava de Nana, e não iria ignorar suas preocupações nem deixar que os outros as subestimassem. Ansiosa e enfática, disse ao pai: "Minha mãe precisa de ajuda, e agora." Juntos, eles contaram a Ruth sobre suas observações e preocupações, instando-a a ir a uma Amen Clinic. De início, ela resistiu. "Eu estou bem", disse, o que deixou Lisa ainda mais assustada. Então Lisa a fez lembrar-se de Nana e lhe disse que uma intervenção precoce poderia ajudá-la a evitar o mesmo destino. Diante disso, Ruth concordou em ir a uma Amen Clinic para uma avaliação e um SPECT cerebral.

Recebi Lisa e Ruth em meu consultório e ouvi a história delas. Apenas pelas descrições suspeitei de que Ruth estava em um estágio inicial do mal de Alzheimer. Porém, com trinta anos de experiência como neuropsiquiatra, eu sabia que não podia dar um diagnóstico baseado apenas em suspeitas. Eu tinha que olhar, examinar, investigar e obter a maior quantidade de informações possível.

O SPECT cerebral de Ruth mostrou três resultados coerentes com o mal de Alzheimer.

1. Atividade reduzida nos lobos parietais, na parte posterior e superior do cérebro. Os lobos parietais ajudam a ter senso de direção.

2. Atividade reduzida nos lobos temporais, que ajudam a resgatar lembranças armazenadas há muito tempo. Os lobos temporais também estão relacionados ao ato de encontrar as palavras.

3. Atividade reduzida numa área chamada giro do cíngulo posterior, bem no fundo do cérebro. Esta é uma das primeiras áreas que morre em um cérebro com Alzheimer, e está relacionada à memória visual.

    Os testes de memória estruturados que fazemos nas Amen Clinics também mostraram problemas significativos nas memórias imediata e retardada.

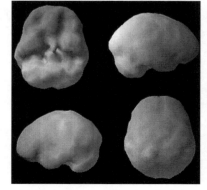

SPECT de um cérebro normal

Atividade plena, equilibrada e simétrica

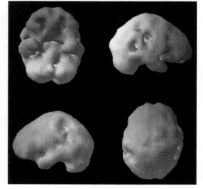

SPECT do cérebro de Ruth

Reduções nos lobos temporal e parietal coerentes com um início do mal de Alzheimer

CONHEÇA SEUS NÚMEROS: VOCÊ NÃO PODE MUDAR O QUE NÃO MEDE

O próximo passo no processo foi verificar os números importantes de Ruth. Também é vital que você conheça e otimize esses números, que representam um passo crucial para viver mais e parecer mais jovem.

Esta é uma lista que utilizamos nas Amen Clinics:

1. IMC
2. Proporção entre cintura e altura
3. Calorias necessárias/calorias gastas
4. Quantidade de frutas e vegetais consumida por dia
5. Média de horas de sono por noite (excluída a apneia do sono)
6. Pressão arterial
7. Hemograma completo
8. Perfil metabólico geral com açúcar no sangue em jejum
9. Teste de hemoglobina glicada para diabetes
10. Nível de vitamina D
11. Níveis dos hormônios da tireoide
12. Proteína c-reativa
13. Hemocisteína
14. Ferritina
15. Testosterona
16. Perfil lipídico
17. Ácido fólico e níveis de vitamina B12
18. Exames de sífilis e HIV
19. Estudo genético de apolipoproteína E
20. Doze fatores de risco modificáveis para a saúde

1. **Conheça seu IMC** O IMC (índice de massa corporal) de Ruth era 32, o que era bem alto. Um IMC normal fica entre 18,5 a 24,9, quando há excesso de peso fica entre 25 e 29,9 e na obesidade é superior a 30. Você pode encontrar um método simples de calcular o IMC em nosso site, www.amenclinics.com. Ruth era obesa, o que não estava ajudando seu cérebro a permanecer saudável. Conforme mencionado, a obesidade tem sido associada à perda de tecido cerebral e à atividade cerebral reduzida. A obesidade duplica o risco do mal de Alzheimer. Provavelmente, há vários mecanismos por trás dessa descoberta, incluindo o fato de

as células de gordura produzirem substâncias químicas inflamatórias e armazenarem materiais tóxicos no corpo.

Um dos motivos pelos quais quero que meus pacientes conheçam seus IMCs é que isso os impede de mentir para si mesmos sobre seu peso. Recentemente, eu estava jantando com um amigo que parecia totalmente indiferente ao seu peso, embora estivesse injetando insulina em si mesmo à mesa, por causa da diabetes. Enquanto falávamos, calculei seu IMC para ele. Acredite, posso ser um amigo muito irritante se achar que a pessoa não está cuidando de si mesma. O IMC dele estava um pouco acima de 30, na faixa da obesidade. Isso realmente abriu seus olhos. Desde então ele perdeu 9kg e está mais empenhado em levar uma vida saudável. A verdade libertará você. Conheça seu IMC.

Coloquei Ruth num programa de perda de peso estruturado.

2. **Conheça sua proporção entre cintura e altura** Outra maneira de medir o quanto seu peso é saudável é medindo a proporção entre sua cintura e sua altura. Alguns pesquisadores acham que esse número é ainda mais preciso do que o IMC. O IMC não leva em conta a constituição física e o sexo do indivíduo, nem a relação entre as quantidades de massa muscular e massa de gordura. Por exemplo, duas pessoas podem ter o mesmo IMC, mesmo que uma delas tenha muito mais músculos e muito menos gordura abdominal do que a outra; isso porque o IMC não leva em conta diferenças na distribuição de gordura. Calcula-se a proporção dividindo a medida da cintura pela altura. Por exemplo, um homem com 80cm de cintura e 180cm de altura dividiria 80cm por 180cm e teria uma proporção de 44,4%. Acredita-se que a proporção entre cintura e altura permita uma avaliação mais precisa da saúde, já que o lugar mais perigoso para acumular peso é o abdômen. A gordura abdominal, que está associada a uma cintura mais larga, é metabolicamente ativa e produz diversos hormônios que podem causar efeitos nocivos, como diabetes, pressão arterial elevada e níveis de lipídios alterados (gordura no sangue). Muitos atletas que costumam ter um percentual mais alto de músculos e um percentual menor de gordura corporal, tanto homens quanto mulheres, apresentam IMCs relativamente altos, mas suas proporções entre cintura e altura estão dentro dos parâmetros saudáveis. Isso também vale para mulheres que têm formato de "pera", em vez de "maçã".

O ideal é que a medida de sua cintura em centímetros seja inferior à metade de sua altura. Portanto, se você tem 170cm de altura, sua cintura não deve passar de 85cm. Se você tem 182cm de altura, sua cintura não deve passar de 91cm.

Nota: Você precisa medir realmente o tamanho de sua cintura com uma fita métrica! Calcular pelas medidas de suas calças não adianta, já que muitos fabricantes de roupas fazem tamanhos maiores do que dizem na etiqueta, para não ofender seus clientes. Lembro que eu preferia comprar calças ou calções cujas etiquetas indicavam "ajuste folgado", porque eu ainda conseguia caber em uma roupa com 86cm de cintura. Não havia como eu caber num ajuste fino de 86cm, que, pensando agora, eram realmente 86cm. Desde que faço esse trabalho, tenho visto que a maioria das pessoas não sabe a medida de sua cintura e a ignora completamente. A maioria dos pacientes subestima a medida de sua cintura de uma forma preocupante. Um dos pastores com os quais trabalhamos disse que sua cintura media 106cm, mas quando a medimos (na parte inferior da barriga), eram na verdade 123cm. Ruth tinha 1,63m de altura. Ela me disse que sua cintura media 84cm. A medida real era de 94cm.

Essa foi mais uma confirmação de que Ruth precisava de um programa estruturado de perda de peso.

3. **Saiba de quantas calorias você precisa e quantas gasta num dia** Penso em calorias como se fossem dinheiro: se eu comer mais do que preciso, meu corpo irá à falência. Um gasto de calorias inteligente é um componente crucial para ficar saudável. Não deixe que ninguém lhe diga que as calorias não importam. Elas são extremamente importantes. As pessoas que dizem isso estão apenas enganando a si mesmas. Você precisa saber quantas calorias necessita comer por dia para manter seu peso atual. Uma mulher de 50 anos média precisa de cerca de 1.800 calorias, e um homem de 50 anos médio precisa de 2.200 calorias. Esse número pode aumentar ou diminuir, dependendo da quantidade de exercícios praticada e da altura.

Estabeleça um objetivo realista para seu peso desejado e compatibilize seu comportamento para alcançá-lo. Se você quer perder 4,5kg por semana, precisa comer aproximadamente quinhentas calorias *a menos*, por dia, do que queima. Não sou fã de perdas de peso rápidas. Elas não lhe ensinam como viver a longo prazo. Uma de minhas pacientes fez a dieta HCG e perdeu 18kg em três ciclos de 26 dias, mas pagou um preço alto. Seis meses depois havia engordado tudo de novo e ainda ganhara mais 4,5kg. Devagar e sempre você adquire novos hábitos. Gosto que as pessoas percam meio quilo por semana, o que lhes ensina uma nova maneira de viver a longo prazo.

Saiba quantas calorias você consome por dia Livre-se da amnésia calórica! Para qualquer pessoa que tem dificuldade para perder peso, esta é uma estratégia bastante eficiente para voltar aos trilhos. Pare de mentir para si mesmo sobre o que você realmente está pondo para dentro de seu corpo. Conforme discutiremos no próximo capítulo, pense RCNMD: restrito em calorias, nutritivo ao máximo e delicioso. Além de se familiarizar com a contagem de calorias, compre um pequeno bloco de anotações que você possa levar consigo para qualquer lugar. Este será seu novo melhor amigo. Durante o dia, ao comer, anote as calorias que consome. Se mantiver esse diário, juntamente com outras partes do programa, este será um passo importante para assumir o controle de seu cérebro e de seu corpo pelo resto da vida. Se você não souber as calorias de um alimento, não coma. Por que você deixaria alguém sabotar sua saúde? A *ignorância não é uma bênção. É algo que aumenta suas chances de morrer cedo.*

Até você entender realmente as calorias, precisa aprender a pesar e medir um alimento e a olhar os rótulos dos alimentos pelo tamanho da porção. O tamanho de uma porção definido pelas empresas de cereais pode estar longe de ser o que seus olhos veem como uma porção. Quando você realmente fizer isso, posso prometer que será um despertar brusco. Para mim foi. Ao acompanhar seu consumo de calorias, um de nossos jogadores da NFL escreveu: "Eu não tinha a menor ideia do mal que estava fazendo ao meu corpo!"

Ruth não tinha a menor ideia de quantas calorias precisava por dia ou comia. Foi preciso tornar isso parte de seu programa de reabilitação cerebral.

4. **Saiba a quantidade de frutas e vegetais que você come por dia** Conte-os! Coma mais vegetais do que frutas e tente chegar a um número de porções entre cinco e dez, para aprimorar seu cérebro e reduzir seu risco de câncer. Ruth disse que não comia vegetais com regularidade e não tinha a menor ideia do número de porções que consumia por dia. Outro benefício de comer de cinco a dez porções de frutas e vegetais por dia é que eles o satisfazem de maneira muito natural, tornando muito mais fácil manter-se dentro de seu limite de calorias. A dieta de Ruth precisou de uma reformulação.

5. **Saiba quantas horas você dorme por noite** Ruth normalmente dormia cinco horas por noite. Seu marido disse que ela não roncava nem parava de respirar durante a noite. Uma avaliação do sono relacionada a problemas de memória e envelhecimento é crucial. Uma das maneiras

mais rápidas de envelhecer é dormindo menos de sete ou oito horas por noite. As pessoas que normalmente dormem seis horas ou menos têm um fluxo sanguíneo menor para o cérebro, o que prejudica o funcionamento dele. Pesquisadores do Walter Reed Army Institute of Research e da Universidade da Pensilvânia verificaram que dormir menos de oito horas de maneira crônica está associado a um declínio cognitivo.

A insônia crônica triplica o risco de morte, seja qual for a causa

Esta era claramente uma área em que Ruth precisava de ajuda. Recomendei estratégias de sono, incluindo um banho quente antes de ir para a cama, nada de televisão uma hora antes de dormir, um CD de hipnose para induzir o sono e um suplemento para dormir à base de melatonina.

Como estamos discutindo o sono, é importante saber que a apneia do sono duplica o risco de uma pessoa desenvolver o mal de Alzheimer. Em nossos estudos de SPECT cerebral a apneia do sono com frequência se parece com um estágio inicial do mal de Alzheimer, com baixa atividade nos lobos parietal e temporal. A apneia do sono se caracteriza por ronco, períodos de apneia (interrupção temporária da respiração) e cansaço crônico durante o dia. A falta de oxigênio crônica dos períodos de apneia é associada a danos cerebrais e envelhecimento precoce. A apneia do sono também tem sido associada à obesidade, hipertensão, derrames e doenças cardíacas. Se existe alguma possibilidade de que você tenha apneia do sono, procure um profissional de saúde que possa lhe encaminhar a um laboratório especializado em sono.

6. **Conheça sua pressão arterial** A pressão arterial de Ruth era de 145/92mmHg (milímetros de mercúrio) sob medicamento para pressão arterial. Isso é alto demais. A pressão arterial alta está associada a um funcionamento cerebral geral mais baixo, o que significa mais decisões ruins. Verifique sua pressão arterial ou peça a seu médico para verificá-la regularmente. Se estiver alta, não deixe de levar isso a sério. Alguns comportamentos que podem ajudar a reduzi-la incluem perda de peso, exercícios diários, óleo de peixe e, se necessário, medicação.

Ideal: abaixo de 120/80mmHg
Pré-hipertensão: 120/80 a 130/80-130/89mmHg
Hipertensão: 140/9mmHg ou mais
Acrescentei exercícios e uma dose alta de óleo de peixe ao regime de Ruth.

EXAMES LABORATORIAIS

O segundo conjunto de números importantes provém de exames laboratoriais que, em geral, são solicitados por um profissional de saúde. É essencial que você conheça esses números importantes sobre si mesmo.

7. **Conheça suas taxas através de um hemograma completo** Você precisa checar a saúde de seu sangue, incluindo seus glóbulos vermelhos e brancos. Pessoas com números baixos dessas células sanguíneas podem se sentir ansiosas, cansadas e ter problemas de memória significativos. Verificamos que um de nossos pacientes submetidos a um exame físico regular tinha leucemia, embora não apresentasse qualquer sintoma físico. Tratar a maioria dos distúrbios de saúde – incluindo leucemia e mal de Alzheimer – desde o início é a melhor opção. O hemograma de Ruth estava normal.

8. **Conheça seu perfil metabólico geral** Esse perfil é para verificar a saúde de seu fígado, de seus rins, o açúcar no sangue em jejum e o colesterol. A glicose no sangue de Ruth em jejum estava alta: 135. O normal é de 70 a 99mg/dL (miligramas por decilitro), na pré-diabetes é de 100 a 125mg/dL e na diabetes é de 126mg/dL ou mais. Embora Ruth estivesse sendo tratada, o nível de glicose estava alto demais.

    Por que a glicose no sangue em jejum elevada é um problema? Porque causa problemas vasculares em todo o corpo. Com o tempo, torna os vasos sanguíneos quebradiços e sujeitos a rupturas. Isso leva não apenas à diabetes, mas também a doenças cardíacas, derrames, deficiências visuais, a uma cicatrização deficiente, pele enrugada e problemas cognitivos.

    Para reverter a deterioração cognitiva de Ruth seria crucial controlar seu açúcar sanguíneo com uma dieta saudável e alguns suplementos simples, como ácido alfalipoico.

9. **Conheça seu nível de hemoglobina glicada** Esse exame mostra seus níveis médios de glicose no sangue nos últimos dois ou três meses e é utilizado para diagnosticar diabetes e pré-diabetes. Os resultados normais para uma pessoa não diabética estão na faixa de 4% a 6%. A pré-diabetes é indicada por níveis de 5,7% a 6,4%. Números maiores do que esses podem indicar diabetes.

    O nível de hemoglobina glicada de Ruth era maior que 7,4%. Para melhorar esse resultado recomendei que ela emagrecesse, eliminasse todo o açúcar e carboidratos refinados, comesse ao longo do dia várias pequenas porções contendo proteína, praticasse exercícios e começasse a tomar óleo de peixe e suplementos com ácido alfalipoico.

10. **Conheça seu nível de vitamina D** Níveis baixos de vitamina D têm sido associados à obesidade, depressão, deficiência cognitiva, doenças cardíacas, imunidade reduzida, câncer, psicoses e todas as causas de mortalidade. Verifique com seu médico seu nível de 25-hidroxivitamina D e, caso esteja baixo, passe mais tempo exposto ao sol e/ou tome um suplemento de vitamina D3. Um nível de vitamina D saudável vai de 30 a 100ng/dL (nanogramas por decilitro). O ideal é de 50 a 100ng/dL. Dois terços da população dos Estados Unidos têm níveis baixos de vitamina D, o que representa a mesma proporção de americanos que estão acima do peso ou obesos. Dois dos motivos para o grande aumento de deficiência de vitamina D são o uso de protetor solar e passar muito tempo em ambientes fechados, seja trabalhando, em frente à televisão ou ao computador.

O nível de vitamina D de Ruth era de 8ng/dL, o que é muito baixo. Aumentar seu nível de vitamina D foi outro componente crucial para melhorar sua saúde cognitiva.

11. **Conheça os níveis de seus hormônios da tireoide** Níveis anormais de hormônios da tireoide são causa comum de esquecimentos, confusão, letargia e outros sintomas de demência, tanto em mulheres quanto em homens. Os níveis baixos reduzem a atividade cerebral geral, o que pode comprometer o raciocínio, o discernimento e o autocontrole, além de tornar muito difícil que você se sinta bem. Uma atividade baixa da tireoide pode tornar quase impossível a tarefa de controlar o peso de forma eficiente. Conheça seus níveis de:

- TSH (hormônio estimulante da tireoide) – o normal vai de 0,350 a 3,0μIU/mL
- T3 livre (300-400pg/dL [picogramas por decilitro])
- T4 livre (1,0-1,80ng/dL)
- Anticorpos de tireoide peroxidase (TPO) (0-34IU/mL)

Não existe qualquer maneira perfeita, qualquer sintoma ou resultado de exame que diagnostique corretamente a baixa atividade da tireoide ou hipotireoidismo. A chave é observar seus sintomas e seus exames de sangue e então decidir. Os sintomas de hipotireoidismo incluem fadiga, depressão, confusão mental, pele seca, queda de cabelo (principalmente na parte mais externa das sobrancelhas), sentir frio enquanto os outros estão confortáveis, constipação, voz rouca e ganho de peso.

A maioria dos médicos só verifica os anticorpos de TPO quando o TSH está alto. Isso é um grande erro. Muitas pessoas são autoimunes à própria tireoide, o que resulta no mau funcionamento da glândula, ainda que os exames registrem um TSH "normal". É por isso que eu acho que isso deve fazer parte do exame de rotina.

Se houver sintomas de um problema de tireoide, ele pode ser tratado facilmente com medicamentos. Peça a seu médico para verificar seus hormônios da tireoide para hipotireoidismo e hipertireoidismo e trate-os, se necessário, para normalizá-los.

Os exames de tireoide de Ruth estavam normais.

12. **Conheça seu nível de proteína c-reativa** Esta é uma medida de inflamação. Uma inflamação elevada está associada a uma série de doenças e distúrbios ligados ao envelhecimento e à deficiência cognitiva. As células de gordura produzem substâncias químicas que aumentam a inflamação. Um parâmetro saudável vai de 0,0 a 1,0mg/dL. Este é um teste muito bom para inflamações. Mede o nível geral de inflamação, mas não lhe diz de onde ela provém. O motivo mais comum para um nível elevado de proteína c-reativa é a síndrome metabólica ou resistência à insulina. O segundo motivo mais comum é algum tipo de reação a alimentos – seja uma sensibilidade, uma alergia ou uma reação autoimune, como acontece com o glúten. Isso pode indicar também infecções escondidas.

A proteína c-reativa de Ruth era de 7,3mg/dL, o que era elevado demais e exigiu um tratamento imediato com uma dose alta de óleo de peixe (6g por dia) e a mesma dieta saudável e anti-inflamatória recomendada neste livro.

13. **Conheça seu nível de homocisteína** Níveis elevados (>10µmol/L [micromol por litro]) no sangue têm sido associados a danos à mucosa de artérias e à arteriosclerose (enrijecimento e estreitamento das artérias), bem como maior risco de doença cardíaca, derrames, formação de coágulo sanguíneo e, possivelmente, mal de Alzheimer. Este é um marcador sensível de deficiência de vitamina B, incluindo deficiência de ácido fólico. Repor essas vitaminas muitas vezes ajuda a recuperar o nível normal de hemocisteína. Outras possíveis causas do nível de homocisteína elevado incluem níveis baixos do hormônio da tireoide, doenças renais, psoríase, alguns medica-

mentos ou presença de um distúrbio na família. O nível ideal vai de 6 a 10µmol/L (micromols por litro). Comer mais frutas e vegetais (principalmente vegetais verdes folhosos) pode ajudar a reduzir seu nível de homocisteína aumentando a quantidade de folato obtido na dieta. As boas fontes de folato incluem lentilhas, aspargos, espinafre e a maioria dos feijões. Se ajustar a dieta não for suficiente para baixar sua homocisteína, tome ácido fólico (1mg) e vitaminas B6 (10mg) e B12 (500µg [microgramas]).

O nível de homocisteína de Ruth estava alto: 16µmol/L. Recomendei um multivitamínico abrangente, com níveis mais altos de vitamina B, e uma dieta saudável.

14. **Conheça seu nível de ferritina** Esta é uma medida das reservas de ferro que aumenta com a inflamação e a resistência à insulina. Menos de 200ng/mL é o ideal. As mulheres tendem a ter menos reservas de ferro do que os homens, devido às perdas de sangue (células sanguíneas contêm ferro) durante os anos de menstruação. Níveis baixos de ferritina são associados à anemia, pernas inquietas e transtorno de déficit de atenção e hiperatividade (TDAH). Reservas de ferro mais altas têm sido associadas a vasos sanguíneos mais rígidos e doenças vasculares. Algumas pesquisas sugerem que doar sangue para reduzir níveis altos de ferritina pode aumentar a flexibilidade dos vasos sanguíneos e ajudar a reduzir o risco de doenças cardíacas. Além disso, sempre que doa sangue você está sendo altruísta, o que também ajuda a viver mais.

    O nível de ferritina de Ruth estava normal.

15. **Conheça seus níveis de testosterona livre e total no soro** Níveis baixos do hormônio testosterona, para homens e mulheres, têm sido associados a baixo nível de energia, doenças cardiovasculares, obesidade, baixa libido, depressão e mal de Alzheimer.

    Os níveis normais para homens adultos são:

    - Testosterona total (280-800ng/dL)
    - Testosterona livre (7,2-24pg/mL)

    Os níveis normais para mulheres adultas são:

    - Testosterona total (6-82ng/dL)
    - Testosterona livre (0,0-2,2pg/mL)

Os níveis de testosterona livre e total de Ruth estavam muito baixos. Às vezes, uma reposição de hormônio é necessária, mas minha primeira intervenção é uma dieta saudável, que elimina o açúcar. Aumentos repentinos de açúcar têm sido associados a níveis mais baixos de testosterona.

16. **Conheça seu perfil lipídico** 60% do peso sólido do cérebro são gordura. Um colesterol alto é obviamente ruim para o cérebro, mas muito baixo também é ruim, já que um pouco de colesterol é essencial para produzir hormônios sexuais e ajudar o cérebro a funcionar direito. É importante verificar seu perfil lipídico regularmente. Esse exame inclui HDL (lipoproteína de alta densidade, ou colesterol "bom"), LDL (lipoproteína de baixa densidade, ou colesterol "ruim") e triglicerídeos (uma forma de gordura). De acordo com a American Heart Association, os níveis ideais são os seguintes:

- Colesterol total (<200mg/dL)
- HDL (≥60mg/dL)
- LDL (<100mg/dL)
- Triglicerídeos (<100mg/dL)

Se seus lipídios não estão nos níveis normais, trate de controlar sua dieta, bem como tomar óleo de peixe e se exercitar. É claro que você deve consultar seu médico. Além disso, saber o tamanho da partícula de colesterol LDL é muito importante. Partículas grandes são menos tóxicas do que partículas menores.

O colesterol total e o LDL de Ruth estavam altos, enquanto o HDL estava baixo.

17. **Conheça seus níveis de ácido fólico e vitamina B12** Na avaliação de problemas de memória, é importante descartar deficiências desses nutrientes. Os níveis de Ruth eram normais. Certa vez tive um paciente com grave deficiência de vitamina B12 cujo SPECT cerebral mostrou uma redução grave do fluxo sanguíneo geral.

18. **Conheça seus resultados de testes de sífilis e HIV** A demência pode estar associada a sífilis e infecção por HIV em estágios avançados. Se a pessoa teve sífilis ou uma infecção por HIV muitos anos antes e nunca recebeu tratamento adequado, a doença pode ter progredido a ponto de afetar

seu comportamento e sua inteligência. Embora isso não fosse provável no caso de Ruth, é sempre importante verificar. Seus testes deram negativo.

19. **Estudo genético de apolipoproteína E (APOE)** Este exame verifica o risco genético. A presença do gene APOE e4 aumenta significativamente o risco do mal de Alzheimer e é associada a sintomas que surgem de cinco a dez anos antes em comparação à população em geral. Muitos filhos de pais afetados querem saber o genótipo da APOE para determinar suas chances de herdar um risco mais alto do mal de Alzheimer, arteriosclerose, doenças cardíacas e derrame.

Todo mundo tem dois genes APOE, e se um deles – ou pior, ambos – é o APOE e4, as chances de a pessoa ter problemas de memória são mais altas. Os genes APOE por si só não são perigosos; precisamos deles para o funcionamento de nosso corpo. Eles ajudam no desenvolvimento, na maturação e na restauração de membranas celulares dos neurônios, e ajudam a regular a quantidade de colesterol e triglicerídeos em membranas de células nervosas. Existem três versões do gene APOE: e2, e3 e e4. E esta última é que é a culpada. Como acontece com todos os genes, herdamos uma cópia de cada um dos nossos pais, e cada pessoa pode ter uma das seguintes combinações: e2/e2, e2/e3, e2/e4, e3/e3, e3/e4 e e4/e4.

Se uma pessoa tem dois genes e4, isso significa que ela recebeu um do pai e outro da mãe. Como o gene APOE e4 é conhecido por aumentar a deposição de beta-amiloide e a formação de placas encontrada em pessoas com mal de Alzheimer, ele aumenta em 2,5 vezes as chances de desenvolver a forma mais comum da doença – Alzheimer de início tardio – para quem apresenta um e4, ou em cinco vezes para os que apresentam dois e4s. O gene APOE e4 também leva os sintomas a surgirem de dois a cinco anos antes em comparação às pessoas que não o possuem mas têm alguma outra causa de Alzheimer.

Em aproximadamente 15% da população, em geral, pelo menos um dos dois genes APOE é o e4. As pessoas que não possuem nenhum APOE e4 têm apenas de 5% a 10% de chance de desenvolver Alzheimer depois dos 65 anos, enquanto aquelas com um APOE e4 têm uma chance de 25%. É uma diferença grande. Mas a boa notícia que pode ser deduzida aqui é que nem todo mundo que tem o gene desenvolverá Alzheimer; na verdade, 75% dessas pessoas não terão a doença. Outra coisa a se considerar é que mesmo que uma pessoa tenha um APOE e4 e desenvolva demência, o mal de Alzheimer pode não ser a fonte. Há uma possibilidade de que a causa da demência seja outra. Por outro lado, se a pessoa tem dois genes APOE e4 e desenvolve demência, as chances de que esta seja decorrente do mal de Alzheimer são muito grandes. Na verdade, são de 99%.

Ruth tinha o gene e3/e4.

20. **Saiba quantos dos 12 mais importantes fatores de risco modificáveis para a saúde você tem, e então trabalhe para reduzi-los** Eis uma lista feita por pesquisadores da Harvard School of Public Health. Faça um círculo naqueles que se aplicam a você.

- Fumo
- *Pressão arterial alta*
- *IMC indicando excesso de peso ou obesidade*
- *Sedentarismo*
- *Glicose sanguínea em jejum elevada*
- *Colesterol LDL alto*
- Abuso de álcool (acidentes, ferimentos, violência, cirrose, doenças no fígado, câncer, derrame, doenças cardíacas, hipertensão)
- *Ácidos graxos ômega 3 baixos*
- *Quantidade elevada de gordura saturada na dieta*
- *Baixa ingestão de gordura poli-insaturada*
- *Quantidade elevada de sal na dieta*
- *Baixo consumo de frutas e vegetais*

Ruth tinha dez dos 12 fatores de risco de morte precoce evitáveis (os que estão em itálico). Trabalhar para resolver esses problemas era crucial para ter alguma esperança de reverter a tendência negativa.

Em suma, a avaliação de Ruth demonstrou um quadro clínico, resultados de tomografia e testes de memória coerentes com um "início" do mal de Alzheimer. Ela apresentava um gene APOE e4, o que a colocava em risco, e estava praticando apenas dois dos 12 fatores de risco de morte prematura preveníveis. A boa notícia num caso como o de Ruth foi que havia vários números importantes que ainda podiam ser alterados ou melhorados, e isso podia fazer uma diferença significativa em seu estado mental.

Felizmente, Ruth ainda tinha uma ampla atividade no córtex pré-frontal e ainda apresentava uma consciência cognitiva suficiente para entender que a gravidade de seus problemas tendia a aumentar se não houvesse uma tentativa séria de melhorar. O plano para Ruth incluiu esses elementos:

- Mudar imediatamente para uma dieta RCNMD, eliminando açúcar, carboidratos simples e adoçantes artificiais, e comendo mais vegetais (pelo menos cinco porções), juntamente com proteína magra e gordura saudável. Ela se pesaria todos os dias e seu marido registraria o peso.
- Começar a tomar suplementos multivitamínicos com vitamina B extra, ácido alfalipoico para regular o açúcar no sangue, vitamina D e óleo de peixe.
- Começar a tomar suplementos para melhorar a memória, incluindo vimpocetina e ginkgo para aumentar o fluxo sanguíneo, huperzina A e acetil L-carnitina para aumentar o neurotransmissor acetilcolina, e N-acetilcisteína (NAC), que é um superantioxidante.
- Focar em ter de sete a oito horas de sono por noite adotando melhores hábitos para dormir, auto-hipnose e melatonina quando necessário.
- Colocar em prática estratégias para reduzir a pressão arterial, o que incluía exercícios, perda de peso e o consumo de óleo de peixe. Sua medicação seria ajustada se as mudanças de estilo de vida não funcionassem dentro de três meses.
- Fazer novos exames de sangue ao fim de três meses para verificar se o nível de açúcar no sangue em jejum, hemoglobina glicada, vitamina D, proteína C-reativa, homocisteína, testosterona e colesterol estavam melhorando com os suplementos e a dieta.
- Se depois de três meses não houvesse melhora alguma, outros tratamentos seriam postos em prática, incluindo medicação para melhorar a memória. (Minha tendência, depois de trinta anos como psiquiatra, é começar com tratamentos naturais, mesmo em casos sérios como o de Ruth.)

Ao conversar com Lisa, ela me contou que ver sua mãe daquele jeito foi um sério alerta para ela própria. O SPECT de Lisa mostrou uma atividade ligeiramente baixa em seus lobos temporal e parietal (duas das três áreas conhecidas como associadas ao mal de Alzheimer). Seus exames de laboratório revelaram que ela tinha um dos genes APOE e4 e que seu açúcar no sangue em jejum já estava alto, assim como seu IMC e sua proporção entre cintura e quadril. Para ajudar a mãe e a si própria a se manterem nos trilhos, ela faria um novo plano de alimentação com a mãe e garantiria que seu pai também estivesse totalmente envolvido. O apoio é crucial para o êxito.

Três meses depois, Ruth estava bem melhor. Os resultados de seu teste de memória melhoraram, assim como seu peso (ela havia perdido 8kg e quase 8cm de cintura) e todos os seus números importantes, sem nenhuma medicação extra. De início, fazer as mudanças na dieta foi difícil para Ruth, porque ela nunca aprendera a cozinhar de uma maneira saudável para o cérebro. Tudo era pão e manteiga, panquecas e muffins, bolos e biscoitos. Ela e Lisa adquiriram um dos livros de culinária de minha esposa e o usaram como guia. O programa engrenou depois de mais ou menos duas semanas, quando elas perceberam que a comida saudável era não apenas boa para elas, mas também muito saborosa. Descobriram que o programa *não* significa privar-se, mas sim aprender a preparar uma variedade de pratos saudáveis. Mesmo sob uma dieta de calorias restritas, a ânsia de comer foi embora e a energia aumentou. Elas também adoravam ficar juntas, o que Lisa percebeu que agora era mais importante do que nunca havia sido. Devido à gravidade do diagnóstico, e depois de ver os exames de Ruth e os resultados de seus exames, seu pai também participou do esforço e saiu de sua negação.

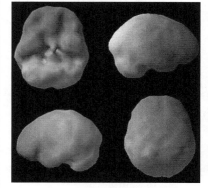

SPECT de um cérebro normal

Atividade plena, equilibrada, simétrica

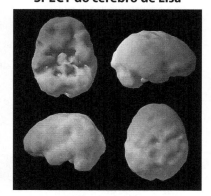

SPECT do cérebro de Lisa

Reduções moderadas nos lobos parietal e temporal

Para viver mais, sentir-se em sua melhor forma, parecer mais jovem e pensar como uma pessoa mais jovem, é importante fazer isso por meio dos números. Conhecer seus números importantes é um passo crucial para assumir o controle sobre seu corpo e seu cérebro pelo resto da vida. Quando algum desses números ou todos eles estão desequilibrados, isso pode impedi-lo de perder peso, mantê-lo deprimido e reduzir a atividade de seu cérebro. Você se lembra, quando era criança, daquele jogo de colorir os espaços com cores indicadas por números? De como você preenchia cada espaço, um a um, até formar um belo retrato? Ficar bem pode ser algo muito parecido com isso. Quanto mais números você equilibra, mais você se torna um retrato vivo e bonito de saúde. Meus pacientes muitas vezes ficam surpresos ao descobrir como é divertido, gratificante e estimulante encontrar evidências de uma melhora progressiva no preto e branco de seus resultados laboratoriais ou, no caso dos SPECTs, nas cores vivas.

REDUZA SEU RISCO DE ALZHEIMER E OUTRAS FORMAS DE DEMÊNCIA

Dei a Ruth um plano para tratar o "início" do mal de Alzheimer, que já estava destruindo seu cérebro, e o tratamento teve um impacto positivo sobre ela. Coloquei a palavra *início* entre aspas porque na verdade a doença em seu cérebro definitivamente *não* estava apenas começando. Pesquisadores acreditam que o mal de Alzheimer e outras formas de demência começam décadas antes de as pessoas apresentarem os primeiros sintomas. Em um estudo da Universidade da Califórnia, pesquisadores de imagens de cérebros sugerem que os resultados das tomografias cerebrais podem começar a mudar até cinquenta anos antes da doença. A única maneira de conseguirmos causar um impacto sério para reduzir seu risco do mal de Alzheimer e outras formas de demência é começar cedo. O cérebro de Lisa já mostrava evidências de problemas quando ela estava na casa dos quarenta anos.

O mal de Alzheimer não é um problema irrelevante. Atualmente, afeta mais de cinco milhões de pessoas nos Estados Unidos, e estima-se que esse número terá triplicado em 2030. Quase 50% das pessoas que vivem até os 85 anos desenvolvem Alzheimer. Uma das tristes verdades é que todos na família são afetados pela doença. O nível de estresse emocional, físico e financeiro nessas famílias é constante e enorme. Uma das estatísticas assustadoras é a estimativa de que 15% daqueles que cuidam de pessoas com Alzheimer também desenvolverão a doença.

Reduzir seu risco do mal de Alzheimer e de outras causas de perda de memória exige prevenção, um plano científico com boa pesquisa (algo que realmente funcione) e um bom córtex pré-frontal para você seguir o plano. Meu plano para reduzir o risco de Alzheimer e manter seu cérebro saudável à medida que você envelhece é todo o programa deste livro. O que vem a seguir são alguns passos óbvios que você pode dar para reduzir as chances de seu cérebro envelhecer prematuramente.

PASSO 1 – CONHEÇA SEU RISCO DE PROBLEMAS

É crucial conhecer seu risco específico do mal de Alzheimer. Eis uma lista dos fatores de risco mais comuns para a doença e o envelhecimento precoce do cérebro. Os números entre parênteses indicam a gravidade do risco: quanto maior o número, mais grave é o fator de risco. Trabalhe para eliminar tantos fatores de risco quanto for possível.

Um membro da família tem Alzheimer ou demência (3,5)
Mais de um membro da família tem Alzheimer ou demência (7,5)
Histórico familiar de síndrome de Down (2,7)
Uma única lesão na cabeça com perda de consciência (2,0)
Várias lesões na cabeça sem perda de consciência (2,0)
Dependência de álcool ou droga no passado ou no presente (4,4)
Depressão nervosa diagnosticada por um médico no passado ou no presente, tratada ou não (2,0)
Derrame (10)
Doença cardíaca ou ataque cardíaco (2,5)
Colesterol alto (2,1)
Pressão arterial alta (2,3)
Diabetes (3,4)
Histórico de câncer ou câncer em tratamento (3,0)
Convulsão no passado ou no presente (1,5)
Pouca atividade física, menos de duas vezes por semana (2,0)
Educação abaixo do ensino médio (2,0)
Trabalhos que não exigem novos aprendizados regularmente (2,0)
Idade entre 65 e 74 anos (2,0)
Idade entre 75 e 84 anos (7,0)
Idade acima de 85 anos (38,0)
Fumar cigarros há dez anos ou mais (2,3)
Ter um gene APOE e4 (2,5)
Ter dois genes APOE e4 (5,0)

PASSO 2 – CONSIDERE FAZER UM SPECT

Fazer um SPECT cerebral também pode ajudá-lo a conhecer a saúde de seu cérebro e seu risco de ter mal de Alzheimer. Quando fiz 50 anos, meu médico quis que eu fizesse uma colonoscopia. Perguntei por que ele não queria olhar meu cérebro. "A outra extremidade do meu corpo não é igualmente importante?" Como você sabe realmente o que está acontecendo em seu cérebro se não olha? Em algum momento num futuro próximo, acho que essas ferramentas de exames serão tão normais quanto mamografias ou colonoscopias. Elas podem ser especialmente úteis a pessoas com risco de ter sintomas "cedo". Como a maioria dos médicos não está acostumada a examinar a atividade do cérebro, muitas pessoas sofrem desnecessariamente e só vêm a saber que têm um cérebro vulnerável quando já é tarde demais. Elas não sabem que têm um distúrbio potencialmente tratável.

Eis um exemplo.

Ed

Aos 72 anos, Ed nos foi trazido de Vancouver, British Columbia, por sua filha Candace. Ela estava preocupada porque seu pai estava ficando mais esquecido. Parecia estar menos disposto do que o habitual e seu discernimento não era tão bom. Quando ela verificou suas finanças, viu que ele havia pagado contas duas vezes e esquecido outras. Quando o levou ao neurologista local, o médico o diagnosticou com mal de Alzheimer sem sequer examinar seu cérebro. Candace havia lido meu livro *Transforme seu cérebro, transforme sua vida* e ficou incomodada porque o médico não pedira uma tomografia. Ele dissera que confiava em seu diagnóstico e que não era preciso olhar o cérebro. Esta é uma atitude que sempre me deixa perplexo. Insatisfeita com a falta de rigor do médico, Candace trouxe Ed para nos ver.

A observação da tomografia mostrou que Ed tinha ventrículos (cavidades do cérebro cheias de fluido) muito grandes. Este é um padrão que chamo de "sinal de lagosta", porque o que surge nas fatias do cérebro parece uma lagosta de cabeça para baixo. Ed também tinha um cerebelo pequeno na parte posterior e inferior do cérebro. Ele definitivamente não tinha o padrão de Alzheimer típico (baixa atividade nos lobos temporal e parietal).

O motivo de essa descoberta ser tão importante é que geralmente ela é considerada um distúrbio chamado hidrocefalia de pressão normal, ou HPN. A drenagem do fluido cerebrospinal é bloqueada aos poucos e, com o tempo, um excesso de fluido se acumula. Com frequência isso está associado a incontinência urinária e dificuldade de andar, mas não sempre. Como Ed não tinha esses outros sintomas, seu neurologista não pensou em HPN. E o cérebro de Ed continuou a se deteriorar. Depois de ver seu exame, recomendei que fizéssemos um consulta neurocirúrgica imediatamente. O neurocirurgião concordou comigo e fez um desvio no cérebro de Ed. Três semanas depois, a memória de Ed voltou. Como você sabe se não olha?

SPECT do cérebro de Ed (mostrando fatias da parte superior do cérebro à parte inferior)

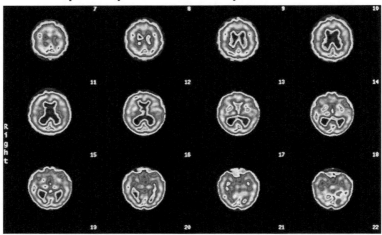

Veja os "sinais de lagosta" nas fatias 15 e 16

SPECT de um cérebro normal

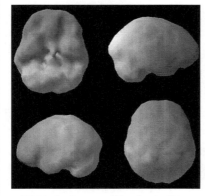

Atividade plena, equilibrada, simétrica

SPECT do cérebro do Ed

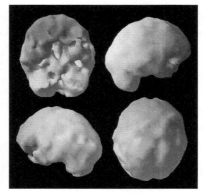

Sem o padrão de Alzheimer típico, mas ventrículos muito grandes (orifício do meio) e cerebelos pequenos (parte inferior)

PASSO 3: CONCENTRE-SE NA REDUÇÃO DE SEUS FATORES DE RISCO ESPECÍFICOS

Está bem, você já tem uma ideia de quais são os fatores de risco que pode ter. O que pode fazer em relação a isso? Eis uma lista de maneiras de reduzir esses fatores.

Risco: Um membro da família tem mal de Alzheimer ou outro distúrbio relacionado, ou, então, você tem o gene APOE e4
Reduza: Procure fazer uma tomografia logo e leve muito a sério a prevenção tão cedo quanto possível. Adote todas as estratégias descritas neste livro, agora

Risco: Uma única lesão na cabeça ou várias lesões na cabeça
Reduza: Previna-se de outras lesões na cabeça e inicie as estratégias de prevenção o mais rapidamente possível

Risco: Dependência de álcool, drogas ou fumo no passado ou no presente
Reduza: Faça um tratamento para parar e procure as causas que estão por trás; inicie cedo as estratégias de prevenção

Risco: Depressão nervosa ou TDAH diagnosticado por um médico no passado ou no presente
Reduza: Faça um tratamento e inicie cedo as estratégias de prevenção

Risco: Derrame, doença cardíaca, colesterol alto, hipertensão, diabetes, histórico de tratamento de câncer, convulsões no passado ou no presente
Reduza: Faça um tratamento e inicie cedo as estratégias de prevenção

Risco: Pouca atividade física (menos de duas vezes por semana ou menos de trinta minutos por sessão)
Reduza: Exercite-se três vezes por semana ou mais

Risco: Educação abaixo do ensino médio ou trabalho que não exige novos aprendizados regularmente
Reduza: Adote um aprendizado pelo resto da vida

Risco: Apneia do sono
Reduza: Procure fazer uma avaliação e um tratamento para apneia do sono

Risco: Deficiência de estrogênio ou testosterona

Reduza: Considere fazer uma reposição hormonal, se isso for apropriado

Você entendeu. Elimine todos os fatores de risco que puder e trabalhe para manter seu cérebro saudável com o passar do tempo.

PASSO 4 – MANTENHA SEU CORPO E SEU CÉREBRO ATIVOS

Conforme veremos nos próximos capítulos, os exercícios físicos e mentais são a melhor maneira de manter seu cérebro jovem. Os exercícios mentais ajudam o cérebro a manter e fazer novas conexões. Para saber mais sobre os exercícios mentais, veja o Capítulo 5. Os exercícios físicos aumentam o fluxo sanguíneo para o cérebro, melhoram o suprimento de oxigênio, ajudam o cérebro a utilizar a glicose com mais eficiência e ajudam a protegê-lo de moléculas que o prejudicam, como os radicais livres. Para saber mais sobre exercícios físicos, veja o Capítulo 3.

PASSO 5 – SUPLEMENTOS QUE CONTRIBUEM PARA O FUNCIONAMENTO CEREBRAL SAUDÁVEL

Existem muitas informações corretas e equivocadas sobre suplementos. Saber o que fazer é essencial, porque algumas vitaminas e suplementos funcionam. Tome um multivitamínico e óleo de peixe todos os dias. Verifique seu nível de vitamina D e o otimize. Eis outros suplementos que têm se mostrado úteis:

- Óleo de peixe e cúrcuma para reduzir inflamações
- NAC e ácido alfalipoico para melhorar a capacidade do corpo de lidar com radicais livres e oxidação
- Ginkgo biloba e vimpocetina para aumentar o fluxo sanguíneo
- Huperzina A e acetil L-carnitina para aumentar a acetilcolina, neurotransmissor envolvido no aprendizado
- Acetil-L-cartinina e CoQ10 (coenzima Q10) para estimular a função da mitocôndria (a usina de energia da célula, que diminui com a idade e o envelhecimento)
- Brain and Memory Power Boost, uma combinação de ginkgo, vimpocetina, ácido alfalipoico, NAC, acetil L-carnitina e huperzina A para aumentar o fluxo sanguíneo e melhorar os resultados de testes cognitivos quando combinada a um multivitamínico, óleo de peixe e um programa saudável para o cérebro.

PASSO 6 – COMA PARA VIVER MUITO

Você é o que você come. Muita gente não tem consciência de que todas as suas células se renovam a cada cinco meses. A comida é uma droga; intuitivamente, todos nós sabemos disso. Se você come três donuts no café da manhã, como se sente trinta minutos depois? Empanzinado! Se come um prato grande de macarrão no almoço, como se sente às 14h? Empanzinado! A dieta certa ajuda você a se sentir bem. A dieta errada faz você se sentir mal. A dieta é uma estratégia extremamente importante para manter seu cérebro saudável com a idade.

A melhor dieta é aquela que tem muitos nutrientes, poucas calorias (a restrição de calorias é associada à longevidade), muito ômega 3 (peixe, óleo de peixe, nozes e abacate) e antioxidantes (vegetais). As melhores frutas e vegetais antioxidantes, de acordo com o Departamento de Agricultura dos Estados Unidos, incluem ameixa seca, passas, mirtilo, amora, oxicoco, morango, espinafre, framboesa, couve-de-bruxelas, ameixa, brócolis, beterraba, abacate, laranja, uva vermelha, pimentão vermelho, cereja e kiwi. Coma frutas e vegetais! Sua mãe estava certa. Para saber mais sobre nutrição, veja o Capítulo 2.

Se você seguir essas diretrizes, poderá reduzir seu risco do mal de Alzheimer em 50% ou mais. Em um novo estudo em São Francisco, pesquisadores verificaram que quando as pessoas se exercitavam e eliminavam o fumo, a hipertensão, a depressão e a obesidade, conseguiam reduzir drasticamente suas chances de desenvolver o mal de Alzheimer e outros problemas do envelhecimento. A escolha é sua. Você quer ter uma boa mente, sempre progredindo, ou não? Se quer, a hora de levar a sério é agora, e não algum momento qualquer no futuro.

PASSOS SIMPLES PARA REDUZIR DRASTICAMENTE SEU RISCO DE ALZHEIMER

É claro que diante de qualquer recomendação – principalmente quando acompanhada de uma promessa tão grande quanto reduzir seu risco do mal de Alzheimer – é importante fazer a pergunta "Como você sabe?". A estratégia de reduzir seus fatores de risco para diminuir suas chances de ter Alzheimer foi estudada pela Dra. Deborah Barnes, uma pesquisadora de saúde mental do San Francisco VA Medical Center. Sua pesquisa verificou que *mais da metade dos casos de mal de Alzheimer pode ser evitada por meio de mudanças no estilo de vida e tratamento ou prevenção de distúrbios de saúde crônicos.* Ela analisou centenas de milhares de pacientes com mal de Alzheimer de várias partes do mundo e concluiu que muitos fatores de risco para a doença podem ser reduzidos.

No mundo inteiro, os fatores de risco para o mal de Alzheimer incluem nível baixo de educação, fumo, sedentarismo, depressão, hipertensão na meia-idade, diabetes e obesidade na meia-idade. Nos Estados Unidos, a Dra. Barnes verificou que esses são justamente os maiores fatores de risco modificáveis. Sua pesquisa concluiu que esse grupo de fatores de risco seria responsável por até 51% de todos os casos de Alzheimer no mundo (17,2 milhões de casos) e por até 54% dos casos de Alzheimer nos Estados Unidos (2,9 milhões de casos). Sua pesquisa sugere que algumas mudanças muito simples no estilo de vida podem ter um efeito radical para a prevenção de Alzheimer e outras demências nos Estados Unidos e no mundo. Os resultados do estudo foram apresentados na Conferência Internacional sobre Mal de Alzheimer da Alzheimer's Association, em 2011, em Paris, e publicados na revista on-line *Lancet Neurology*.

A VERDADEIRA PREVENÇÃO COMEÇA COM NOSSOS FILHOS

Muitos fatores de risco para o mal de Alzheimer ocorrem na infância. Se realmente quisermos prevenir essa doença e os problemas relacionados a ela precisamos começar com nossos filhos. O gene APOE e4 aumenta o risco de Alzheimer. Ser portador desse gene e ainda sofrer uma lesão na cabeça aumenta mais o risco. Muitas lesões na cabeça ocorrem na infância, principalmente praticando esportes ou fazendo outras atividades de alto risco. Se as crianças têm permissão para participar dessas atividades, devem primeiramente fazer um exame para verificar se elas têm o gene APOE e4. Se o tiverem, devemos ficar mais atentos para proteger a cabeça delas. Crianças com TDAH e problemas de aprendizado com frequência abandonam a escola, o que as deixa com um risco maior de demência. Certificar-se de diagnosticar e ajudar essas crianças de maneira apropriada é essencial para ajudá-las a se tornarem aprendizes por toda a vida. As sementes da depressão brotam na infância. A depressão muitas vezes é resultado de padrões persistentes de pensamento negativo. Devem ser desenvolvidos programas escolares para ensinar as crianças a corrigir esses padrões, o que pode ajudar a reduzir a depressão. A obesidade na infância leva à obesidade na vida adulta. Instruir as crianças sobre nutrição e exercícios pode trazer benefícios por toda a vida.

Fique saudável para beneficiar a si mesmo, mas faça isso também por seus filhos e netos, que querem você por perto, lúcido, vibrante e sorridente, para aproveitar a vida com eles por tanto tempo quanto for humanamente possível.

MUDE SUA IDADE AGORA: VINTE DICAS PARA TER UM CÉREBRO SAUDÁVEL E NÚMEROS QUE VOCÊ DEVE SABER PARA TER UMA VIDA LONGA E SAUDÁVEL

1. **Conheça os números relevantes para sua saúde.** Faça exames e anote seus resultados, faça mudanças no estilo de vida e as aprimore, e refaça os exames a cada três meses até estar fora de qualquer zona de perigo. Alguns números que você vai querer saber estão relacionados a seguir.

2. **Conheça seu IMC.** Se você está acima do peso, perca peso comendo alimentos com poucas calorias, mas altamente nutritivos. Pense RCNMD: restrito em calorias, nutritivo ao máximo e delicioso. A obesidade está associada à perda de tecido cerebral e atividade cerebral reduzida, e duplica o risco do mal de Alzheimer. Certifique-se de que a medida de sua cintura seja a metade de sua altura em centímetros. Sim, você realmente tem que medir sua cintura com uma fita métrica.

3. **Coma de cinco a dez frutas e vegetais por dia.** Conte-os! Coma mais vegetais do que frutas e tente chegar a um número entre cinco e dez porções para aprimorar seu cérebro e reduzir seu risco de câncer.

4. **Tenha oito horas de sono toda noite.** Ter menos do que oito horas de sono por noite tem sido associado a um declínio cognitivo. A insônia crônica triplica o risco de morte, não importa qual seja a causa. Experimente tomar um banho quente antes de dormir, nada de televisão uma hora antes de ir para a cama, um CD de hipnose para induzir o sono e um suplemento para dormir à base de melatonina. A apneia do sono duplica o risco de uma pessoa ter mal de Alzheimer, portanto, faça um estudo sobre seu sono se você suspeita de que este pode ser um problema.

5. **Verifique sua pressão arterial com frequência, e certifique-se de que ela está sob controle.** Se estiver alta, óleo de peixe e exercícios, juntamente com a perda de peso, podem ajudar. Se esse protocolo não ajudar, não deixe de procurar seu profissional de saúde. Pressão arterial alta é uma emergência, e é a segunda principal causa evitável de morte nos Estados Unidos, depois do fumo.

6. **Se você fuma, pare.** O cigarro envelhece prematuramente o cérebro e o corpo.

7. **Não sou fã do consumo de álcool por causa do que vejo em tomografias cerebrais.** Não exagere.

8. **Faça um hemograma completo.** Um número baixo de células sanguíneas pode fazer você se sentir ansioso e cansado, e pode afetar sua memória. Um de nossos pacientes descobriu que tinha leucemia fazendo um hemograma. Começar um tratamento no estágio inicial é melhor do que fazê-lo mais tarde.

9. **Faça um perfil metabólico geral.** Isso vai verificar a saúde de seu fígado, de seus rins, o nível de açúcar no sangue em jejum e o seu colesterol. Cada órgão de seu corpo está relacionado à saúde do cérebro e vice-versa.

10. **Faça um exame de hemoglobina glicada.** Esse exame mostra seus níveis médios de açúcar no sangue nos últimos dois a três meses, e é usado para diagnosticar diabetes e pré-diabetes. O ácido alfalipoico tem se mostrado útil para estabilizar o açúcar no sangue.

11. **Verifique seu nível de 25-hidroxi vitamina D. Isso é crucial e fácil de melhorar. Cheque também seus níveis de ácido fólico e vitamina B12.** A deficiência dessas vitaminas pode contribuir para o declínio cognitivo.

12. **Conheça os níveis de atividade de sua tireoide.** Níveis anormais de hormônios da tireoide são causa comum de esquecimentos, confusão, letargia e outros sintomas de demência, tanto em homens quanto em mulheres. Níveis baixos de tireoide reduzem a atividade geral do cérebro.

13. **Descubra seu nível de proteína c-reativa.** Esta é uma medida de inflamação. Uma inflamação elevada está relacionada a várias doenças e distúrbios associados ao envelhecimento e à deficiência cognitiva. O estilo de alimentação que incentivo neste livro é também uma dieta anti-inflamatória. O óleo de peixe também ajuda a reduzir inflamações.

14. **Descubra seus níveis de homocisteína.** Níveis elevados no sangue têm sido associados a uma saúde arterial debilitada, bem como a um possível

risco maior de ataques cardíacos, derrame, formação de coágulo sanguíneo e possivelmente mal de Alzheimer. Lentilhas, aspargos, espinafre e a maioria dos feijões são bons para baixar seus níveis de homocisteína, assim como ácido fólico (1mg), vitamina B6 (10mg) e vitamina B12 (500µg).

15. **Faça um exame para excesso de ferritina.** Esta é uma medida das reservas de ferro em excesso que aumenta com a inflamação e a resistência à insulina. Reservas de ferro maiores têm sido associadas a vasos sanguíneos mais rígidos e doenças vasculares.

16. **Conheça seus níveis de testosterona livre e total no soro.** Níveis baixos do hormônio testosterona, tanto em homens quanto em mulheres, têm sido associados à baixa energia, doenças cardiovasculares, obesidade, baixa libido, depressão e mal de Alzheimer.

17. **Não ignore nem minimize esquecimentos mais frequentes, nem os subestime com reações como "ela anda avoada" ou "ele está ficando velho".** Esquecimentos e confusões mentais podem ter inúmeras causas (desde transtorno de déficit de atenção adulto, ou TDAH, até anemia e demência precoce), mas são, no mínimo, sinais de que seu cérebro pode estar precisando de um ajuste.

18. **Tecnologias, como os sistemas GPS, podem estar retardando o diagnóstico de demência por disfarçarem os esquecimentos.** Não deixe de fazer testes de memória regulares depois dos 50 anos. Você pode fazer isso em www.theamensolution.com [em inglês].

19. **Diminua drasticamente seu risco de Alzheimer reduzindo todos os fatores de risco associados à doença.** Estes incluem diabetes, doenças cardíacas, obesidade, depressão, trauma cerebral e câncer.

20. **A verdadeira prevenção começa mantendo nossos filhos saudáveis.**

2

TAMARA

Foque nos alimentos que lhe fazem bem, e não naqueles que lhe fazem mal

A principal causa de inflamação é nossa dieta industrializada com altos níveis de açúcar processado, poucas fibras, fast-food, junk-food, muitas calorias, poucos nutrientes e nosso estilo de vida sedentário. Uma dieta à base de hortaliças, alimentos integrais e comida de verdade, sem açúcar e com poucas farinhas, incluindo também gorduras ômega 3 anti-inflamatórias e uma boa dose de exercícios pode reduzir drasticamente e até reverter o risco de doenças cardíacas e diabetes. E custa muito menos.
– Dr. Mark Hyman

Comida é remédio ou veneno. Você pode escolher.

Pesquisas sugerem que sua dieta afetará as próximas gerações. Em um novo estudo, animais que receberam uma dieta ocidental típica ao longo de gerações tiveram filhotes que nasceram mais obesos. A dieta realmente mudou o modo como os genes dos animais funcionavam, de modo que, com o passar do tempo, cada geração comia mais e se tornava cada vez mais gorda. Isso é muito preocupante, porque significa que se você não tiver sua saúde sob controle agora, isso poderá afetar seus filhos, netos e até bisnetos.

O oposto também é verdade. À medida que você se cuida, está aumentando as chances de seus filhos e netos terem uma saúde melhor. Cientistas, pesquisadores e psiquiatras estão verificando que tudo o que fazemos tem reflexo sobre a saúde emocional e física de nossas famílias e mais além. Você tem a capacidade de mudar sua vida e as vidas das próximas gerações.

UMA IDOSA DE 32 ANOS

Para Tamara, irmã de minha esposa, era mais um dia infeliz que começava, como outros do ano anterior. Na época, Tamara tinha 32 anos e era mãe de uma criança de 5 anos e um bebê. Ela não conseguia dormir à noite e despertava em intervalos com uma ânsia feroz de açúcar. Em mais de uma de suas visitas à cozinha no meio da noite, quando não conseguiu encontrar algo para satisfazer seu imenso apetite por doces, Tamara comeu as vitaminas das crianças, que tinham um gosto doce.

Suas inúmeras idas ao banheiro começavam por volta das 4h, todos os dias. O conteúdo de seu intestino tinha consistência de água e, na última contagem, um dia antes, ela havia ido ao banheiro treze vezes. Tamara estava passando de três a cinco horas por dia no vaso sanitário. Cada articulação de seu corpo doía como se ela fosse uma mulher idosa com artrite. E a cada movimento seus músculos queimavam como se estivessem pegando fogo. Suas mãos estavam tão inchadas que quando ela trocou a fralda do bebê, naquela manhã, notou que os nós dos dedos estavam começando a rachar e sangrar – sua pele, incapaz de conter o monstro tóxico dentro dela que estava soprando seu corpo como um balão. Na maior parte do tempo, seu estômago estava tão inchado e dolorido que ela ainda parecia estar grávida.

A total falta de energia tornava impossível trabalhar. Levar as crianças ao parque, algo do qual ela sentia falta nos dias bonitos, estava fora de questão. Tudo o que ela conseguia fazer era cuidar das necessidades mais básicas dos filhos, já que passava a maior parte do dia deitada no sofá, com energia zero e uma dor terrível que aumentava a cada movimento. "Já não havia uma bebida energética ou um café forte o bastante para me dar ânimo", disse Tamara. Seu marido, Hector, era um homem maravilhoso, compreensivo e trabalhador. Também estava extremamente preocupado com o que estava acontecendo com a esposa. Muitas pessoas mais velhas que Tamara adorava e das quais ela cuidara em sua família haviam morrido recentemente, e os custos dessas várias perdas, somados à sua saúde cada vez mais fraca, pairavam sobre ela como uma nuvem negra. Ela começara a tomar antidepressivos, na esperança de que isso pudesse ajudar a dissipar um pouco a escuridão que cobria seus dias e suas noites.

Por qualquer que tenha sido o motivo, nesse dia específico de novembro de 2010 Tamara chegou ao limite. Não aguentava mais. Percebeu que se não fizesse algo radical, poderia morrer; seu marido perderia o amor de sua vida e seus filhos cresceriam sem conhecer a mãe. Deitada no sofá, lágrimas escorrendo, ela pensou em sua irmã mais velha, Tana – minha esposa. Tamara sabia que Tana era uma professora de educação física e especialista em nutrição, o retrato da saúde. Mas lembrou também que Tana já enfrentara sérios problemas de saúde e encontrara uma maneira de superá-los. Tana nunca pressionara a família a adotar sua filosofia de exercícios e nutrição, mas Tamara sempre soubera, no fundo, que a irmã ficaria feliz em ajudá-la quando estivesse disposta a levar a sério sua saúde. Tamara sabia que era hora de pedir ajuda; pegou seu celular e fez uma ligação que logo mudaria sua vida.

CANSADA DE COMPRIMIDOS E RÓTULOS

Logo depois desse telefonema que mudaria sua vida, Tamara consultou uma médica para tratar de seus diversos problemas. Há anos ela sofria de um distúrbio autoimune sem explicação. Certa vez, os médicos suspeitaram de que ela tinha lúpus. Quando isso foi descartado, fizeram testes para artrite reumatoide e várias outras doenças. Até que Tamara caiu no diagnóstico genérico de fibromialgia. Mas ela não conhecia muitas pessoas com fibromialgia que passassem várias horas por dia no banheiro. Essa médica fez outra bateria de exames para descartar artrite reumatoide (novamente), doença celíaca, doença de Crohn e síndrome do intestino irritável. Exames de laboratório mostraram que seus triglicerídeos estavam a 290mg/dl (o normal é menos de 150mg/dl), seu colesterol era de 250mg/dl (o ideal é menos de 200 mg/dl) e sua pressão arterial estava a 139/96mm/Hg (o ideal é abaixo de 120/80mm/Hg)! Com 1,62m de altura, seu peso aumentara para 93kg. Seu nível de vitamina D era inferior a 20ng/ml (o ideal é de 50 a 90ng/ml). Mesmo com esses números à mão, a médica não disse nada a Tamara sobre uma mudança de estilo de vida, mas rapidamente lhe passou uma receita de medicamentos para seus diversos sintomas.

Doente como estava, Tamara deixou o consultório médico com um pressentimento. Algo nela hesitava em tomar os remédios prescritos. Em sua experiência, a maior parte do mundo médico lhe dera rótulos ou comprimidos, e o resultado nunca havia sido bom. Ela se lembrava muito bem do pesadelo que havia sido livrar-se dos analgésicos que lhe haviam sido receitados e sabia que não conseguiria passar por aquilo novamente.

QUERO QUE VOCÊ COMA COMO UM GORILA

A voz de Tana estava agora do outro lado da linha, e foi com compaixão que ela ouviu Tamara contar seu desespero. Tana entendia a dor e a frustração da irmã, e também tivera diversos problemas de saúde até descobrir que era alérgica a vários alimentos. Como ela e Tamara eram meias-irmãs e tinham genes em comum, ela suspeitou que Tamara podia também ter sérias alergias a alimentos não diagnosticadas. Àquela altura, Tamara era toda ouvidos, disposta a tentar qualquer coisa.

"É uma escolha", disse Tana. "Se você está disposta a tomar a decisão de melhorar radicalmente sua saúde, quero que inicie uma dieta de eliminação juntamente com alguns suplementos. E quero que comece hoje, Tamara."

Tana perguntou então a Tamara que tipo de alimento ela e sua família vinham comendo.

"Ah, a dieta americana básica", gracejou Tamara. "Tudo que sai de uma caixa."

"Você come algum vegetal?"

"Para dizer a verdade, Tana, não me lembro da última vez que comi um vegetal."

Tana respirou fundo.

"Está bem, prepare-se para uma grande mudança. Quero que você comece comendo como um gorila."

Tamara riu, mas Tana estava inspirada. Uma coisa dessas irmãs tagarelas é que nunca lhes faltam palavras, e quando têm algo a dizer, dizem com paixão, e falam rápido.

Tana disse:

"Quero que você coma todos os vegetais verdes que puder, levemente cozidos ou em saladas. Quero que coma três porções de proteína do tamanho da palma da mão por dia. Quero também que você beba de dez a 12 copos de água por dia. Dois copos antes do café da manhã. Você precisa fazer isso para tirar essas toxinas de seu corpo. Seu corpo está cheio de inflamações e isso está matando você. Essa é a maneira mais rápida de se livrar disso. Você também pode comer algumas nozes, sementes e, por fim, frutas vermelhas, quando começar a acrescentar frutas à sua rotina. Mas, por enquanto, evite todas as frutas até controlar completamente essa sua ânsia imensa de comer açúcar. Nada de laticínios também."

Tamara suspirou.

"Vou ter que esvaziar os armários da cozinha. Estão todos cheios de porcarias, e sei que se houver algum açúcar em casa não vou conseguir evitá-lo nesse momento."

Tana concordou que essa era uma boa ideia e incentivou a irmã a "transformar sua geladeira num arco-íris". Então, Tamara jogou fora as batatas fritas e comprou um pouco de homus e alguns pimentões de cores variadas. Como sua família estava com o orçamento apertado, foi preciso pesquisar um pouco para encontrar alimentos saudáveis a bons preços. Tamara não comprava vegetais há tanto tempo que não tinha mais ideia de como eram caros. Mas encontrou espinafre orgânico em quantidade num armazém popular, e a carne de peru moída era magra, saborosa e com preço acessível. Nos dois primeiros dias, ela lutou contra sua ânsia, comendo sua "comida de gorila de jardim zoológico": saladas verdes frescas acompanhadas de pedacinhos de peru, com uma fatia cremosa de abacate como acompanhamento. Foi difícil abrir mão do queijo, que ela adorava, mas ela nunca gostara de leite e achou deliciosos os leites de amêndoas e coco. Para cada coisa da qual desistia, descobria um alimento novo e mais nutritivo do qual realmente gostava, um alimento que a satisfazia, que a fazia se sentir melhor e não a deixava com um desejo intenso e irracional de comer mais.

Tana também enviou a Tamara alguns shakes nutritivos em pó e alguns suplementos, incluindo um óleo de peixe de boa qualidade e vitamina D da Amen Clinic. Enviou ainda nossos suplementos especialmente criados para ajudá-la com a ânsia de comer e melhorar seu foco e sua energia sem os efeitos colaterais indesejados da cafeína.

O MILAGRE EM DOIS DIAS

Dois dias depois, um milagre aconteceu. Pelo menos para Tamara parecia um milagre. Ela foi ao banheiro e em seguida telefonou para Tana, às lágrimas.

"Tana! Tive meu primeiro movimento intestinal normal em meses! Não consigo acreditar! Será que isso é resultado apenas da mudança na dieta? Só pode ser um acaso. Sei que é loucura ficar feliz por causa de um 'cocô normal'... mas estou vivendo há tanto tempo um pesadelo com essa diarreia constrangedora, exaustiva e crônica que nem sei como lhe dizer o quanto isso é bom para mim!"

Tana riu e incentivou a irmã, dizendo:

"Não se preocupe, não estamos nem perto do fim. Isso é apenas o começo."

Dois meses depois, Tamara também perdera mais de 7kg. O objetivo em si não era perder peso, e sim salvar sua saúde e provavelmente sua vida. Mas o subproduto da perda de peso foi uma grande alegria para Tamara, e sua autoestima aumentou juntamente com sua energia renovada.

"Agora consigo prender a barriga!" disse ela. "Antes, eu estava tão inchada que não conseguia sequer sentir ou encontrar os músculos para contraí-los."

Tamara voltou à médica, empolgada para contar sobre seu progresso, supondo que a doutora lhe daria os parabéns e perguntaria o que ela fizera para recuperar a saúde. Para espanto de Tamara, foi como se a médica não tivesse ouvido nada do que ela dissera. Na verdade, a doutora disse:

"Você é jovem e precisa dessa medicação. A dieta por si só não vai curar seus problemas. Provavelmente, vai precisar ser medicada pelo resto da vida."

Antes de deixar o consultório, Tamara pediu uma cópia de seu último exame de sangue e foi embora chocada com a falta de incentivo de sua médica.

Ela ligou para Tana e contou o que acontecera, explicando sua relutância em prosseguir com a medicação, já que a mudança na dieta por si só tivera um resultado tão bom e tão rápido. Então Tana lhe perguntou sobre o exame de sangue. Tamara o enviou por fax e, minutos depois, Tana estava ao telefone com uma voz feliz e animada.

"Tamara, esta é uma notícia inacreditavelmente boa. Seus triglicerídeos foram de 295 para 129. Seu colesterol foi de 258 para 201. Sua pressão arterial está normal agora, despencou de 136/94. Não consigo acreditar que sua médica não compartilhou essa melhora com você e não se alegrou com isso!"

Tana prosseguiu:

"Não estou lhe dizendo para não tomar os remédios. Mas vamos experimentar continuar o que você está fazendo, sem remédios, por mais um mês. Depois vamos rever isso."

O FUTURO É TÃO BRILHANTE QUE ELA VAI PRECISAR DE ÓCULOS ESCUROS

Um mês depois, Tamara havia melhorado tanto que parecia outra pessoa. Os remédios continuavam fechados, sem serem utilizados. Agora, 9kg mais magra, ela está cheia de energia. Quando seu marido foi demitido do emprego, devido à crise econômica, Tamara achou que o estresse causado por isso fosse afundá-la, mas para sua surpresa isso não aconteceu. Ela estava lidando bem com a situação. Na verdade, tão bem que conseguiu um emprego de garçonete num simpático restaurante familiar – um emprego em que ela teria de erguer bandejas pesadas e ficar em pé – para ajudar a família com uma renda emergencial. Além disso, faz caminhadas regularmente em volta do lago próximo à sua casa com algumas amigas do trabalho, muitas das quais também lutam contra sintomas semelhantes aos da fibromialgia e problemas de peso.

"Eu não passo sermão nelas", diz Tamara, "porque ainda estou aprendendo também, mas sei que minha vida as inspirou a fazer mudanças em seus hábitos. E quando elas me perguntam, estou pronta para responder."

Hector é um cozinheiro fabuloso, e suas especialidades são pratos mexicanos picantes e saborosos, de sua herança latina. Agora ele usa muitos dos mesmos temperos e sabores da América do Sul, mas acrescenta muitos vegetais aos seus pratos e faz grandes saladas verdes para acompanhá-los. As crianças se adaptaram facilmente à maneira mais saudável de comer e amam especialmente as frutas frescas. No momento em que estou escrevendo este livro, Tamara parece e se sente incrivelmente mais jovem do que era apenas sete meses antes. E não apenas Tamara: seu novo comportamento está sendo transmitido para seus filhos e, se continuar a ser um modelo de nutrição saudável para o cérebro, ela terá um efeito positivo sobre seus netos também.

COMIDA, LONGEVIDADE, TEMPOS BIZARROS E AS PEQUENAS MENTIRAS

Se você quer viver mais, parecer mais jovem e ser mais saudável, mais feliz e mais inteligente, é crucial ter controle sobre sua comida. Na verdade, este pode ser *o* fator mais importante para aumentar suas chances de longevidade. Comida é remédio ou, como vimos no caso de Tamara, pode ser veneno. As mudanças na dieta de Tamara foram cruciais para seu êxito e, se as mantiver por muito tempo, provavelmente salvarão e prolongarão sua vida.

Manter o controle sobre a comida em nossa sociedade atual não é fácil, pois vivemos tempos muito bizarros. Em quase todos os lugares aonde vamos somos massacrados por mensagens erradas sobre comida, que nos tornam gordos, deprimidos e letárgicos. Veja com o que estão nos bombardeando:

- Cachorros-quentes gigantes em estádios
- Porções de comida enormes nos restaurantes
- Lanchonetes que querem nos empurrar lanches maiores por preços menores
- Alimentos monstruosos divulgados em outdoors

Recentemente, eu estava dirigindo pela autoestrada 405, em Los Angeles, quando vi um outdoor com um imenso sanduíche de lanchonete que dizia: "Coma o quanto quiser!!! À esquerda na próxima saída."

E então, sem brincadeira, quando virei minha cabeça para o outro lado da estrada, vi outro outdoor, de um balão gástrico para emagrecer com a seguinte mensagem: "Fazer dieta não está com nada. Adquira o balão gástrico para emagrecer."

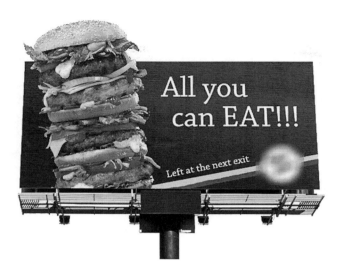

Ceda a seus desejos, tome decisões ruins continuamente e muito em breve você ou seus pacientes precisarão de uma cirurgia para controlar a criança interna. Parece loucura. Precisamos de um caminho melhor, que é começar a ser inteligente em relação à nossa nutrição e parar com as mentiras que perpetuam doenças.

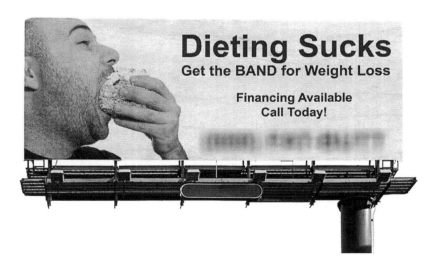

Eis algumas das mentiras que tenho ouvido as pessoas contarem a si próprias sobre por que elas têm que comer alimentos de má qualidade, e minhas respostas entre parênteses:

- "Não consigo comer alimentos saudáveis porque viajo muito." (Sempre me divirto com essa, porque viajo bastante para fazer meus programas de televisão. É preciso apenas um pouco de prudência e discernimento ao pedir uma refeição em algum lugar.)
- "Trabalho bastante e muitas vezes como fora." (Provavelmente não trabalha mais que eu ou várias outras pessoas saudáveis.)
- "Minha família inteira é gorda; são meus genes." (Isso é uma das maiores mentiras. É o nosso comportamento que desencadeia a expressão de nossos genes. Meus genes também dizem que eu deveria ser gordo, mas não cedo ao comportamento que me faria engordar.)
- "Minha família não colabora." (Se sua família começar a usar cocaína ou roubar, você vai participar disso? É melhor quando vocês comem alimentos saudáveis juntos, mas, em última instância, você é responsável por si mesmo.)
- "É culpa do meu chefe." (Para uma pessoa fraca, a culpa sempre é dos outros. Quando você assume a responsabilidade de se tornar melhor, é muito mais provável que vença.)
- "É Páscoa, é Dia do Trabalho, é Natal, é Ano-Novo, é Carnaval, é meu aniversário, é aniversário do meu cachorro. É segunda, terça, quarta, quinta, sexta, sábado ou domingo." (Há sempre um motivo para trapacear, comemorar ou solidarizar-se. Você se torna saudável de acordo com o que come quando percebe que comida pode ser remédio ou veneno.)
- "Vou começar amanhã." (Eu costumava dizer isso ano após ano, depois percebi que o amanhã nunca chega.)
- "Meu filho só come cereais açucarados no café da manhã." (Recentemente, fiz um exercício com minha esposa em que esvaziamos juntos a cozinha de uma mulher de nossa igreja. Ela disse que era predominantemente vegetariana e tinha uma dieta saudável. Seus armários estavam cheios de alimentos nada saudáveis. Quando chegamos aos cereais, ela nos disse que era a única coisa que seu filho adolescente comia no café da manhã. "É mesmo?", perguntei. "Se você não tivesse cereais ele morreria de fome?" Nesse momento, ela virou o rosto para o outro lado e disse: "Não. Ele encontraria alguma outra coisa que fosse saudável." As pequenas mentiras não magoam apenas a nós mesmos, mas também às pessoas que amamos.)
- "Comida de qualidade é cara." (Ficar doente realmente é caro. Na verdade, a comida mais barata é a mais cara em termos de doença e perda de produtividade.)

- "Eu prefiro ter mal de Alzheimer, doença cardíaca, câncer ou diabetes a desistir do açúcar." (Esta sempre me deixa chocado. Mas entendo o vício. Certas combinações de gordura, açúcar e sal funcionam nos centros de heroína do cérebro e podem ser totalmente viciantes.)

Você é o que você come. Ao longo de sua vida, seu corpo está continuamente produzindo e renovando suas células, mesmo as células do cérebro. As células de sua pele se renovam a cada trinta dias! Portanto, comer da maneira correta pode ter um impacto enorme e positivo sobre sua pele em pouco tempo. A comida estimula o crescimento das células, portanto, o que você consome diariamente afeta a saúde de seu cérebro e de seu corpo.

Além disso, você provavelmente já notou como os alimentos afetam seu humor e seu nível de energia. Já se sentiu agitado durante uma hora e em seguida pronto para um longo cochilo depois de comer um sanduíche enorme? Já se sentiu alguma vez trêmulo, confuso, com dor de cabeça ou fraco depois de um café da manhã com suco de laranja e panquecas afogadas em mel? E aquela sensação de empanzinamento depois de comer qualquer coisa em excesso e só querer deitar e dormir para isso passar? O excesso de pão branco e proteína e a ausência de frutas frescas e vegetais são uma constipação anunciada, o que é um dos motivos pelos quais as pessoas lutam contra uma digestão lenta quando viajam (falta de exercício é outro motivo). Elas estão apanhando hambúrgueres de pão branco ou nuggets de frango e os empurrando para dentro com um refrigerante cheio de xarope de milho rico em frutose (ou com uma cerveja espumosa) quando escolhem o que vão jantar num drive-thru ou num quiosque de aeroporto. Em suma, se você quer se sentir velho, fraco, inchado, irritado, sonolento e constipado, esta é a dieta para você!

DIAS DE FOLGA NÃO SÃO NECESSÁRIOS NEM INCENTIVADOS

Se você quer se sentir e ter uma aparência mais feliz, mais saudável e mais jovem no futuro, seja um guerreiro que luta pela nutrição certa. Não é necessário nem recomendado trapacear ou ter dias de folga. Muitas vezes fico impressionado com a quantidade de programas de saúde que incentivam os dias de folga. Como os alimentos claramente podem ser viciantes, haveria algum sentido em dizer a um viciado que está tudo bem se ele tiver uns dias de folga? Imagine dizer a um viciado em cocaína ou a um fumante ou a um alcoólatra para tirar dias de folga. Isso pode desencadear uma recaída. E a um viciado em sexo? Tudo bem se ele tirar um dia de folga e pegar umas prostitutas? Isso ajudará a restaurar seu metabolismo? Use seu cérebro e seu bom senso para mudar sua idade.

SETE REGRAS DE UMA ALIMENTAÇÃO SAUDÁVEL PARA O CÉREBRO A LONGO PRAZO

Com o passar dos anos, consegui apurar nossa mensagem sobre uma nutrição saudável para o cérebro e resumi-la em sete regras simples. Se você as seguir, a comida se tornará um remédio para sua longevidade.

1. Consuma calorias de boa qualidade, e não muitas.
2. Beba bastante água e evite calorias líquidas.
3. Consuma proteínas magras de boa qualidade.
4. Consuma carboidratos "inteligentes" (pouco glicêmicos e com muita fibra).
5. Limite o consumo de gordura às gorduras saudáveis, principalmente as que contêm ômega 3.
6. Consuma alimentos naturais de muitas cores diferentes para aumentar o nível de antioxidantes.
7. Cozinhe com ervas e temperos saudáveis para o cérebro.

REGRA nº 1 – CONSUMA CALORIAS DE BOA QUALIDADE, E NÃO MUITAS

Minha esposa lhe dirá que não sou muito econômico, mas procuro sempre valorizar o dinheiro que gasto. Penso em calorias da mesma maneira. Sempre quero uma nutrição de boa qualidade, que faça bem à minha mente e ao meu corpo. Você também deve querer. Quero que você pense em comer e beber apenas calorias de boa qualidade, e não muitas delas. Existem muitas pesquisas sobre esse conceito para a longevidade. Restringir as calorias não apenas ajuda você a controlar seu peso como também reduz o risco de doenças cardíacas, câncer, diabetes e derrame. Melhor ainda: a restrição de calorias ativa certos mecanismos do corpo que aumentam a produção de fatores que atuam no crescimento dos nervos, o que é benéfico para o cérebro. Para obter o melhor de sua comida, pense RCNMD (restrito em calorias, nutritivo ao máximo e delicioso). Isso significa que, depois que você descobre a quantidade de calorias ideal para manter seu peso (ou perder peso, se necessário), cada uma dessas calorias precisa ser uma carga máxima de nutrição. O outro benefício de comer alimentos muito nutritivos com moderação é que naturalmente eles o satisfazem mais. Portanto, não deixe que a restrição de calorias faça você pensar que está "morrendo de fome" ou mesmo "faminto", porque, quando você come bem, as fibras, as proteínas e a água limpa e fresca o mantêm bastante saciado; e você também se sente leve, esbelto e cheio de energia.

Outra pequena mentira que profissionais lhe contarão é que você não precisa contar suas calorias. É claro que precisa, se quer permanecer saudável. Não contar suas calorias é como não saber quanto dinheiro você tem no banco enquanto continua a gastar, gastar e gastar, até seu corpo falir. Sabendo o que você está pondo dentro de seu corpo e usando o princípio RCNMD você tem muito mais chance de ser saudável e viver mais.

Uma mulher de 50 anos média precisa de cerca de 1.800 calorias por dia para manter seu peso, e um homem de 50 anos médio precisa de 2.200 calorias. Claro, isso varia dependendo da altura e do nível de atividade física. Acesse www.amenclinics.com [em inglês] para ter uma calculadora de calorias gratuita.

Atitude aqui é crucial. Quando você se torna uma pessoa que gasta o valor das calorias que consome, pode comer alimentos excelentes e se sentir mais do que satisfeito, evitando alimentos que lhe prejudicam. A dieta ocidental típica de gordura nociva, sal e açúcar (pense em cheeseburguer, batata frita e refrigerante) causa inflamações e tem sido associada por si só à depressão, TDAH, demência, doenças cardíacas, câncer, diabetes e obesidade. Mas se você começar a fazer escolhas melhores hoje, notará rapidamente que tem mais energia, um foco melhor, uma memória melhor, um humor melhor e uma cintura mais fina e mais sexy. Diversos novos estudos têm relatado que uma dieta saudável está associada a riscos muito menores de mal de Alzheimer e depressão. O que me surpreendeu quando decidi ficar saudável, e aprendi sobre os alimentos, foi que minhas escolhas em relação à alimentação melhoraram, e não pioraram.

Foi o começo de uma relação maravilhosa com a comida. Eu já não era escravo de alimentos que estavam me prejudicando. Eu costumava ser como um ioiô. Ansiava por comida ruim... comia aquilo em excesso... me sentia mal... e depois me odiava. Era drama demais. Desde que estou no meu programa, nunca comi melhor, e isso afeta tudo em minha vida de maneira positiva. Minha mulher, Tana, escreveu vários livros de culinária incríveis para ajudar as pessoas a ficarem mais magras, mais inteligentes e mais felizes, e é claro que experimento tudo primeiro. Adoro sua sopa de lentilhas e seus pimentões recheados, penso em sua quinoa com nozes e frutas vermelhas como sobremesa e me sinto mais inteligente com seu salmão selvagem fresco. Não quero mais fast-food, porque me deixa cansado e burro. Agora quero a comida certa, que me deixa mais inteligente. E, diferente do que a maioria das pessoas pensa, comer de maneira saudável para o cérebro não é mais caro – é menos caro. Minhas despesas com remédios são menores e minha produtividade aumentou. E qual é o preço que você pode pagar para se sentir incrível? Seja inteligente. Use os alimentos como remédios que curam você.

REGRA nº 2 – BEBA BASTANTE ÁGUA E EVITE CALORIAS LÍQUIDAS

Seu cérebro é 80% água. Qualquer coisa que o desidrate, como cafeína demais ou álcool, reduz seu raciocínio e compromete seu discernimento. Não deixe de tomar bastante água filtrada todos os dias. Durante uma viagem recente a Nova York, vi um pôster com este texto: "Você está entornando quilos? Não beba para ficar gordo." Achei brilhante. Um estudo recente verificou que, em média, os americanos bebem 450 calorias por dia, o dobro do que bebiam trinta anos atrás. Acrescentar 225 calorias por dia significa pôr mais de 10Kg de gordura em seu corpo em um ano, e a maioria das pessoas tende a *não* contar as calorias que bebe. Você sabia que alguns cafés e coquetéis, como margaritas, podem lhe custar mais de setecentas calorias? Uma estratégia muito simples para controlar suas calorias a fim de viver mais é eliminar a maioria das calorias que você bebe. Minha bebida favorita é água misturada com um pouco de suco de limão e um pouquinho de adoçante natural estévia. Tem gosto de limonada, então me sinto como se estivesse fazendo um agrado a mim mesmo, e não tem praticamente caloria alguma.

A hidratação apropriada é uma regra muito importante para uma boa nutrição. A desidratação, mesmo que pequena, aumenta os hormônios do estresse em seu corpo. Quando isso acontece, você fica irritadiço e não raciocina bem. Com o tempo, os níveis elevados de hormônios do estresse são associados a problemas de memória e obesidade. A desidratação também faz sua pele parecer mais velha e mais enrugada. A água também ajuda a limpar o corpo de impurezas e toxinas.

Certifique-se de que sua água é limpa. O melhor a fazer é ter um filtro de água em casa e beber apenas água mineral de garrafas plásticas que não tenham ftalato e bisfenol A (BPA).

Tenha consciência de que nem todos os líquidos são criados da mesma maneira. É melhor beber líquidos com pouca ou nenhuma caloria, e que não tenham adoçantes artificiais, açúcar, cafeína ou álcool. Também incentivo meus pacientes a beberem chá verde (sem açúcar ou levemente adoçado com estévia) duas ou três vezes por dia. O chá verde cafeinado tem metade das calorias do café, portanto, não é terrível. O chá verde descafeinado é uma alternativa se você está eliminando a cafeína de sua dieta (o que é uma boa opção para muita gente). Pesquisadores da China verificaram que quando as pessoas bebiam de duas a três xícaras de chá verde por dia, o DNA delas ficava com uma aparência mais jovem do que o daquelas que não bebiam.

REGRA nº 3 – CONSUMA PROTEÍNAS MAGRAS DE BOA QUALIDADE

As proteínas ajudam a equilibrar o açúcar no sangue e oferecem os componentes básicos necessários para a saúde do cérebro. Proteínas contêm L-tirosina, um aminoácido importante para a síntese de neurotransmissores. Encontrada em alimentos como carne, frango, peixe e tofu, a L-tirosina é um precursor de dopamina, epinefrina e norepinefrina, que são cruciais para equilibrar o humor e a energia. Também é útil no processo de produção de hormônios da tireoide, importantes para o metabolismo e a produção de energia. Suplementações de tirosina têm demonstrado melhorar o desempenho cognitivo em períodos de estresse e fadiga. O estresse tende a esgotar o neurotransmissor norepinefrina, e a tirosina é um aminoácido fundamental para repô-lo.

Também encontrado nas proteínas, o aminoácido L-triptofano é um componente básico para a produção de serotonina. É encontrado em carnes, ovos e leite. Aumentar a ingestão de L-triptofano é muito útil a algumas pessoas para estabilizar o humor, melhorando a clareza mental e o sono, e reduzindo a agressividade.

A ingestão de alimentos ricos em proteína – como peixes, frango e carne de boi – também fornece o aminoácido glutamina, que serve como precursor do neurotransmissor GABA (ácido gama-aminobutírico). Na literatura sobre ervas, relata-se que o GABA funciona mais ou menos da mesma maneira que os medicamentos ansiolíticos e anticonvulsivos. Ajuda a estabilizar as células nervosas, reduzindo a tendência delas a disparar irregularmente ou em excesso. Isso significa que tem um efeito calmante em pessoas que lutam contra mau humor, irritabilidade e ansiedade.

As boas fontes de proteína incluem peixes, peru sem pele, frango e carne de boi magra (sem hormônios, sem antibióticos e de animais criados livres), feijões, nozes cruas, grãos ricos em proteína e vegetais ricos em proteína, como brócolis e espinafre. Você sabia que o espinafre é quase 50% proteína? Eu o utilizo em meus sanduíches, no lugar da alface, por ser altamente nutritivo.

É especialmente importante comer proteínas no café da manhã, porque isso aumenta a atenção e o foco de que precisamos para trabalhar ou estudar. Comer carboidratos aumenta a serotonina no cérebro, o que induz ao relaxamento, e isso faz você querer dormir durante suas reuniões matinais. Nos Estados Unidos, em geral, se faz o contrário. Come-se cereais ricos em carboidratos, panquecas e pães no café da manhã, e um bife grande no jantar. Inverter isso pode ser uma atitude mais inteligente para seu cérebro. Adoro a ideia de usar os alimentos para aumentar a capacidade de focar ou relaxar. Quando preciso trabalhar à noite, aumento meu nível de proteínas. Quando tive um dia estressante, é mais provável que eu coma uma concentração maior de carboidratos para acalmar meu cérebro.

REGRA nº 4 – CONSUMA CARBOIDRATOS "INTELIGENTES" (POUCO GLICÊMICOS E COM MUITA FIBRA)

Coma carboidratos que não aumentam o açúcar no sangue e que são ricos em fibras, como grãos integrais, vegetais e frutas como mirtilo e maçã. Os carboidratos não são inimigos. São essenciais para sua vida. Os inimigos são os carboidratos ruins. Estes são os sem qualquer valor nutritivo, como açúcares simples e carboidratos refinados.

Procure saber seu índice glicêmico (IG). O índice glicêmico mede os carboidratos de acordo com seus efeitos sobre o açúcar no sangue. É classificado numa escala de um a mais de cem, sendo que os alimentos com baixo valor glicêmico têm um número baixo (o que significa que não aumentam o açúcar no seu sangue, portanto, geralmente são mais saudáveis) e os alimentos com alto valor glicêmico têm um número alto (o que significa que elevam rapidamente o açúcar no seu sangue, portanto, geralmente não são saudáveis).

Ter uma dieta rica em alimentos de baixo valor glicêmico reduz seus níveis de glicose no sangue e diminui a ânsia de comer. O conceito importante a ser lembrado é que muito açúcar no sangue é ruim para seu cérebro e, consequentemente, para sua longevidade.

Tenha cuidado ao escolher seus alimentos pelo IG. Alguns alimentos de baixo índice glicêmico não são bons para você. Por exemplo, na lista a seguir você poderá notar que o M&M's de amendoim tem um IG de 33, enquanto os flocos de aveia grossos têm um IG de aproximadamente 52. Isso significa que é melhor você comer M&M's de amendoim? Não! O M&M's de amendoim é cheio de açúcar, gordura saturada, corantes artificiais e outras coisas que não são saudáveis para o cérebro. Os flocos de aveia grossos são um alimento rico em fibras que ajuda a regular o açúcar sanguíneo durante horas. Use seu cérebro ao escolher seus alimentos.

Em geral, vegetais, frutas, leguminosas e nozes são as melhores opções de baixo IG. Uma dieta rica em alimentos com baixo IG não apenas ajuda você a perder peso como também ajuda a controlar a diabetes, de acordo com um artigo da literatura científica publicado no *British Journal of Nutrition*. Tenha consciência, porém, de que alguns alimentos que parecem saudáveis têm, na verdade, um IG alto. Por exemplo, algumas frutas, como melancia e abacaxi, têm uma classificação alta. É sábio consumir mais frutas que estão na extremidade baixa do espectro. Da mesma forma, alguns alimentos cheios de amido, como batata e arroz, e alguns produtos ricos em fibras, como pão integral, estão na extremidade alta da lista. Comer porções menores desses alimentos e combiná-los com proteínas magras e gorduras saudáveis pode reduzir o impacto deles sobre os níveis de açúcar no sangue.

A lista a seguir, de alimentos e seus IGs, é feita com base em inúmeras fontes, incluindo um estudo de 2008 sobre quase 250 alimentos, realizado por pesquisadores do Institute of Obesity, Nutrition and Exercise, em Sydney, na Austrália. Faça uma cópia dessa lista e leve-a com você quando for fazer compras.

ÍNDICE GLICÊMICO (IG)

IG baixo	55 ou menos
IG médio	56-69
IG alto	70 ou mais

CLASSIFICAÇÃO DO ÍNDICE GLICÊMICO

Grãos	Índice glicêmico
Pão branco	75 ± 2
Pão integral	74 ± 2
Arroz branco	72 ± 8
Bagel, branco	69
Arroz integral	66 ± 5
Cuscuz	65 ± 4
Arroz Basmati	57 ± 4
Quinoa	53
Pão preto pumpernickel	41
Cevadinha	25 ± 2

Alimentos do café da manhã	Índice glicêmico
Scones (pãezinhos)	92 ± 8
Mingau de aveia instantâneo	79 ± 3
Flocos de milho	77
Waffles	76
Froot Loops	69 ± 9
Panquecas	66 ± 9
Muffim de farelo de trigo	60
Muffin de mirtilo	59
Flocos de aveia grossos	52 ± 4
All-Bran, Kellogg's	38

Frutas	Índice glicêmico
(cruas, exceto quando indicado)	
Tâmaras secas	103 ± 21
Melancia	80 ± 3
Abacaxi	66 ± 7
Melão cantaloupe	65
Uva passa	64 ± 11
Kiwi	58 ± 7
Manga	51 ± 5
Banana madura	48
Uva	43
Nectarina	43 ± 6
Banana verde	42
Laranja	45 ± 4
Mirtilo	40
Morango	40 ± 7
Ameixa	39
Pera	38 ± 2
Maçã	36 ± 5
Damasco	34 ± 3
Pêssego	28
Toranja	25
Cereja	22

Vegetais	Índice glicêmico
Batata assada	86 ± 6
Batata-doce	70 ± 6
Milho-verde	52 ± 5
Ervilhas	51 ± 6
Cenoura cozida	39 ± 4

Alcachofra	15
Aspargo	15
Brócolis	15
Couve-flor	15
Aipo	15
Pepino	15
Berinjela	15
Vagem	15
Alface	15
Pimenta	15
Ervilha-torta	15
Espinafre	15
Abóbora	15
Tomate	15
Abobrinha	15

Leguminosas e nozes	**Índice glicêmico**
Feijão cozido (em lata)	40 ± 3
Grão-de-bico	36 ± 5
Feijão-rajado	33
Feijão-manteiga	32 ± 3
Lentilhas	29 ± 3
Castanha-de-caju	25 ± 1
Mixed nuts	24 ± 10
Feijão-roxo	22 ± 3

Bebidas	**Índice glicêmico**
Gatorade sabor laranja	89 ± 12
Leite de arroz	79 ± 8
Coca-Cola	63
Suco de amora	59
Suco de laranja	50 ± 2
Leite de soja	44 ± 5
Suco de maçã sem açúcar	41
Leite integral	41 ± 2
Leite desnatado	32
Suco de tomate	31

Petiscos	**Índice glicêmico**
Sobremesas congeladas à base de tofu	115 ± 14
Pretzels	83 ± 9
Bolinhos de arroz	82 ± 10

Bala delicado	80 ± 8
Bala de alcaçuz	78 ± 11
Angel's cake	67
Pipoca	65 ± 5
Biscoito água	63 ± 9
Sorvete	62 ± 9
Batata chips	56 ± 3
Snickers, barra	51
Chocolate ao leite	45 ± 8
Chips de milho	42 ± 4
Iogurte com baixo teor de gordura	33 ± 3
M&M's de amendoim	33 ± 3
Chocolate meio-amargo	23 ± 3
Iogurte grego	12 ± 4
Homus	6 ± 4

Escolha carboidratos com muita fibra. Os alimentos ricos em fibras são uma de suas melhores armas para a longevidade. Anos de pesquisas verificaram que quanto mais fibras você come, melhor a sua saúde e melhor o seu peso. De que maneira uma dieta rica em fibras combate a gordura? Primeiro, ajuda a regular a grelina, o hormônio do apetite que lhe diz que você está com fome. Os níveis de grelina geralmente estão desequilibrados em pessoas com IMC alto, portanto, elas estão sempre com fome, não importa o quanto comam. Novas pesquisas mostram que níveis elevados de grelina não apenas fazem você se sentir mais faminto como também aumentam o desejo de consumir alimentos com muitas calorias, em comparação aos de poucas calorias. Portanto, a grelina é duplamente uma praga. Mas as fibras podem ajudar. Um estudo de 2009 mostrou que uma dieta rica em fibras ajudava a equilibrar os níveis de grelina, o que pode inibir a fome constante e reduzir a atração por alimentos com muita caloria que matam você cedo. Segundo, não importa o quanto você pese, consumir fibras o ajuda a se sentir saciado por mais tempo, sem querer mastigar alguma coisa uma hora depois de comer. Terceiro, as fibras tornam mais lenta a absorção da comida no fluxo sanguíneo, o que auxilia a equilibrar o açúcar no seu sangue e reduz o risco de diabetes. Na verdade, as fibras demoram tanto tempo para serem digeridas por seu corpo que uma pessoa que come de 25g a 35g de fibras por dia queimará 150 calorias a mais por dia ou perderá mais 7kg em um ano.

Essas três coisas podem ajudar muito você a viver mais. Os alimentos com fibras apresentam uma série de outros benefícios também, incluindo:

- Reduzir o colesterol
- Manter seu sistema digestivo funcionando
- Reduzir a pressão arterial alta
- Reduzir o risco de câncer

Especialistas recomendam comer de 25g a 35g de fibras por dia, mas pesquisas mostram que a maioria dos adultos está bem longe disso. Então, como você pode aumentar sua ingestão de fibras? Coma mais alimentos saudáveis para o cérebro que são ricos em fibras, como frutas, vegetais, leguminosas e grãos integrais. Eis o conteúdo de fibras de alguns alimentos saudáveis para o cérebro. Tente incluir alguns dos alimentos dessa lista em cada refeição ou lanche.

Alimento	Gramas de fibra
Feijão-roxo (1 xícara, enlatado)	16,4
Ervilhas secas (1 xícara, cozidas)	16,4
Lentilhas (1 xícara, cozidas)	15,6
Feijão-preto (1 xícara, enlatado)	15,0
Grão-de-bico (1 xícara, enlatado)	10,6
Ervilhas (1 xícara, congeladas, cozidas)	8,8
Framboesa (1 xícara)	8,0
Amora (1 xícara)	7,6
Espinafre (1 xícara, cozido)	7,0
(1 xícara, cru)	0,7
Couve-de-bruxelas (1 xícara, cozida)	6,4
Brócolis (1 xícara, cozido)	5,6
Pera (1 média, com casca)	5,1
Batata-doce (1 média, assada)	4,8
Cenoura (1 xícara, cozida)	4,6
(1 média, crua)	2,0
Mirtilo (1 xícara)	3,5
Morango (1 xícara)	3,3
Maçã (1 média, com casca)	3,3
Banana (1 média)	3,1
Laranja (1 média)	3,1
Aspargo (1 xícara, cozido)	3,0
Toranja (1/2 média)	2,0
Abacate (31 gramas)	1,9
Pão integral (1 fatia)	1,9
Nozes (7 inteiras)	1,9
Ameixa (2 médias)	1,8
Pêssego (1 médio, com casca)	1,5

Tomate (1/2 xícara, fresco)	1,5
Cerejas (10 grandes)	1,4
Flocos de aveia (3/4 xícara, cozidos)	0,8
Amêndoa (6 inteiras)	0,8

Fonte: Adaptado do Departamento de Agricultura dos Estados Unidos, Agricultural Research Service, 2004. USDA Nutritional Nutrient Database for Standard Reference, Documento 17.

Mantenha distância de carboidratos ruins. Estes são os carboidratos que não têm qualquer valor nutritivo, como açúcares simples e carboidratos refinados, o que inclui muffins, pãezinhos, bolos, biscoitos e outros produtos assados. Se você quer viver sem ânsia de comer, elimine-os completamente de sua dieta. Gosto do velho ditado: "Quanto mais branco o pão, mais rápido você morre."

O açúcar não é seu amigo. Com frequência ouvimos dizer que o açúcar são "calorias vazias". Na verdade, ele é tão prejudicial para seu cérebro e seu corpo que eu o chamo de antinutritivo, ou de calorias tóxicas. O açúcar aumenta as inflamações em seu corpo, intensifica o disparo irregular de células do cérebro e faz seus níveis de glicose no sangue oscilarem como em uma montanha-russa. Além do mais, novas pesquisas mostram que o açúcar vicia e pode viciar até *mais* do que a cocaína.

Isso ajuda a explicar por que consumimos tanto açúcar. Os americanos consomem em média 22,2 colheres de chá de açúcar por dia, o que contribui para um acréscimo de 355 calorias todos os dias. Isso representa um crescimento de 19% no consumo de açúcar desde 1970.

O açúcar branco não é o único responsável por engordar você. Pesquisas mostram que o xarope de milho rico em frutose (HFCS, na sigla em inglês), encontrado em muitos refrigerantes e nas fórmulas de nada menos que 40% dos adoçantes usados nos Estados Unidos, engorda ainda mais do que o açúcar branco.

O HFCS e o açúcar ficaram de igual para igual num estudo feito em 2010 por pesquisadores da Universidade de Princeton. Comparados com ratos que beberam água adoçada com açúcar branco, os ratos que beberam água adoçada com HFCS ganharam significativamente mais peso, inclusive mais gordura na barriga, embora tenham consumido o mesmo número de calorias. Todos os ratos que beberam água com HFCS ficaram obesos. Seis meses depois, aqueles que engoliram HFCS mostraram sinais de um distúrbio perigoso conhecido em seres humanos como síndrome metabólica, e que inclui ganho de peso, gordura abdominal e triglicerídeos altos.

Largue os refrigerantes e o HFCS *agora*!

Muita gente me pergunta: "Tudo bem se eu comer doces com moderação?" Pessoalmente, não concordo com as pessoas que dizem "tudo com moderação".

Cocaína ou arsênico com moderação não são ideias boas. O açúcar com moderação desencadeia ânsias. Quanto menos açúcar você tiver em sua vida, melhor ela será. Coma, em vez disso, uma banana ou uma maçã.

Cortar alimentos doces é um bom começo, mas o açúcar está escondido em muitos outros alimentos processados, bem como no ketchup, no molho barbecue e em molhos de salada. Comece a ler os rótulos dos alimentos. De início, pode ser que você se sinta como se estivesse lendo uma língua estrangeira – sorbitol, maltose, maltodextrina, galactose: estes são apenas alguns dos muitos nomes de açúcar usados em rótulos de alimentos.

REGRA nº 5 – CONSUMA APENAS GORDURAS SAUDÁVEIS, PRINCIPALMENTE AQUELAS QUE CONTÊM ÔMEGA 3

O peso sólido do cérebro é 60% gordura (!), por isso as gorduras saudáveis são importantes para uma boa dieta. As cem bilhões de células nervosas do seu cérebro precisam de ácidos graxos essenciais para funcionar. Concentre sua dieta em gorduras saudáveis, especialmente aquelas que contêm ácidos graxos ômega 3, encontrados em alimentos como salmão, atum, abacate, nozes e vegetais folhosos verdes.

Como os ácidos graxos ômega 3 ajudam você a ficar mais magro, mais inteligente e mais feliz. Os dois ácidos graxos ômega 3 mais estudados são o ácido eicoisapentaenoico (EPA) e o ácido docosahexaenoico (DHA). O DHA constitui uma grande porção da massa cinzenta do cérebro. A gordura em seu cérebro forma membranas celulares e tem um papel vital no modo como suas células funcionam. Os neurônios também são ricos em ácidos graxos ômega 3. O EPA aumenta o fluxo sanguíneo, o que melhora a função geral do cérebro.

Níveis baixos de ácidos graxos ômega 3 têm sido associados a depressão, ansiedade, obesidade, TDAH, suicídio, maior risco de mal de Alzheimer e demência. Há também evidências científicas de que níveis baixos de ácidos graxos ômega 3 têm um papel no abuso de substâncias, e eu diria que *comer demais é uma forma de abuso de substância.*

Aumentar a quantidade de ácidos graxos ômega 3 em sua dieta é uma das melhores coisas que você pode fazer por seu peso, seu humor, sua capacidade mental e sua longevidade. Num fascinante estudo de 2009, publicado no *British Journal of Nutrition*, pesquisadores australianos analisaram amostras de sangue de 124 adultos (21 deles com peso saudável, quarenta acima do peso e 63 obesos), calcularam seus IMCs e mediram a circunferência de suas cinturas e quadris. Eles verificaram que os indivíduos obesos tinham níveis significativamente mais baixos de EPA e DHA, em comparação com as pessoas com peso saudável. Aqueles com níveis mais altos tinham maior probabilidade de ter IMC e medidas de cintura e quadril mais saudáveis.

Nos últimos anos, pesquisas revelaram que dietas ricas em ácidos graxos ômega 3 podem ajudar a promover um equilíbrio emocional saudável e um humor positivo em idades mais avançadas, provavelmente porque o DHA é um dos principais componentes das sinapses cerebrais. Um número cada vez maior de evidências indica que o óleo de peixe ajuda a aliviar sintomas de depressão. Um estudo de vinte anos envolvendo 3.317 homens e mulheres verificou que as pessoas com maior consumo de EPA e DHA tinham uma probabilidade menor de apresentar sintomas de depressão. Os norte-americanos têm níveis elevados de depressão, e comem pouco peixe.

Uma quantidade incrível de evidências científicas indica uma ligação entre o consumo de peixes ricos em ácidos graxos ômega 3 e a função cognitiva. Uma equipe de pesquisadores dinamarqueses comparou as dietas de 5.386 indivíduos mais velhos e saudáveis e verificou que, quanto mais peixe havia na dieta de uma pessoa, mais tempo ela conseguia conservar sua memória e reduzir o risco de demência. O Dr. J.A. Conquer e seus colegas da Universidade de Guelph, em Ontário, Canadá, estudaram a quantidade de ácidos graxos no sangue nos estágios inicial e avançado da demência e notaram níveis baixos, em comparação a pessoas saudáveis.

Comer peixe também beneficia o desempenho cognitivo. Um estudo de pesquisadores suecos que analisou quase cinco mil meninos de 15 anos verificou que aqueles que comiam peixe mais de uma vez por semana obtinham resultados melhores em testes de inteligência clássicos do que os adolescentes que não comiam peixe algum. Um estudo posterior verificou que os adolescentes que comiam peixe mais de uma vez por semana também tinham notas melhores na escola do que os estudantes com menor consumo de peixe. Outros benefícios dos ácidos graxos ômega 3 incluem melhora da atenção em pessoas com TDAH e redução do risco de psicose.

ALIMENTOS RICOS EM ÁCIDOS GRAXOS ÔMEGA 3

- Anchova
- Brócolis
- Couve-de-bruxelas
- Repolho
- Couve-flor
- Bacalhau

- Semente de linhaça
- Halibute
- Salmão selvagem
- Sardinha
- Vieira
- Camarão
- Caranho (Vermelho)
- Soja
- Espinafre
- Tofu
- Truta
- Atum
- Nozes

Elimine as gorduras ruins. Enquanto as gorduras saudáveis aumentam a capacidade mental e ajudam você a perder peso, as gorduras ruins drenam seu cérebro. Consumir gorduras saturadas ou gorduras trans, também conhecidas como "Frankenfats", em excesso contribui para a obesidade e o declínio cognitivo. As gorduras trans são usadas para ajudar os alimentos a ter uma validade maior, e são encontradas em margarinas, bolos, biscoitos e batatas chips. Elas diminuem a *sua* validade!

REGRA nº 6 – CONSUMA ALIMENTOS NATURAIS DE MUITAS CORES DIFERENTES PARA AUMENTAR O NÍVEL DE ANTIOXIDANTES

Isso significa que você deve comer todas as cores do arco-íris. Coma alimentos azuis (mirtilo), vermelhos (romã, morango, framboesa, cereja, pimentão vermelho e tomate), amarelos (abóbora, pimentão amarelo, pequenas porções de banana e pêssego), alaranjados (laranja, tangerina e tubérculos alaranjados), verdes (espinafre, brócolis e ervilhas), roxos (ameixa) e por aí adiante.

Esses alimentos aumentarão os níveis de antioxidantes em seu corpo e ajudarão a manter seu cérebro jovem. Vários estudos verificaram que comer alimentos ricos em antioxidantes – o que inclui muitas frutas e vegetais – reduz significativamente o risco de desenvolver deficiência cognitiva.

O mirtilo é muito rico em antioxidantes, o que lhe valeu o apelido de "fruta do cérebro" entre neurocientistas. Em estudos de laboratório, ratos que comeram mirtilo mostraram uma capacidade maior de aprender novas habilidades motoras e ganharam proteção contra derrames. Isso não é tudo. Num estudo, ratos que tiveram uma dieta rica em mirtilo perderam gordura abdominal, tiveram o colesterol reduzido e melhoraram os níveis de glicose. Estudos semelhantes mostraram que ratos que consumiram morango e espinafre também ganharam significativa proteção.

Comer frutas e verduras do arco-íris, juntamente com peixe, leguminosas e nozes, faz parte do que é conhecido como dieta mediterrânea. Pesquisas mostram que uma dieta mediterrânea pode torná-lo não apenas mais feliz, como também mais inteligente. Uma série de estudos de pesquisadores espanhóis revelou que aderir a esse tipo de alimentação ajuda a prevenir a depressão. Uma equipe de cientistas em Bordeaux, na França, concluiu que a dieta mediterrânea retarda o declínio cognitivo e reduz o risco de demência.

É claro que comer as cores do arco-íris não significa ceder ao desejo de devorar balas açucaradas coloridas como Skittles e delicados.

FRUTAS E VEGETAIS COM ALTO NÍVEL DE ANTIOXIDANTES

- Açaí
- Abacate
- Beterraba
- Amora
- Mirtilo
- Brócolis
- Couve-de-bruxelas
- Cereja
- Oxicoco
- Kiwi
- Laranja
- Ameixa
- Romã
- Framboesa
- Pimentão vermelho
- Uva vermelha
- Espinafre
- Morango

REGRA nº 7 – COZINHE COM ERVAS E TEMPEROS SAUDÁVEIS PARA O CÉREBRO

Cortar calorias e manter o sabor e o prazer em alta é muito mais fácil com o uso criativo de temperos. Os temperos não apenas melhoram o sabor dos alimentos sem a adição de sal como, em sua maioria, têm propriedades maravilhosas para retardar o envelhecimento e melhorar a saúde. É preciso apenas uma colher de chá de temperos para acrescentar um impacto antioxidante forte e concentrado ao perfil de sua saúde. Experimente esses dez temperos saudáveis que ajudam você a se manter jovem:

Açafrão-da-terra Encontrado no curry, o açafrão-da-terra contém uma substância química que tem se mostrado capaz de reduzir as placas no cérebro consideradas responsáveis pelo mal de Alzheimer.

Açafrão Em três estudos verificou-se que um extrato de açafrão é eficiente como medicamento antidepressivo no tratamento de pessoas com depressão acentuada.

Sálvia Existem boas evidências científicas de que a sálvia ajuda a melhorar a memória.

Canela Ajuda a ter atenção e a regular o açúcar no sangue, o que reduz a ansiedade. É também um afrodisíaco natural para os homens – não que a maioria dos homens precise de muita ajuda.

Manjericão Este potente antioxidante melhora o fluxo sanguíneo para o coração e o cérebro e tem propriedades anti-inflamatórias que oferecem proteção contra o mal de Alzheimer.

Tomilho O uso do tomilho como suplemento numa dieta aumenta a quantidade de DHA – um ácido graxo essencial – no cérebro.

Orégano O orégano seco tem um poder antioxidante curativo para o cérebro que é 30 vezes maior que o do mirtilo cru, 46 vezes maior que o da maçã e 56 vezes maior que o do morango, o que o torna um dos mais poderosos protetores das células cerebrais existentes no planeta.

Alho Promove um fluxo sanguíneo melhor para o cérebro, e em um estudo de 2007 foi provado que matava células cancerígenas no cérebro.

Gengibre Será que o gengibre torna você mais inteligente? Um estudo que o combinou com ginkgo biloba indica que sim. O extrato de raiz de gengibre também pode ser útil no tratamento de mal de Parkinson e de enxaquecas.

Alecrim Um estudo de 2006 relatou que o alecrim reduz o declínio cognitivo de pessoas com demência.

OUTRAS MANEIRAS DE AJUDAR VOCÊ E SEU CÉREBRO A VIVER MAIS

LIMITE A CAFEÍNA

A maioria de nós associa a cafeína ao café, mas esta também pode ser encontrada em chás, refrigerantes escuros, chocolate, bebidas energéticas e comprimidos estimulantes. Se sua ingestão de cafeína se limita a duas ou três xícaras de café de tamanho normal por dia, provavelmente isso não é um problema. Mas qualquer coisa a mais do que isso pode causar problemas.

Por quê?

A cafeína restringe o fluxo sanguíneo para o cérebro. Qualquer coisa que compromete o fluxo sanguíneo leva a um envelhecimento prematuro.

A cafeína desidrata o cérebro e o corpo. Isso torna mais difícil pensar com rapidez. Lembre-se, seu cérebro é 80% água e precisa de uma hidratação adequada.

A cafeína interfere no sono. Dormir é essencial para a saúde do cérebro, o controle do apetite e o rejuvenescimento da pele. A cafeína atrapalha o padrão de sono porque bloqueia a adenosina, uma substância química que nos diz que é hora de dormir. Quando essa substância química é bloqueada, tendemos a dormir menos, o que leva a uma privação de sono. E quando não estamos dormindo o suficiente, achamos que tomar aquela xícara de café antes de começar o dia é imprescindível.

A cafeína em grande quantidade pode viciar. Quando você tenta deixar o hábito, é provável que sinta sintomas de abstinência, incluindo dor de cabeça forte, fadiga e irritabilidade.

A cafeína pode acelerar o batimento cardíaco e aumentar a pressão arterial. Em algumas pessoas, beber cafeína demais leva a um pico temporário da pressão arterial e a taquicardia.

A cafeína pode deixar você muito agitado. Ingerir uma dose maior de cafeína do que a de costume pode deixá-lo muito agitado e nervoso.

A cafeína aumenta a tensão muscular. Músculos rígidos podem estar ligados à ingestão de cafeína.

A cafeína pode perturbar o estômago. Problemas gastrointestinais são comuns quando se consome cafeína em excesso.

A cafeína pode elevar marcadores de inflamação. Dois estudos mostraram que 200g de cafeína (o equivalente a duas xícaras de café) aumentaram os níveis de homocisteína, um marcador de inflamação e doenças cardíacas.

A cafeína pode interferir na fertilidade. Mulheres grávidas devem ter cuidado com a cafeína, que tem sido associada a nascimentos prematuros, defeitos congênitos, incapacidade de conceber, peso baixo do recém-nascido e abortos espontâneos.

Para ser justo, existem também vários estudos sugerindo que o café pode ser útil a você. Tem sido demonstrado que o café diminui as placas que causam o mal de Alzheimer, reduz o risco do mal de Parkinson e de câncer de colo do intestino e diabetes. Pode ser que outras substâncias presentes no café, e não apenas a cafeína, sejam úteis, e variedades descafeinadas talvez lhe proporcionem os benefícios sem os problemas observados acima. Um estudo da Universidade de Harvard verificou que aqueles que tomavam café descafeinado também apresentavam menor risco de diabetes, embora fosse a metade do risco daqueles que bebiam café cafeinado. Outro estudo verificou, porém, que a cafeína reduzia a sensibilidade à insulina e elevava o açúcar no sangue – duas más notícias para você: fique atento ao modo como seu corpo responde à cafeína e mantenha-a numa quantidade mínima.

COMA SUPERALIMENTOS PARA O CÉREBRO

A não ser que você tenha vivido isolado nos últimos dez anos, provavelmente já ouviu falar nos antioxidantes, que neutralizam a produção de radicais livres no corpo. Quando deixados sozinhos, os radicais livres podem praticar todo tipo de golpe sujo em seu corpo. O câncer, o envelhecimento acelerado e uma imunidade baixa a todas as doenças são apenas algumas coisas que podem acontecer se não nos abastecermos de alimentos que são os nossos super-heróis, cheios de antioxidantes. Os alimentos ricos em antioxidantes incluem diversas frutas e vegetais.

Cientistas relataram recentemente a primeira evidência de que comer mirtilo, morango e açaí pode ajudar de maneira crucial o cérebro em envelhecimento a continuar saudável, o que até então não havia sido verificado. O estudo deles concluiu que as frutas vermelhas – e talvez as nozes – ativam um mecanismo "arrumador" natural do cérebro, que limpa e recicla as proteínas tóxicas ligadas à perda de memória, à idade e a outros declínios mentais. Sabemos, por estudos anteriores, que ratos de laboratório idosos submetidos durante dois meses a dietas que continham 2% de um extrato altamente antioxidante de morango, mirtilo ou amora mostraram uma reversão de déficits relacionados à idade ocorridos na atividade dos nervos, na memória e em comportamentos de aprendizado. Mas, nesse novo estudo, os pesquisadores descobriram que as frutas vermelhas ajudam as micróglias envelhecidas (pense em vassouras que ficaram desgastadas e já não limpam bem) a se erguerem e limpar os detritos prejudiciais do cérebro que levam ao envelhecimento.

Uma maçã por dia pode realmente trazer saúde e alegria. Cientistas têm relatado que o consumo de uma substância antioxidante saudável presente nas maçãs prolonga o tempo de vida médio de animais testados (em 10%). Os pesquisadores verificaram que os polifenóis da maçã não apenas prolongaram o tempo de vida médio das moscas-das-frutas como também as ajudaram a preservar a capacidade de andar, subir e se mover continuamente. Além disso, os polifenóis da maçã reverteram os marcadores biológicos para deterioração relacionada à idade e para proximidade da morte. Em outro estudo, mulheres que comiam maçã com frequência tiveram uma redução de 13% a 22% no risco de doença cardíaca.

Mencionei aqui estudos de apenas dois tipos de frutas: frutas vermelhas e maçãs. Existem centenas de estudos sobre as propriedades antioxidantes e antienvelhecimento de centenas de frutas e vegetais. A mamãe estava certa quando nos mandava comê-los.

Em se tratando de antioxidantes, considere o conselho de Tana a Tamara: "Transforme sua geladeira num arco-íris." Comer frutas e vegetais de muitas cores diferentes garantirá que você coma uma grande variedade de antioxidantes para nutrir e proteger seu cérebro. (*Eat Healthy with the Brain Doctor's Wife*, escrito por Tana, tem receitas fabulosas que utilizam os melhores alimentos para o cérebro.)

REDUZA O SAL E AUMENTE O POTÁSSIO

Reduzir o sal – principalmente o tipo de sal encontrado em alimentos processados – é outra medida importante para a saúde. Use o sal marinho, que é rico em minerais e mais saboroso do que o sal de mesa comum. A maioria das pessoas acaba usando o sal marinho em menor quantidade do que o sal comum porque ele tem mais sabor. Simplesmente comprar mais vegetais frescos ou congelados, em vez de enlatados, pode ajudar a reduzir significativamente a ingestão de sódio. O mesmo é válido para carnes pré-temperadas ou marinadas. Evite-as, e faça você mesmo. Você não precisará de mais do que alguns segundos para fazer uma carne marinada cem vezes mais saborosa e com muito menos sal do que as carnes embaladas e pré-temperadas.

Considere também adicionar potássio à sua dieta. Um estudo recente verificou que comer o dobro de potássio em relação ao sódio pode reduzir à metade o risco de morrer de doença cardíaca. Um estudo de 1997 publicado no *Journal of the American Medical Association* analisou os resultados de 33 exames clínicos e verificou que os indivíduos que ingeriam suplementos de potássio reduziam sua pressão arterial. Os alimentos ricos em potássio incluem banana, espinafre, melão Honey Dew, kiwi, fava, laranja, tomate e todas as carnes.

PERMITA OS LANCHINHOS

Se alguém lhe disser para evitar lanchinhos durante o dia, não dê ouvidos! Ficar muito tempo sem comer pode prejudicar sua capacidade mental e fazer seu nível de açúcar no sangue baixar demais. Níveis baixos de açúcar no sangue estão associados a pouco controle de impulsos e irritabilidade. Podem causar também estresse emocional em algumas pessoas.

Comer a cada duas horas e meia ou três horas, aproximadamente, ao longo do dia pode ajudar a equilibrar o açúcar no sangue. Isso não é uma desculpa para se empanturrar o dia inteiro. Escolha alimentos com poucas calorias para os lanches e inclua um equilíbrio de proteínas, carboidratos complexos e gorduras boas, se possível. Pessoalmente, adoro um lanchinho. Como viajo bastante, aprendi a levar comigo lanchinhos saudáveis para o cérebro. Se não, fico tentado a comprar barras de chocolate nas lojas dos aeroportos. Alguns de meus lanchinhos de baixa caloria favoritos são as frutas secas, sem qualquer adição de açúcar ou conservantes, e os vegetais crus e frescos. Acrescento um pouco de nozes ou um queijo com baixo teor de gordura para equilibrar o carboidrato das frutas e vegetais com um pouco de proteína e gordura. Tenha cuidado ao comprar frutas secas e vegetais – muitas marcas acrescentam açúcar, conservantes e outros ingredientes, o que não os torna nada saudáveis. Leia os rótulos dos alimentos. Procure marcas que não adicionam coisa alguma.

Eis mais alguns de meus lanchinhos favoritos para o meio da manhã ou da tarde:

- Vegetais picados e homus
- Guacamole fresca e pimentão vermelho
- Aipo com manteiga de amêndoas
- Fatias de maçã ou banana com manteiga de amêndoas
- Iogurte natural e mirtilo com um pouco de estévia
- Ovos recheados com homus (tire a gema)
- Fatias de peru e maçã com um pouco de amêndoas
- Grãos de soja no vapor
- Guacamole fresca sobre uma torrada de pão integral com grãos

IDENTIFIQUE ALERGIAS A ALIMENTOS

Muitas pessoas sabem que alergias a alimentos podem causar urticárias, coceira, eczema, náusea, diarreia e, em alguns casos, choque ou constrição de vias respiratórias, o que pode causar dificuldade respiratória e ser fatal. Mas será que certos alimentos e aditivos alimentares também podem causar problemas emocionais, de comportamento ou de aprendizado? Pode apostar que sim. Esses tipos de reação são chamados de alergias alimentares "ocultas", e podem comprometer seus esforços para ter um corpo melhor. Tana e sua irmã, Tamara, são exemplos clássicos disso. Ambas têm reações sérias a glúten e laticínios. Tive um paciente que descobriu que ficava extremamente irritado depois de comer glutamato monossódico (GMS). É sempre uma boa ideia perguntar a si mesmo o que comeu antes quando sentir emoções negativas ou sintomas físicos que o deixam mal.

Em se tratando de alergias a alimentos, os culpados mais comuns são amendoim, leite, ovos, soja, peixe, moluscos, nozes e trigo. Esses oito alimentos respondem por 90% de todas as reações alérgicas a comida. Outros alimentos comumente associados a alergias são: milho, chocolate, chá, café, açúcar, levedo, frutas cítricas, carne de porco, centeio, carne de boi, tomate e cevada.

Os sintomas físicos que podem indicar alergia ou sensibilidade a alimentos incluem olheiras, olhos inchados, dor de cabeça ou enxaqueca, orelhas vermelhas, cansaço, dor nas articulações, problemas crônicos nos seios nasais (congestão ou nariz escorrendo) e problemas gastrointestinais. Os problemas de comportamento que podem ser causados por alimentos incluem agressividade, dificuldade para dormir, falta de concentração e mudanças nos padrões de fala (falar muito ou engolir palavras).

Quando existe uma suspeita de alergia ou sensibilidade a algum alimento, um profissional de saúde pode recomendar uma dieta de eliminação, como a "dieta do gorila" que Tana recomendou a Tamara. A dieta de eliminação remove todos os alimentos problemáticos comuns durante um período de uma semana ou mais. Não é fácil seguir essas dietas, porque são muito restritivas. Porém, se você está sofrendo há muito tempo com uma potencial reação a algum alimento, o fato de poder começar a se sentir bem logo (como no caso de Tamara) ajuda a ter a motivação necessária para manter a dieta restritiva por algum tempo. Depois do período inicial da dieta, os alérgenos potenciais podem ser reintroduzidos, um a um. Alimentos que podem causar comportamentos anormais ou sintomas físicos devem ser eliminados permanentemente da dieta. Trabalhar com um nutricionista pode fazer uma grande diferença. Durante algum tempo, cada vez que Tamara comia até mesmo uma fatia de pão, seu sofrimento voltava. Mas agora ela está se sentindo tão melhor e se curando tão bem que de vez em quando pode comer uma pequena porção do arroz espanhol incrível que seu marido faz. Mas isso é um regalo – ela come um pouquinho e não come com frequência.

HORMÔNIOS, ORGÂNICOS E LISTAS SEGURAS... AI, AI, AI!

Existe uma preocupação crescente com os pesticidas, que são usados em vegetais comestíveis e causam distúrbios endócrinos, o que significa que os pesticidas residuais parecem estar mudando os níveis de hormônios em nossas populações. A essa preocupação se soma o uso de hormônios nas indústrias de laticínios e carne de boi, com o objetivo de aumentar a produção de leite e "engordar" o gado. O problema mais comum é que os alimentos agora têm propriedades "estrogênicas" demais, o que feminiza os homens, causando menos produção de esperma, menos desejo sexual e problemas de próstata. Nas mulheres, estamos vendo um aumento dos casos de puberdade e menopausa precoces. Por esses motivos, uma boa ideia é escolher produtos sem hormônios e orgânicos sempre que possível. Além disso, comer alimentos ricos em ômega 3, fazer exercícios e consumir muitas frutas e vegetais ajudarão a expulsar o excesso de estrogênio de nosso corpo.

As listas do Enviromental Working Group a seguir contêm os "12 sujos", que são os alimentos mais contaminados (você deve comprar seus equivalentes orgânicos), bem como os menos contaminados. Ter essa lista à mão ao fazer compras pode ajudar você a usar seu dinheiro de maneira mais sábia e assim otimizar seu orçamento.

AS 12 FRUTAS E VEGETAIS MAIS CONTAMINADOS

1. Aipo
2. Pêssego
3. Morango
4. Maçã
5. Mirtilo
6. Nectarina
7. Pimentão
8. Espinafre
9. Cereja
10. Couve
11. Batata
12. Uva

AS 12 FRUTAS E VEGETAIS MENOS CONTAMINADOS

1. Cebola
2. Abacate
3. Milho verde (congelado)
4. Abacaxi
5. Manga
6. Aspargo
7. Ervilhas (congeladas)

8. Kiwi
9. Banana
10. Repolho
11. Brócolis
12. Papaia

E os peixes? Por um lado, os nutricionistas nos incentivam a comer peixe, mas também nos advertem sobre os níveis de mercúrio em alguns peixes que, se consumidos com muita frequência ou em grande quantidade, podem ser um motivo de preocupação. Eis duas regras práticas gerais que são úteis: (1) quanto maior o peixe, mais mercúrio ele pode conter, portanto, escolha os tipos menores; e, (2), entre as opções seguras, coma uma boa variedade de peixes, de preferência aqueles que possuem muito ômega 3. As listas seguintes podem ser úteis:

LISTA DE PEIXES PARA "NÃO COMER JAMAIS"

(Os peixes seguintes têm sido apontados em diversas listas como os com maior quantidade de mercúrio.)

Atum-rabilho
Albacora
Cavala verdadeira
Tubarão
Peixe-espada
Peixe-batata

OPÇÕES DE PEIXES E FRUTOS DO MAR MAIS SEGUROS E FONTES DE ÔMEGA 3

(As espécies de peixes seguintes são classificadas como aquelas com menores quantidades de mercúrio, de acordo com o National Resources Defense Council. Estão ordenadas a partir daquelas que têm menos ômega 3 por porção razoável.)

Peixe	Ômega 3 (gramas)	Gordura (gramas)
Salmão selvagem do Alasca, assado/grelhado, 113,3 gramas	2,5	9,2
Peixes brancos, assados/grelhados, 113,3 gramas	2,1	8,5
Cavala (Atlântico), assado/grelhado, 113,3 gramas	1,5	20
Truta (de água fresca), assada/grelhada, 113,3 gramas	1,3	7
Sardinha, sem pele, em água, 56,5 gramas	1,3	7
Anchova, enlatada em óleo, drenada, 56,5 gramas	1,2	5,5
Arenque (Atlântico), assado/grelhado, 56,5 gramas	1,2	6,5

Robalo-riscado (de criação), assado/grelhado, 113,3 gramas	1,1	3,4
Caviar (de criação nos Estados Unidos), granulado, 1 colher de sopa	1,05	2,9
Salmão-rosa, enlatado, drenado, 85 gramas	1	4,1
Lula, assada, 113,3 gramas	0,8	5,3
Halibute (Alasca), assado/grelhado, 113,3 gramas	0,6	3,3
Esturjão (de criação nos Estados Unidos), assado/grelhado, 113,3 gramas	0,6	5,9
Linguado (Pacífico), assado/grelhado, 113,3 gramas	0,6	1,7
Caranguejo, cozido no vapor, 113,3 gramas	0,5	1,4
Catfish (bagre-americano) (criado nos Estados Unidos), assado/grelhado, 113,3 gramas	0,4	3,2
Vieiras (criadas em baía), cozidas no vapor, 113,3 gramas	0,4	1,6
Camarão (criado nos Estados Unidos), cozido no vapor, 113,3 gramas	0,4	1,2
Ostras (criadas), assadas/grelhadas, 56,5 gramas	0,3	1,2
Vôngoles (criados), cozidos no vapor, 56,5 gramas	0,2	1,1
Tilápia (criada nos Estados Unidos), assada/grelhada, 113,3 gramas	0,2	3
Abalone (criado nos Estados Unidos), cozido, 85 gramas	0,06	0,9

Fonte: ESHA Research Food Processor SQL, 2008

UM CÉREBRO SAUDÁVEL COMENDO COM ECONOMIA

Depois da recente recessão americana, muita gente descobriu que faltava muito para o mês acabar quando o dinheiro do salário já estava no fim. Como é possível consumir alimentos saudáveis e ao mesmo tempo se manter dentro do orçamento? Eis algumas dicas dos participantes de nossa comunidade na internet:

- "Fiquei muito feliz com meu congelador ultimamente ao reduzir nosso custo com comida. Quando vejo que alguma coisa está prestes a estragar, descubro um jeito de congelá-la para desperdiçar o mínimo possível. Naquelas épocas em que a comida está acabando, posso ficar sem produtos frescos, mas geralmente posso apanhar no congelador uma ou duas refeições com bastante vegetais, em vez de recorrer à comida enlatada e aos alimentos básicos da despensa para conseguirmos chegar ao próximo salário."
- "Quando estou escolhendo produtos orgânicos, gasto dinheiro com os 12 sujos e compro produtos não orgânicos da lista dos menos contaminados."
- "Compro mirtilos orgânicos congelados em quantidade."

- "Tento comprar produtos da estação nos mercados de agricultores; depois, congelo produtos frescos se eles estão mais baratos do que os congelados na época."
- "Compro na seção de ofertas para conseguir frutas e vegetais por bons preços e os utilizo para fazer sucos ou vitaminas ou os aproveito no jantar."
- "Não comemos muita carne, mas tenho amigos que compram uma vaca ou um porco inteiro, ou a metade, de um fazendeiro próximo que não utiliza antibióticos nem hormônios. Há um investimento inicial no congelamento ou na quantidade de carne, mas no fim das contas compensa."
- "Cada vez mais as pessoas estão criando frangos por causa dos ovos. Gosto de comprar ovos caipiras no mercado de agricultores ou com um fazendeiro local."
- "Dedique algum tempo a aprender como guardar frutas e vegetais de maneira apropriada para aproveitá-los da maneira mais fresca possível."
- "Congele as frutas para fazer vitaminas antes de elas estragarem. As bananas muitas vezes apodrecem todas de uma vez, então eu as descasco, ponho-as num saco plástico e as aproveito em vitaminas ou como petiscos."
- "Congelar nozes também é uma boa dica, porque elas são mais baratas quando compradas em quantidade e permanecem muito frescas no freezer."
- "Você pode obter os melhores preços por muitos produtos saudáveis comprando-os na internet, principalmente se compra em quantidade. Sementes de chia, nozes e óleo de coco são boas opções para isso. Lojas de produtos naturais muitas vezes também dão desconto quando se compra em quantidade."
- "Faço uma panela cheia de feijão temperado (o rajado e o preto são maravilhosos). Tempero com ervas, alho e cebola e sirvo com *pico de gallo*[1] ou outro molho sobre um arroz integral. Por cima, você pode pôr pimenta jalapeño, iogurte grego (tem gosto parecido com o de creme de leite, mas com muito mais proteínas e menos calorias) e abacate. Você pode amassar o feijão que sobrar e usá-lo para fazer burritos saudáveis, com tortilhas de trigo integral, para servir no almoço. Como uma guloseima do sudoeste americano, sirva um acompanhamento de feijão com ovos rancheiros."
- "Participe de uma cooperativa local."
- "Participe de uma cooperativa de hortas."

---

1 Molho mexicano com tomate, cebola e pimenta crus e picados, semelhante ao vinagrete. [*N. do T.*]

- "Carne de peru moída e pacotes maiores de coxa e sobrecoxa de frango sem hormônio são alimentos baratos e saudáveis!"
- "A tilápia orgânica, comprada em quantidade e congelada, é um peixe fabuloso, que cozinha rápido e geralmente tem bom preço. Salpique um pouco de seu tempero favorito de um lado e doure num pouquinho de azeite de oliva ou óleo de coco. Esprema um limão por cima e o jantar está pronto. É ótima para fazer tacos de peixe."

TABELAS NUTRICIONAIS E RÓTULOS DE ALIMENTOS

Ao comer fora, peça sempre a tabela nutricional, que ajudará você a tomar decisões melhores. Hoje em dia, a maioria dos restaurantes tem essas tabelas, que o deixarão mais horrorizado do que o filme *Piranha* em 3D. Alguns petiscos, como anéis de cebola e canoas de batata, podem lhe custar mais de 1.200 calorias, o que é mais da metade de sua cota de calorias diárias. Outro dia, quando eu estava num café com uma amiga que estava tendo dificuldades com seu peso, ajudei-a a descobrir que o café com leite que ela estava prestes a pedir tinha seiscentas calorias, um terço de sua cota diária de calorias numa única bebida. Chocada, ela pediu chá verde, que praticamente não tem calorias. Adoro economizar... e adoro conseguir bons preços por minha comida.

Da mesma forma, leio sempre os rótulos dos alimentos. Recentemente, eu estava de férias com meu filho, Anthony, e estávamos fazendo compras juntos quando pus uma barra de proteína "saudável" no carrinho. Depois, olhamos o rótulo do produto juntos e vimos que tinha 14 tipos de açúcar, além de corantes artificiais e adoçantes! Disse a meu filho que a barra devia estar com um rótulo errado, porque era na verdade a barra da *morte* precoce. Leia os rótulos. Se você não souber o que algum alimento contém, não coma. Você compraria alguma coisa sem saber o preço? Seja inteligente com sua comida e você será mais inteligente e mais jovem por mais tempo.

A HISTÓRIA DE RIZ

Começamos este capítulo com uma história sobre como mudanças simples na alimentação fizeram mudanças enormes na vida de minha cunhada. Isso vale também para um de nossos médicos, o Dr. Riz Malik, que trabalha em nossa clínica em Reston, Virgínia. Riz é um psiquiatra infantil incrível, dedicado, com muitos pacientes satisfeitos por se consultarem com ele. Um dia, ele me enviou um e-mail e o assunto era "Uma pessoa diferente". Na mensagem, Riz me enviou duas fotos, que você vê a seguir, com uma mensagem que dizia: "Oi, gente, perdi 12,7kg nos últimos três meses. As fotos mostram a diferença. Só queria compartilhar."

Fiquei tão animado quando vi a mudança em Riz que tive de descobrir como ele fizera aquilo. Ele disse que aconteceu na época em que meu livro *Mude seu cérebro, mude seu corpo* foi lançado. Quando um amigo dele foi diagnosticado com colesterol alto e pressão arterial alta, Riz resolveu começar a analisar sua própria saúde e seu bem-estar.

Quando se mudou para os Estados Unidos, há 15 anos, com 25 anos de idade, Riz adquiriu os hábitos ocidentais de comer muita comida pesada, cheia de gordura saturada, e de beber bebidas açucaradas. Em média, ele tomava quatro refrigerantes por dia (cerca de quatrocentas calorias) e fazia duas refeições em lanchonetes (cerca de setecentas calorias cada uma delas) durante um dia de trabalho, o que lhe dava aproximadamente 1.800 calorias *antes* do jantar. No almoço, ele era viciado em comer um hambúrguer com cogumelos e queijo suíço. Ansiava por isso todos os dias. Ansiava, também, por comidas indianas com molhos curry pesados e muito pão para acompanhá-las. (O pão não era integral, e sim de farinha branca.) Além disso, ele passou a adorar pão de batata, e comia de três a quatro fatias por dia, com manteiga.

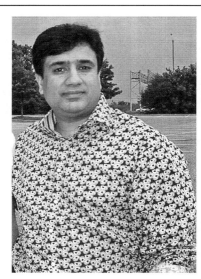

Antes

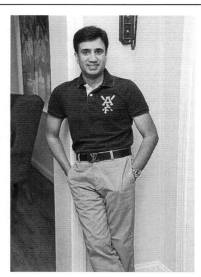

Quatro meses depois, com uma calça de tamanho seis vezes menor, 16kg a menos e parecendo dez anos mais novo

Riz disse: "Acho que comer toda aquela comida era uma maneira de me recompensar pelo trabalho duro, pelos telefonemas noturnos e pelo fato de às vezes eu ficar sobrecarregado de pacientes psiquiátricos difíceis, pois tinha de 'absorver' toda a negatividade, tristeza e perturbação mental que eles viviam. Por isso, comer era uma boa maneira de escapar. Mas agora eu sinto que estava, na verdade, penalizando a mim mesmo ao comer aquelas refeições cheias de carboidratos e gorduras."

Este é um lembrete crucial, pois as pessoas muitas vezes acreditam que estão "cuidando de si" quando estão comendo alimentos com muita gordura ou muito açúcar, quando na verdade estão punindo a si mesmas, tratando seus corpos mal. Além de aumentar seu peso para 83kg e seu IMC para 27, aquela comida deu a Riz a doença do refluxo gastroesofágico (DRGE), também conhecida como refluxo ácido. Aos 40 anos, ele pensou que se continuasse naquele caminho estaria pesando mais de 110kg quando chegasse aos 55.

Riz continuou sua história: "Quando comecei a olhar o que fizera a mim mesmo, pensei: 'Meu Deus, isso não é bom. Sou médico e psiquiatra infantil, e aqui estou, eu dizendo a meus pacientes e meus filhos para eliminar o açúcar e ter uma alimentação saudável. Mas o que eu estou fazendo?'"

Riz percebeu que não estava comendo vegetal algum e que sua dieta era pobre em fibras. Usando as dicas de nossos livros, bem como outras fontes de nutrição respeitáveis, ele começou a fazer mudanças em seus hábitos alimentares. Cortou os refrigerantes e os substituiu por água com um pouco de limão. Começou a comer maçãs e mirtilos orgânicos, iogurte com fibras, frango e peito de peru sem pele, pão integral de baixa caloria, lentilhas ricas em fibras e muitos vegetais. Começou também a tomar óleo de peixe e um suplemento chamado Attention Support, que auxilia na atenção e no foco, e a fazer de dez a 15 minutos de exercícios leves todos os dias.

De início, ele achou que desistir dos hambúrgueres e da comida pesada parecia quase impossível. "Mas depois de um tempo você se acostuma à comida saudável e começa a gostar dela." Agora, ele anseia por seus mirtilos, seu iogurte e outros alimentos saudáveis para o cérebro.

Quatro meses depois, Riz perdera 18kg, seu IMC caíra para 22,7 e sua cintura fora de 91cm para 76cm. Ele pesa agora 67kg, mas a perda de peso não é o único benefício das mudanças que fez. "Uma das coisas mais incríveis é que meu sono melhorou", disse ele. "Eu tinha DRGE, e isso passou. Além disso, minha agilidade mental é maior e estou mais eficiente no trabalho."

Recentemente, Riz me enviou o e-mail seguinte, que me fez abrir um grande sorriso e que, espero, inspirará você a fazer hoje as escolhas de alimentação que amanhã mostrarão em seu espelho uma pessoa mais jovem, mais saudável, "diferente".

Daniel,

Não tenho como lhe agradecer por me orientar na direção correta para um estilo de vida mais saudável e um corpo em forma com uma mente "em forma".

Nos últimos quatro meses, mantive os 67kg, que são o peso ideal para mim (eram 83kg em março de 2009). Aprendi a administrar minha ânsia de comer, a me recompensar com "comidas deliciosas" de vez em quando e a regular meu metabolismo. É claro que você sabe que minha cintura caiu de 91cm para 76cm a essa altura, e adoro isso.

Durmo muito melhor, meus níveis de energia são bons durante o dia e me sinto mais confiante quando converso com meus pacientes sobre ter o peso ideal, um corpo em boa forma e, o que é mais importante, sobre ter a autoestima e a confiança elevadas, que resultam quando você está em boa forma e pode assumir o controle sobre seus pensamentos negativos, sobre seu estilo de vida prejudicial à saúde e sobre as tentações negativas de comer alimentos que não são saudáveis.

Eu sabia que perdera peso, que tinha uma aparência melhor e que podia usar roupas justas e jeans que me caíam melhor, mas havia uma pergunta na minha cabeça nos últimos dois meses: "Minha aparência externa é boa e pareço estar em boa forma e magro, mas, e os parâmetros diferentes em termos de exames laboratoriais e outros? Será que estou realmente saudável por dentro?"

Então fui a um médico na semana passada, no Washington Hospital Center, e disse: "Dr. R! O senhor poderia fazer alguns exames de sangue em mim? Perdi peso e me sinto bem com isso, mas preciso ver uma prova verdadeira de que fiz as coisas certas, e não de que estava apenas obcecado com meu problema de peso." Então fiz uma série de exames e os resultados saíram há três dias.

Vou mostrá-los a você e não me importo se você mostrar a outras pessoas.

Em dezembro de 2009, fiz os exames físico e de sangue, e agora os comparei com os que fiz na semana anterior.

- Colesterol sérico: antes 209 (chegando ao limite de risco), agora 156 (fantástico)
- LDL: antes 109 (alto), agora 82
- HDL: antes 24 (baixo), agora 49
- Triglicerídeos: antes 302, agora 137 (fantástico. Resultado de ter dado adeus a Big Macs e Whoppers)

Glicemia aleatória: antes 109, agora 70
Hemoglobina glicada: embora eu não tenha diabetes, há um histórico familiar em parentes distantes, então quis fazer o teste. Deu 5,0 (excelente)
Os níveis de hemoglobina, os níveis de vitamina D, o hemograma completo e os eletrólitos estavam ótimos. E, como tenho mais de 40 anos, fiz um PSA [teste do antígeno prostático específico], e também estava supernormal e bom.

Minha outra área de preocupação era minha pressão arterial diastólica, anormalmente alta. Estava sempre entre 88 e 92 (o que caracteriza limite de hipertensão).

Até onde consigo me lembrar, nos últimos dez a 12 anos, minha pressão arterial sempre foi alta na variação diastólica. Por ter um histórico familiar considerável de hipertensão e ataques cardíacos, eu sempre ficava "nervoso" com isso. Quer saber? Nas três últimas consultas (duas com meu principal médico e uma com uma enfermeira de um setor de emergência), nas últimas oito semanas, minha pressão arterial foi, de maneira constante, 115/75, 118/80 e 110/79, que é o ideal.

A perda de peso e a adoção de um estilo de vida mais saudável têm sido uma bênção para mim e ajudado a me conectar mais com meus pacientes e a oferecer a eles algo além de um comprimido para ajudá-los a se sentir melhor.

Tenho me alimentado de maneira saudável, faço de 15 a vinte minutos de exercícios quatro a cinco dias por semana, vou dormir na hora certa e tomo óleo de peixe e um multivitamínico regularmente. Isso tem ajudado muito.

Por favor, sinta-se à vontade para compartilhar minha história com qualquer pessoa que possa ser inspirada por ela!

Atenciosamente,
Riz

Quando eu estava escrevendo este livro, fui à nossa clínica em Reston e, quando olhei para Riz, ele parecia dez anos mais novo do que era antes de perder peso.

QUERO SER FIRME COMO UM PIMENTÃO VERMELHO

Quero encerrar este capítulo com uma de minhas histórias favoritas. Recentemente, eu estava dando uma caminhada com minha esposa e minha filha perto de casa. Na época, Chloe estava com 7 anos. Ela é ruiva como a mãe e geralmente fala o que pensa. Embora fosse uma caminhada cansativa, Chloe se saiu bem. Quando estávamos quase no fim, sua mãe pôs o braço em torno dela e disse: "Você é firme como um cookie."

Imediatamente, Chole olhou para a mãe cheia de atitude e disse: "Eu não quero ser firme como um cookie. Quero ser firme como um pimentão vermelho."

Por conviver conosco, Chloe entendia muito de nutrição. Um de seus lanchinhos favoritos era pimentão vermelho fatiado com abacate fresco amassado. Ela também sabia que os cookies e o açúcar fazem mal à saúde e que comê-los aumentaria sua chance de ter problemas de saúde. Minha esperança é que você seja como Chloe e só queira alimentos que lhe fazem bem, e não aqueles que lhe causam problemas.

MUDE SUA IDADE AGORA: VINTE DICAS CEREBRAIS PARA TORNAR A COMIDA SUA FONTE DE JUVENTUDE

1. Coma apenas alimentos que lhe fazem bem.

2. Ao comer fora, peça ao garçom para adaptar o prato que você pediu às suas necessidades de saúde. A maioria deles faz isso com prazer.

3. Se você tem vários sintomas e problemas digestivos, pode ser que tenha alergia a alimentos. Experimente a "dieta do gorila" durante duas semanas, comendo apenas alimentos verdes, proteína e água, e acrescentando novos alimentos aos poucos para encontrar os culpados por seus problemas. Os culpados mais comuns são amendoim, leite, ovos, soja, peixe, moluscos, nozes e trigo, que correspondem a 90% de todas as reações alérgicas a alimentos.

4. Faça de sua geladeira um arco-íris. Abasteça-a com todas as frutas e os vegetais mais coloridos. Imagine um belo espinafre verde-escuro, tomates maduros vermelhos, pimentões amarelos crocantes, mirtilos doces e um melão fresco arrumados como um arco-íris numa gaveta de sua geladeira. Obter seus fitonutrientes e antioxidantes pode ser ao mesmo tempo bonito e saboroso!

5. Comer a cada três horas aproximadamente ao longo do dia pode ajudar a equilibrar o açúcar em seu sangue. Ficar muito tempo sem comer pode prejudicar sua função cerebral e diminuir demais seus níveis de açúcar no sangue. Níveis baixos de açúcar no sangue são associados a pouco controle de impulsos e irritabilidade.

6. Ao comer fora, sempre peça a tabela nutricional, que o ajudará a tomar decisões melhores. Verifique também os rótulos, mesmo aqueles que indicam "alimento saudável" ou "barra saudável", porque a embalagem pode ser enganadora.

7. Coma tendo em mente o RCNMD: restrito em calorias, nutritivo ao máximo e delicioso. Comece fazendo uma lista de alimentos que são cheios de nutrientes, deliciosos para você e com poucas calorias. Estes serão seus novos melhores amigos.

8. A comida de má qualidade aumenta a ansiedade. Tenha cuidado com os pós brancos: açúcar, farinha branca e sal.

9. Não beba suas calorias. Mas beba, *sim*, muita água e chá branco ou verde. (Você pode "realçar" sua água com uma fatia de uma fruta cítrica e uma pitada de estévia.)

10. Alimente seu cérebro com gorduras boas! As gorduras com ômega 3, encontradas em alimentos como óleo de peixe e sementes de linhaça ou chia, são ótimas para o cérebro. O azeite de oliva é bom para saladas e para cozimentos leves; os óleos de coco, de semente de uva e de abacate são bons para cozimentos em fogo mais alto.

11. Reconsidere a ideia de que "comida pesada" é uma recompensa por um dia de trabalho difícil ou pelo cumprimento de uma tarefa. Se alimentos pesados ou açucarados engordam, deixam você irritadiço ou lhe dão azia, será que eles são realmente uma boa "recompensa"? Procure ganhar pelos dois lados. Algo delicioso e nutritivo que ao mesmo tempo faça você se sentir melhor uma hora depois, e não pior.

12. Aprenda a ser criativo com seu orçamento para comida. Os melhores vegetais e frutas são os da temporada, e geralmente são os que estão em

oferta. Diminua o desperdício (e a cintura) congelando frutas e vegetais antes que estraguem, e use-os em vitaminas ou sopas. Procure cooperativas e outros recursos comunitários para obter alimentos saudáveis por bons preços. Verifique a lista dos 12 alimentos mais contaminados (os "12 sujos") e calcule o dinheiro necessário para comprá-los orgânicos.

13. Existe uma preocupação crescente com os hormônios e as toxinas presentes nos alimentos, e que podem mudar o equilíbrio saudável em seu cérebro e seu corpo. Quando possível, compre carnes e laticínios sem hormônios, sem antibióticos, provenientes de animais criados em liberdade e alimentados com capim.

14. Comece seu dia com um bom café da manhã. Uma das melhores maneiras de iniciar o dia é com uma vitamina substancial. Experimente um pó proteico de boa qualidade, algum pó de "comida verde", vegetais frescos e um pouco de fruta. Você vai se viciar no bom humor e na energia que vai sentir por começar o dia com esse reforço.

15. Cuidado com o excesso de sal! Use-o com moderação, e use sal marinho em casa. Evite alimentos pré-marinados e enlatados, que têm muito mais sódio do que o necessário e elevam a pressão arterial, o que é ruim para o cérebro, o coração e a longevidade.

16. Limite o consumo de cafeína. Um pouco de café pode ser benéfico para a saúde, mas muita gente é sensível a seus efeitos colaterais. A chave é a moderação. O chá verde proporciona um aumento de energia sem a agitação relacionada à cafeína.

17. Tempere bem. Cada vez mais os estudos mostram que as ervas são, de fato, o "tempero da vida" – no sentido de que muitas têm propriedades antioxidantes e anti-inflamatórias. Aproveite o sabor que lhe faz bem de diversos temperos.

18. Coma todo dia três porções do tamanho da palma da mão de proteínas magras de boa qualidade. Feijões, peixes, peru e frango são opções especialmente boas. As proteínas são precursoras de dopamina, epinefrina e norepinefrina, que são cruciais para equilibrar o humor, a energia, o metabolismo e a produção de energia, e para melhorar o desempenho cognitivo.

19. Uma dieta repleta de alimentos pouco glicêmicos estabiliza seus níveis de glicose sanguínea e reduz a ânsia de comer. Em sua maioria, os alimentos com IG baixo têm pouco açúcar e/ou são ricos em fibras ou proteínas. O conceito importante a ser lembrado é que a glicose alta é ruim para seu cérebro e, consequentemente, para sua longevidade.

20. Suplementos como óleo de peixe, vitamina D e suplementos especiais que ajudam a controlar a ânsia de comer ou a melhorar o humor e a concentração podem ser úteis.

3

ANDY

Fique forte para viver muito

De acordo com um estudo, o indicador número um da longevidade é a quantidade de massa magra em seu corpo.

Alto, magro, sorridente e saudável aos 64 anos, exalando uma vitalidade incontrolável que daria inveja ao coelho da Energizer, é difícil acreditar que o Dr. Andrew McGill começou sua vida prematuramente em 1947. As expectativas de que ele conseguisse sobreviver eram tão baixas que ele só recebeu um nome quando tinha quatro ou cinco dias de vida. Mas esta é a força de vontade de Andy McGill.

Porém, em 1999, quando faria 52 anos, Andy recebeu um alerta que desafiaria sua vontade de viver de maneira totalmente nova. Tudo começou quando o professor Andy McGill participava de um seminário meu, na Universidade do Michigan, sobre TDAH e sobre nosso trabalho com imagens de SPECT cerebral. Na época, Katy, filha de Andy em idade escolar, estava lutando contra o TDAH. Curioso em relação ao SPECT e querendo garantir que Katy tivesse o melhor diagnóstico na época e fizesse o melhor tratamento, Andy tomou um avião com toda a família para fazer um passeio de um dia na Califórnia, em que eles teriam "suas cabeças examinadas" em uma de nossas clínicas. Andy me ouviu dizer numa de minhas apresentações: "Se seu filho tem TDAH, olhe os pais. É mais do que provável que ele tenha adquirido isso de um de vocês."

Naquele momento, Andy olhou desconfiado para sua mulher, Katy, pensando: "Bem, é óbvio. Katy pegou isso da mãe." Exatamente no mesmo momento, a esposa de Andy estava olhando para ele e pensando: "Sabia! Meu marido é o culpado!"

A princípio, a motivação de Andy e de sua esposa para examinar seus cérebros, e também o de Katy, era ajudar a filha a se sentir menos sozinha e mais confortável com o processo. Conforme se veria, Katy, que interrompera os remédios no verão a fim de se preparar para o exame, tivera uma melhora tão notável que se tornaria capaz de largar a medicação completamente alguns anos depois. Porém, a tomografia do Dr. McGill contou uma história diferente, e alarmante.

O SPECT CEREBRAL PODE CONTAR HISTÓRIAS ALARMANTES

Quando vi pela primeira vez o exame de Andy, perguntei a mim mesmo o que diria a ele. Não é fácil dizer a um homem gentil e educado, que atravessou mais da metade do país para lhe ver, que seu cérebro está danificado e parece muito mais velho do que é. O resultado de seu exame era terrível. Havia uma queda geral na atividade cerebral, mostrando em uma imagem que parecia um queijo suíço, num modelo de aparência tóxica. Isso poderia ser atribuído a uma série de causas: álcool, drogas, toxinas ambientais, como fungos e solventes orgânicos, infecções, falta de oxigênio ou um problema de saúde significativo, como anemia grave ou hipotireoidismo.

Quando perguntei a Andy se ele bebia, ele descreveu o que achava que fosse uma rotina social bastante normal: duas doses para relaxar depois de um dia cheio de trabalho, dando aula de negócios a estudantes universitários; depois uma taça de vinho no jantar; e, por fim, uma bebidinha para ajudar a dormir. Como a maioria dos "bebedores sociais" tende a disfarçar o número de doses que toma realmente, ou o tamanho delas, suspeitei de que as quatro doses por dia eram provavelmente a cota mínima de bebidas diária.

"Há quanto tempo você bebe?", perguntei.

"Bem, quando eu era mais jovem, fui editor de negócios do *Miami Herald* e do *Detroit News*, então vivia numa cultura em que fumar e beber andavam de mãos dadas com o trabalho. Parei de fumar nos anos 1970. Mas bebo bem há uns quarenta anos, no total."

Fui direto ao assunto e lhe contei, com firmeza e clareza, qual seria a realidade de seu futuro se ele continuasse a beber, o que incluía demência precoce, doenças, morte e basicamente perder sua mente saudável. Ele também estava bem acima do peso e precisava modificar sua dieta e começar a se exercitar. Mas a primeira condição era que ele tinha de parar de envenenar seu cérebro diariamente com álcool. Além disso, para seu desgosto, tive de relatar que muito provavelmente o TDAH de Katy era uma herança do pai.

SPECT um cérebro normal	SPECT de Andy em 1999
Atividade plena, equilibrada, simétrica	Atividade geral reduzida

Andy me agradeceu e voltou para Ann Arbor com a família. Eu não tinha a menor ideia se ele levaria a sério meus conselhos.

Então, mais ou menos um ano e meio depois, nosso escritório recebeu um telefonema do Dr. McGill, que queria vir à nossa clínica novamente, dessa vez sozinho (ele nem sequer mencionou a viagem à esposa) para reexaminar seu cérebro. Quando vi sua tomografia, balancei a cabeça com tristeza. Estava ainda pior do que no ano anterior.

Dessa vez, por qualquer que fosse o motivo, com ar melancólico Andy assimilou a verdade profundamente.

ANO NOVO, VIDA NOVA

Andy jamais esquecerá a noite de réveillon do novo milênio, que iniciou o ano de 2001. Ele estava bebendo uma taça de vinho com alguns companheiros numa festa. Taças à mão, todos eles começaram a falar sobre o quanto queriam parar de beber. Andy disse: "Vou fazer isso. Quando eu terminar esta taça de vinho, nunca mais vou beber. Esta é a última." E simplesmente o "desejo" de McGill se tornou realidade. Ele nunca mais bebeu. (Todos os seus amigos voltaram a beber alguns meses depois.) Emocionalmente pronto e intelectualmente armado depois de ver seu SPECT e ouvir minha preocupação, Andy firmou um compromisso solene, e sabia que manteria sua promessa a si mesmo. Ele queria um novo cérebro para a nova década.

Além de abandonar o álcool, Andy largou a cafeína, sabendo, por nossas conversas, que a cafeína em excesso constringe o fluxo sanguíneo para o cérebro. Depois de controlar esses dois problemas, ele começou a se sentir melhor e decidiu atacar os 45kg a mais.

Quando visitou seu médico local pela primeira vez, estava pesando 126kg. Exercitava-se esporadicamente. Reduziu seu peso para 94kg em 2002, mas saltou para 131kg em 2006. Nessa época, estava cursando uma escola de medicina – aos 59 anos! Assistia às aulas e atendia pacientes, o que fazia parte de seu programa clínico. Um dia, ele se viu pregando a um paciente a importância da nutrição, de perder peso e de se exercitar. A caminho de casa, pensou consigo mesmo: "Andy, como você é hipócrita! Quando você vai parar de brincar com sua própria saúde?"

Andy chegou a um limite em 1º de novembro de 2006 e, de modo semelhante ao que aconteceu no dia em que parou de beber, fez uma promessa séria a si mesmo de nunca passar um dia sem se exercitar. Ele mantém a promessa há mais de cinco anos, sem faltar um único dia. Nunca. Esteja ele doente ou passando por dias difíceis ("no meio de chuva, no meio de granizo ou no escuro da noite"), o velho McGill mantém sua marcha. Certa vez, caiu no gelo e sentiu dor, mas, como tinha uma prática de medicina, sabia que não quebrara nem torcera coisa alguma. Estava apenas escoriado e dolorido. Então lá foi ele correr na esteira.

"Quando não estou me sentindo bem, o que é raro, percebo que, se faço um pouco de esteira, quase sempre me sinto melhor depois."

NÃO QUEBRE O RITMO!

"O que aprendi sobre mim mesmo, baseado em minha própria experiência, é que depois que você quebra o ritmo é mais fácil quebrá-lo novamente, e posso não seguir o programa tão a sério ou então abandoná-lo", explicou Andy. "Quando você se permite tirar uma folga, ou começa a dar desculpas a si mesmo para faltar um dia, o que acontece é que você estabelece um precedente cognitivo." Ser um homem de palavra, até para si mesmo, o segredo de Andy para largar um hábito ruim e iniciar um novo (e mantê-lo) é simples: simplesmente faça. E não pare de fazer. *Não quebre o ritmo.*

"O segredo do exercício é torná-lo a primeira coisa que você faz de manhã, sem desculpas", diz Andy. "Se você não fizer assim que se levantar, o dia vai passar e você vai ficar pensando o tempo todo que não se exercitou."

Andy também incorporou uma das visões mais positivas sobre os exercícios que já observei. "Vou lhe contar o que adoro nos exercícios matinais", diz ele com um sorriso largo. "Sei que, não importa o que mais aconteça em meu dia, posso garantir que uma parte dele terá sido boa. Quando me exercito, me sinto bem. Mesmo que ocorram problemas ou frustrações no decorrer do dia, eu garanti que houvesse pelo menos uma hora fabulosa ao manter os exercícios como uma prioridade máxima e regular." Na verdade, como sabemos que os exercícios melhoram o humor e mantêm a energia alta ao longo do dia, Andy também está garantindo que seu nível de humor permaneça tão elevado quanto possível o dia inteiro, haja o que houver.

UM CÉREBRO MAIS JOVEM, UMA MENTE MAIS AFIADA E UMA VIDA MAIS FELIZ

Curioso agora para ver se todas as mudanças que fizera ao longo dos anos haviam afetado seu cérebro, Andy ligou para a clínica a fim de marcar outra consulta no final de 2010. Para falar a verdade, conforme eu diria a Andy mais tarde, eu estava apavorado, temendo que o resultado de seu exame pudesse ser ruim ou ainda pior. Não sabia, até então, sobre a amplitude das mudanças de estilo de vida que ele vinha implementando, e é claro que agora ele estava quase uma década mais velho desde que fizera sua primeira e terrível tomografia.

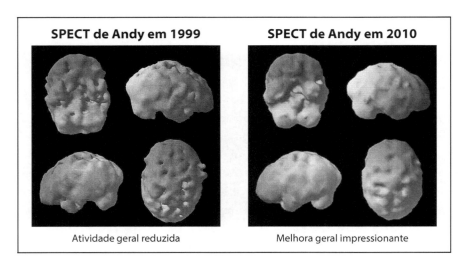

SPECT de Andy em 1999 — Atividade geral reduzida
SPECT de Andy em 2010 — Melhora geral impressionante

O que vi na nova tomografia de Andy simplesmente me fez ganhar a semana inteira. À medida que envelhecemos, nossos cérebros geralmente parecem mais velhos, menos ativos. A idade do cérebro desse cara havia retrocedido.

Agora ele era o orgulhoso proprietário de um cérebro muito mais jovem e saudável do que aquele que tinha dez anos antes. Fiquei exultante ao mostrar os exames a Andy e lhe contar a boa notícia – o resultado feliz de muitos anos que passara suprimindo hábitos ruins e adotando novos hábitos com seriedade.

Quando perguntei a Andy qual era sua inspiração, ele me falou de sua esposa, Kathe, que mantém uma rotina de exercícios na água há mais de vinte anos, depois de ter sido diagnosticada com fibromialgia, e recuperar 95% de sua mobilidade. Ela nada três vezes por semana com uma roupa de mergulho, dentro da qual derrama água quente para aquecer seus músculos. Em seguida, cumpre uma rotina de terapia física com duas dúzias de exercícios na água. Kathe descobriu que é importante manter aquecidos os músculos de pacientes com fibromialgia e, assim, aproveita os benefícios dos exercícios aquáticos que, ao mesmo tempo, mantêm seus músculos aquecidos.

Hoje, o nível de energia de Andy é excelente e permanece estável o dia inteiro. Ele não se sente fraco ou cansado como muita gente de sua idade. Tem também ótima aparência e se sente tão ativo intelectualmente quanto era na juventude, só que agora com uma mente mais sábia, mais madura. Ele adora jazz e culinária, além de se dedicar a escrever, a algumas obrigações de professor adjunto e a algumas atividades de serviço comunitário voluntário. Na verdade, sente-se muito mais confortável com estudantes e pessoas mais jovens do que ele em eventos da universidade para aposentados. Sente-se décadas mais novo do que sua idade biológica. Sua filha, Katy, tivera dificuldades na escola, cresceu e tornou-se professora de jardim de infância em San Diego, e tem um filho de 6 anos que leva o avô à Disneylândia e ao Sea World quando ele a visita. Andy McGill nunca deixa de dar importância a esses momentos, sabendo muito bem que se não tivesse prometido a si mesmo mudar seus hábitos de saúde, dez anos antes, poderia não estar ali para ver seu neto.

Recentemente, recebi um e-mail encorajador e reconfortante de Andy dizendo: "Juntamente com a tomografia do cérebro feita em 2000, foi sua clara advertência, Dr. Amen, de que eu estaria realmente em má forma quando chegasse aos 60, a não ser que levasse a sério a reparação dos danos e tornasse meu cérebro saudável novamente, o que me assustou e me levou a agir. Foi aí que fiquei intelectualmente convencido. Embora eu tenha demorado mais alguns meses para me preparar emocionalmente e parar de beber, você realmente salvou minha vida e é responsável por eu ser tão saudável quanto sou hoje. Nunca subestime isso. Eu posso fazer os exercícios. Mas foi você quem me incentivou."

Nem preciso dizer que é por causa de mensagens como essa e de vidas que mudaram para a melhor, como a de Andy McGill, que amo o que faço.

AS IMPRESSIONANTES ESTATÍSTICAS DE SAÚDE DE ANDY

Andy não apenas ganhou um cérebro novo e mais jovem, mas também um corpo novo e mais jovem. Quando começou a se exercitar, estava fora de forma e tão pesado que até mesmo caminhar num passo bem lento era difícil. Hoje, tem um nível de preparo físico excelente. Em sua rotina matinal, corre durante uma hora numa esteira mecânica, começando a 4,8km por hora e com uma inclinação de 6% nos primeiros 7,5 minutos, aumentando aos poucos para 7,2km por hora e 9% de inclinação. Essa rotina eleva sua frequência cardíaca de 50 batimentos por minuto (bpm), em estado de repouso, para 125bpm. Às segundas, quartas e sextas-feiras, ele faz 45 minutos na esteira e depois usa halteres durante dez a 15 minutos.

Andy relata: "Alcancei agora um nível de capacidade cardíaca muito alto, de 99% para os homens de minha faixa etária, comparativamente – e também de 99% para o grupo de homens na casa dos 50 anos e para o grupo de homens na casa dos 40. Meu médico teve de descer até o grupo de homens na casa dos 30 anos para encontrar um nível comparável ao meu. Ali, eu estou nos 75%!"

Além disso, no último grande teste de esforço de Andy, seu VO2 (volume de oxigênio consumido durante um exercício) foi de 63ml/kg/min (miligramas por quilograma por minuto). "Normalmente, espera-se que seu VO2 diminua com a idade", escreveu Andy. "O meu foi de 49, quando comecei a me exercitar, em 2006, para 63. Disseram-me que isso é considerado uma capacidade extraordinária para minha idade. Conquistas como essa também ajudam a me manter motivado."

Existem quatro grandes lições na história de Andy:

1. Geralmente, ser capaz de ver o próprio cérebro causa inveja por parte do cérebro e motiva as pessoas a começarem a cuidar melhor dele.

2. O álcool não é seu amigo, principalmente muito álcool. Quanto mais rapidamente você o deixar, ou reduzir bastante o consumo, melhores ficarão seu cérebro e seu corpo.

3. A prática regular de exercícios físicos pode fazer uma baita diferença em sua aparência e no modo como você se sente.

4. Dedique-se a hábitos saudáveis para o cérebro e mantenha-os para ter uma vida longa e saudável.

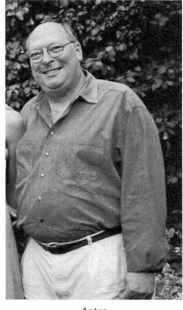

Antes | Onze anos depois, com 45kg a menos e um cérebro e um sistema cardiovascular melhores!

Eu me exercitava pelo meu corpo. Agora me exercito pelo meu cérebro.
– Dr. David Smith, fundador das Haight-Ashbury Free Clinics e meu coautor em Unchain Your Brain

Esta é uma de minhas citações preferidas. David é um pioneiro no campo de tratamento de viciados, e escrevemos juntos um livro excelente, *Unchain Your Brain: 10 Steps to Breaking the Addictions That Steal Your Life*, sobre o uso da mais recente ciência do cérebro para ajudar pessoas com problemas de vício. Enquanto David aprendia cada vez mais sobre criar uma vida saudável para o cérebro, sua rotina de exercícios diários se tornou mais voltada para seu cérebro do que para seu corpo. Os exercícios físicos são mais uma fonte da juventude para a saúde de seu cérebro. Exercícios regulares ajudam você a parecer mais jovem, a ficar em melhor forma física, a se sentir mais inteligente e a melhorar seu humor, tudo ao mesmo tempo.

Certamente, não é segredo algum que nossa sociedade passou a ter um estilo de vida sedentário, em que a maioria de nós passa o dia sentada – trabalhando em computadores, assistindo à TV e dirigindo. O problema é que a falta de atividade física rouba do cérebro seu funcionamento ideal e está ligada a obesidade, índices elevados de depressão, risco maior de deficiência cognitiva... e coisas ainda piores.

O sedentarismo é a quarta causa evitável de morte mais comum, depois de fumo, hipertensão e obesidade.

EXERCÍCIOS E LONGEVIDADE

Todos os dias surgem novas pesquisas provando que os exercícios não apenas aumentam a longevidade como também sua qualidade de vida. Eis uma amostra de algumas dessas descobertas.

1. AQUELES QUE APRESSAM O PASSO PERMANECEM MAIS JOVENS

Um estudo recente mostra que, depois dos 65 anos, um forte indicador da longevidade é a velocidade com que se caminha. Aqueles que ainda conseguem andar rápido depois dos 75 têm chance ainda maior de viver mais. Um homem de 80 anos que caminha a 1,6km por hora tem 10% de chance de chegar aos 90 anos, enquanto uma mulher da mesma idade que anda nesse ritmo tem 23%. Suponhamos agora que esse casal caminha um pouco mais rápido, à velocidade de 5,6km por hora. Agora, o homem de 80 anos tem 84% de chance de chegar aos 90, enquanto a mulher teria chance de 86%.

2. FAÇA SUA AERÓBICA E PRESERVE MAIS TECIDO CEREBRAL!

Se você é como eu, gostaria de preservar cada pedacinho de tecido cerebral que puder à medida que ficar mais velho. Pesquisadores verificaram que os exercícios – particularmente os exercícios aeróbicos – reduzem a perda de tecido cerebral em adultos que estão envelhecendo.

3. EXERCÍCIOS DE EQUILÍBRIO AJUDAM VOCÊ A ENVELHECER COM ELEGÂNCIA

Exercícios delicados, como ioga ou tai chi, melhoram sua capacidade de equilíbrio. Isso reduz as chances de você sofrer quedas, que poderiam causar lesões e complicações fatais.

4. IDOSOS ATIVOS PARECEM MAIS JOVENS DO QUE SEUS AMIGOS SEDENTÁRIOS

Exercitar-se trinta minutos por dia, cinco vezes por semana, pode fazer você parecer anos mais novo do que sua idade biológica. Pesquisadores da Universidade de St. Andrews, na Escócia, verificaram que o envelhecimento na forma de pele flácida no pescoço e na mandíbula é o efeito mais pronunciado da falta de exercícios. A área da testa e dos olhos também tende a acumular mais gordura em pessoas sedentárias.

5. EXERCÍCIOS DE RESISTÊNCIA MANTÊM VOCÊ MAIS FORTE PARA VIVER MAIS

Pesquisadores da Universidade de Michigan publicaram um estudo mostrando que depois de 18 a vinte semanas, em média, de treinamento de resistência progressivo um adulto pode acrescentar 1kg de músculo magro à sua massa muscular e aumentar sua força geral em 25% a 35%. Isso é significativo porque, sem um treinamento proativo, adultos que estão envelhecendo tendem a perder massa muscular e força. O estudo recomenda que pessoas com mais de 50 anos comecem a usar o peso do próprio corpo para fazer agachamentos, flexão de braço com os joelhos apoiados no chão, ponte ventral e o exercício de se levantar da cadeira repetidamente. (Tai chi, pilates e ioga também empregam muitos exercícios de resistência usando o peso do corpo.) Depois, você pode acrescentar pesos, em um programa de treinamento progressivo criado especificamente para sua idade e sua forma física, de preferência começando com um personal trainer que possa lhe ensinar uma boa maneira de se exercitar com pesos, quantas repetições fazer e qual o momento de levantar os pesos.

6. QUANTO MAIOR SUA FORÇA MUSCULAR, MENOR O RISCO DE ALZHEIMER

De acordo com uma pesquisa do Ruch University Medical Center, em Chicago, indivíduos com músculos mais fracos parecem ter maior risco do mal de Alzheimer e declínios da função cognitiva com o passar do tempo. Aqueles que tinham 90% de força muscular apresentaram um risco 61% menor de desenvolver a doença, em comparação com aqueles que tinham 10%. Em geral, os dados mostraram que uma força muscular maior está associada a um risco menor de desenvolver o mal de Alzheimer e deficiências cognitivas moderadas. Sugerem, também, que um fator comum, mas ainda não determinado, pode estar por trás das perdas de força muscular e cognição no envelhecimento.

7. AQUELES QUE SE EXERCITAM DESACELERAM O RELÓGIO BIOLÓGICO

Os exercícios melhoram a preservação dos telômeros ao aumentarem a atividade da enzima telomerase, que desenvolve e repara os telômeros. Os telômeros são a parte de nossos cromossomos que controla o envelhecimento. Representam seu relógio biológico. Quando você é jovem, seus telômeros são mais longos; com a idade, eles encurtam progressivamente. Mas a velocidade com que encurtam é influenciada diretamente por escolhas de estilo de vida. Portanto, em qualquer idade, indivíduos mais saudáveis têm telômeros mais longos do que aqueles que não são saudáveis.

Os exercícios regulares têm muitos outros benefícios. Eis mais alguns deles.

Lidar melhor com o estresse. A atividade física ajuda você a administrar o estresse ao reduzir imediatamente os hormônios que o provocam e torna você mais resistente a ele com o passar do tempo. A melhora da frequência cardíaca com os exercícios também permite a você lidar melhor com o estresse, porque aumenta as beta-endorfinas, que são a morfina natural do cérebro. O aumento de sua capacidade de administrar o estresse pode impedi-lo de devorar um pacote inteiro de batatas fritas quando está sob muita pressão.

Comer alimentos mais saudáveis. Um estudo de 2008 verificou que a atividade física aumenta sua tendência de escolher alimentos que são bons para você, a buscar mais apoio social e a administrar o estresse com mais eficiência. Obviamente, a escolha de alimentos saudáveis, no lugar de porcarias, representa a base de uma saúde duradoura. A criação de uma rede de apoio sólida para incentivar seus novos hábitos saudáveis para o cérebro pode ajudá-lo a se manter nos trilhos.

Ter um sono mais tranquilo. A prática rotineira de exercícios normaliza a produção de melatonina no cérebro e melhora seus hábitos de sono. Uma boa noite de sono melhora a função cerebral, ajuda você a tomar decisões mais sensatas em relação aos alimentos que come e o deixa mais bem-humorado. A falta de sono crônica quase duplica seu risco de obesidade e está ligada à depressão e a um cérebro lento.

Aumentar a circulação. A atividade física favorece sua capacidade de bombear sangue dentro do corpo, o que aumenta o fluxo sanguíneo para o cérebro. Um fluxo sanguíneo mais intenso significa uma função cerebral geral melhor.

Desenvolver novas células no cérebro. Os exercícios aumentam o fator neurotrófico derivado do cérebro (FNDC). O FNDC é como uma droga antienvelhecimento milagrosa, envolvida no crescimento de novas células cerebrais. Pense no FNDC como um fertilizante para seu cérebro.

O FNDC estimula o aprendizado e a memória e fortalece seu cérebro. Especificamente, os exercícios geram novas células cerebrais nos lobos temporais (relacionados à memória) e no córtex pré-frontal, ou CPF (envolvido no planejamento e no discernimento). Ter lobos temporais e CPF fortes é crucial para uma perda de peso bem-sucedida.

Uma memória mais apurada ajuda você a se lembrar de fazer coisas importantes que o ajudarão a permanecer saudável – por exemplo, marcar uma consulta com seu médico para verificar os números importantes para sua saúde, comprar os melhores alimentos para seu cérebro e tomar os suplementos diários que o beneficiarão. É vital planejar e avaliar, porque você precisa planejar refeições e lanches com antecedência, e precisa tomar as melhores decisões ao longo do dia para manter-se na linha.

A produção maior de FNDC que você obtém com os exercícios é apenas temporária. As novas células cerebrais sobrevivem mais ou menos quatro semanas, depois morrem, a não ser que sejam estimuladas com exercícios mentais ou interações sociais. Isso significa que você tem de se exercitar regularmente para se beneficiar de um suprimento contínuo de novas células cerebrais. E também explica por que as pessoas que se exercitam em academias de ginástica e depois vão à biblioteca são mais inteligentes do que aquelas que só vão à academia.

Aumentar a capacidade mental. Independente de sua idade, os exercícios melhoram sua memória, sua capacidade de pensar com clareza e sua capacidade de planejar. Décadas de pesquisa verificaram que a atividade física leva os estudantes, seja qual for o nível, a ter melhores notas e resultados em testes. Também deixam a memória de adultos jovens mais afiada e melhoram a função do lobo frontal em adultos mais velhos.

Movimentar o corpo também protege as estruturas da memória de curto prazo – nos lobos temporais (hipocampo) – em situações de muito estresse. O estresse leva a glândula suprarrenal a produzir quantidades excessivas do hormônio cortisol, que, conforme se verificou, mata as células do hipocampo e prejudica a memória. De fato, pessoas com mal de Alzheimer têm níveis mais elevados de cortisol do que pessoas com um envelhecimento normal.

Evitar perda de memória e demência. Os exercícios ajudam a prevenir, retardar e reduzir a deficiência cognitiva decorrente do envelhecimento, a demência e o mal de Alzheimer. Só em 2010 vários estudos relataram que os exercícios físicos levam a uma redução da disfunção cognitiva em pessoas mais velhas. Um deles foi feito por um grupo de pesquisadores canadenses que examinou a prática de atividades físicas de 9.344 mulheres ao longo da vida. Eles observaram especificamente os níveis de atividade das mulheres na adolescência, aos 30 anos, aos 50 e no fim da vida. A atividade física na adolescência foi associada a uma menor incidência de deficiência cognitiva mais tarde na vida, mas a atividade física em *qualquer* idade foi relacionada a um risco reduzido. Esse estudo me diz que nunca é tarde para iniciar um programa de exercícios.

Proteger o cérebro de lesões. Os exercícios fortalecem o cérebro e aumentam a capacidade de combater os efeitos nocivos de lesões cerebrais. Isso é crucial, porque as lesões cerebrais, mesmo as pequenas, podem desconectar o CPF, o que reduz o autocontrole, diminui nossa capacidade de dizer não à ânsia de comer e aumenta a necessidade de gratificação imediata, como em "Preciso comer esse cheeseburger com bacon *agora*!".

Você não precisa perder a consciência para sofrer com um trauma cerebral. Mesmo pequenas lesões na cabeça, que normalmente não aparecem em exames com imagens cerebrais – como ressonância magnética ou tomografia computadorizada –, podem ter um sério impacto sobre sua vida e aumentar seu risco de ter comportamentos pouco saudáveis. Isso porque um trauma pode afetar não apenas a estrutura de seu cérebro, ou sua saúde física, mas também a programação dele, ou a maneira como funciona. Lesões na cabeça podem afetar e alterar o funcionamento neuroquímico, o que resulta em problemas emocionais e comportamentais, incluindo maior risco de problemas alimentares e abuso de substâncias.

Todo ano, dois milhões de novas lesões cerebrais são relatados, e outros milhões não são relatados. Traumas cerebrais são especialmente comuns em pessoas com vícios de todo tipo, incluindo o vício de comer. No Sierra Tucson, um centro de tratamento de vícios e distúrbios de comportamento de renome mundial, nossa tecnologia de imagens cerebrais tem sido usada desde 2009. Uma das coisas mais surpreendentes que as tomografias cerebrais têm mostrado, de acordo com o médico Robert Johnson, diretor médico da instituição, é uma incidência muito maior do que o esperado de lesões cerebrais traumáticas nos pacientes.

Mova-se para ficar mais feliz. Você já ouviu falar da *euforia do corredor*? Será que é realmente possível se sentir tão bem só com um exercício? Pode apostar que sim. Os exercícios podem ativar as mesmas vias cerebrais da morfina e aumentar a liberação de endorfinas, neurotransmissores naturais que fazem você se sentir bem. Isso torna os exercícios a coisa mais próxima da pílula da felicidade que você poderá encontrar.

Melhorar seu humor. Os exercícios físicos estimulam a atividade de neurotransmissores, especificamente a norepinefrina, a dopamina e a serotonina, o que melhora o humor.

Combater a depressão. Em algumas pessoas os exercícios podem ser tão eficientes no tratamento da depressão quanto os remédios controlados. Um dos motivos pelos quais podem ser tão úteis é que o FNDC não apenas desenvolve novas células cerebrais como também é útil para conter a depressão.

Os benefícios antidepressivos dos exercícios têm sido documentados na literatura médica. Um estudo comparou os benefícios dos exercícios aos do antidepressivo controlado Zoloft (Sertralina). Depois de 12 semanas, os exercícios mostraram ser tão eficientes quanto o Zoloft no controle da depressão. Depois de dez meses, superaram os efeitos do remédio. Minimizar os sintomas da depressão não foi o único ponto em que os exercícios físicos superaram o Zoloft.

Assim como todos os outros medicamentos controlados para depressão, o Zoloft está associado a efeitos colaterais negativos, como disfunção sexual e falta de libido. Além disso, ingerir esse medicamento pode arruinar sua capacidade de se qualificar para um seguro de saúde. Por fim, tomar um comprimido controlado não ajuda você a aprender novas habilidades. Já os exercícios melhoram sua capacidade física, sua forma física e sua saúde, o que também aumenta sua autoestima. Não afetam sua qualidade de segurável e permitem que você adquira novas habilidades. Se alguém em sua família sente depressão, os exercícios podem ajudar.

Ofereço um curso a pessoas que sofrem de depressão, e um dos principais aspectos que abordamos é a importância dos exercícios para evitar esse mal. Incentivo todos esses pacientes a começarem a se exercitar e, especialmente, a realizarem uma atividade aeróbica que estimule o coração. Os resultados são realmente incríveis. Com o passar do tempo, muitos desses pacientes que vinham tomando medicamentos antidepressivos havia anos se sentem tão melhor que conseguem largar os remédios.

Reduzir a ansiedade. Embora não sejam tão numerosas quanto as evidências sobre a ação dos exercícios sobre a depressão, pesquisas sobre os efeitos dos exercícios sobre a ansiedade mostram que as atividades físicas de praticamente qualquer tipo e nível de intensidade podem reduzir a ansiedade. Em particular, tem sido demonstrado que os exercícios muito intensos podem reduzir a incidência de ataques de pânico.

Estimular a sexualidade. Os exercícios ajudam a aumentar o nível de testosterona e fazem você se sentir mais sexy. Além disso, você fica com uma aparência melhor, o que o leva a se sentir mais atraente e agir de maneira mais atraente. Mesmo poucos quilos ou centímetros perdidos podem fazer grande diferença no quanto você se sente sexy.

PROCURE SEU MÉDICO ANTES DE INICIAR UM PROGRAMA DE EXERCÍCIOS

OS MELHORES EXERCÍCIOS PARA SEU CÉREBRO

Tem sido demonstrado que exercícios aeróbicos, atividades de coordenação e treinamentos de resistência beneficiam o cérebro.

Obtenha o máximo de seus exercícios aeróbicos com um treino de tiro. Se você quer queimar mais calorias, eliminar as gorduras com mais rapidez e melhorar seu humor e seu cérebro, experimente um treino de tiro. Também conhecido como treinamento intervalado, o treino de tiro envolve tiros de sessenta segundos, em intensidade máxima, seguidos de alguns minutos de esforços menos intensos. Esse é o tipo de exercício que faço, e funciona. Provas científicas afirmam isso. Um estudo de 2006, feito por pesquisadores da Universidade de Guelph, no Canadá, verificou que os treinos de tiro muito intensos queimam gordura mais rapidamente do que as atividades contínuas de intensidade moderada.

Se você quer queimar calorias com tiros, faça exercícios intensos, como caminhar rápido (caminhar como se você estivesse atrasado para um compromisso) durante trinta minutos pelo menos quatro a cinco vezes por semana. Além disso, em cada uma dessas sessões você deve fazer quatro tiros de um minuto de exercícios intensos. Essas explosões curtas são essenciais para obter o máximo de seu treinamento. O treinamento com tiros curtos ajuda a elevar o nível de endorfinas, a melhorar o humor e a fazer com que você se sinta mais energizado. Também queima mais calorias e gordura do que os exercícios moderados contínuos. Eis um exemplo de trinta minutos de exercícios com tiros que estimulam o coração.

EXEMPLO DE TREINAMENTO COM TIROS

3 minutos	Aquecimento
4 minutos	Caminhada rápida (caminhe como se estivesse atrasado)
1 minuto	Tiro (corra ou caminhe o mais rapidamente possível)
4 minutos	Caminhada rápida
1 minuto	Tiro
4 minutos	Caminhada rápida
1 minuto	Tiro

4 minutos	Caminhada rápida
1 minuto	Tiro
4 minutos	Caminhada rápida
3 minutos	Diminuição do ritmo

Se você não pode dedicar trinta minutos inteiros a uma rotina de tiros aeróbicos, não jogue a toalha. Uma pesquisa do Massachusetts General Hospital, em Boston, mostra que apenas dez minutos de exercícios vigorosos podem desencadear mudanças metabólicas que promovem a queima de gordura, a queima de calorias e um controle melhor do açúcar no sangue por pelo menos uma hora. Para o teste, realizado em 2010, os pesquisadores observaram as mudanças metabólicas induzidas por exercícios em pessoas com diversos níveis de preparo físico: pessoas que ficavam com a respiração curta ao se exercitar, indivíduos de meia-idade saudáveis e corredores de maratonas.

Todos os três grupos se beneficiaram de dez minutos em uma esteira, mas os indivíduos com melhor preparo físico tiveram a maior melhora metabólica. Isso indica que, à medida que você melhora seu preparo físico, seu corpo queima gordura e calorias com mais eficiência durante os exercícios.

Estimule seu cérebro com atividades de coordenação. As atividades de coordenação – como dança, tênis e tênis de mesa (o melhor esporte do mundo para o cérebro) –, que compreendem uma atividade aeróbica e movimentos de coordenação, são os melhores estimuladores do cérebro para todos os tipos de comilões. A atividade aeróbica gera novas células cerebrais, enquanto os movimentos de coordenação fortalecem as ligações entre essas novas células, de modo que seu cérebro possa recrutá-las para outros propósitos, como pensar, aprender e lembrar.

O que realmente gosto nas atividades de coordenação aeróbicas é que muitas delas também funcionam como treinos de tiro. Por exemplo, no tênis e no tênis de mesa, você dá tudo de si durante uma jogada e em seguida tem um breve período de descanso antes da segunda jogada. A mesma coisa acontece com a dança, quando você dança uma música e em seguida faz um breve intervalo.

Em geral, recomendo que todos façamos alguma atividade de coordenação aeróbica pelo menos quatro ou cinco vezes por semana durante pelo menos trinta minutos.

Você normalmente evita atividades de coordenação por ser desajeitado? Isso pode ser parte do motivo pelo qual tem dificuldade de controlar sua alimentação. Isso acontece porque o cerebelo, que é o centro de coordenação do cérebro, está ligado ao CPF, onde ocorrem as tomadas de decisões e as avaliações. Se você não é muito coordenado, isso pode indicar que também não é muito bom para tomar decisões corretas. A intensificação dos exercícios de coordenação pode ativar o cerebelo, melhorando, assim, seu discernimento para que você possa tomar decisões melhores.

Fortaleça seu cérebro com um treinamento de força. Também recomendo acrescentar um treinamento de força a seus exercícios. Pesquisadores canadenses verificaram que os treinamentos de resistência têm seu papel na prevenção do declínio cognitivo. Além disso, desenvolvem os músculos, o que pode aumentar seu metabolismo para ajudá-lo a queimar mais calorias ao longo do dia. Muitas pesquisas mostram que adicionar um treinamento de resistência a um programa de nutrição com controle de calorias pode resultar em uma perda maior de gordura corporal e em uma perda de mais centímetros do que fazer apenas uma dieta.

Acalme e concentre sua mente com atividades de atenção. Tem sido demonstrado que a ioga, o tai chi e outros exercícios de atenção reduzem a ansiedade e a depressão e melhoram o foco. Embora não ofereçam o mesmo benefício de gerar FNDC proporcionado pelas atividades aeróbicas, esses exercícios também podem estimular seu cérebro, levando-o a melhorar seu autocontrole e a deixar de comer em excesso por ansiedade e motivos emocionais.

"VEM DANÇAR COMIGO!"

Eddie Deems tem 92 anos e ensina dança de salão há setenta, o que o torna um dos dançarinos mais idosos – e mais completos – da área metropolitana de Dallas. Ágil e elegante em seus mais de 90 anos, Eddie usa um bonito terno escuro completo, com direito a lenço de seda no pescoço. É o próprio retrato de um instrutor de dança profissional, profissão que ainda exerce. Ele é um exemplo vivo de um dos melhores exercícios do mundo para a longevidade: dançar!

Imagine que você vai a um médico, reclama de depressão e, em vez de prescrever Zoloft ou Prozac, ele lhe dá uma receita que diz: "Faça dez aulas de tango e me procure daqui a dois meses." Por mais despropositado que isso possa parecer, esta poderia ser muito bem uma resposta melhor do que uma medicação para muitas pessoas com problemas de falta de ânimo.

"Nós nos tornamos uma nação de dançarinos sentados, hipnotizados com *Dancing with the Stars* e *So You Think You Can Dance*", diz Lane Anderson num artigo para a *Psychology Today*. "Mas pesquisas mostram que se divertir dançando é mais benéfico para as habilidades sociais, para melhorar o ânimo e até para reverter uma depressão."

"Num estudo recente da University of Derby", escreveu Anderson, "pacientes que fizeram aulas de salsa tiveram significativa melhora do humor ao fim de nove semanas de terapia balançando os quadris." Os pesquisadores verificaram que a combinação do aumento de endorfina proporcionado pelo exercício com a interação social e a concentração forçada melhorou o humor. Acho que é seguro supor que o estímulo emocional da música, que acalma e energiza o cérebro, também ajudou, juntamente com o orgulho de aprender uma nova habilidade.

Num estudo alemão, 22 dançarinos de tango apresentaram níveis mais baixos de hormônios do estresse e níveis mais altos de testosterona. Eles também relataram se sentir mais sensuais e mais relaxados. Outro estudo, da University of New England, mostrou que depois de seis semanas de aulas de tango, os participantes tinham níveis mais baixos de depressão do que um grupo de controle que não fez aulas, e seus resultados eram semelhantes aos de um terceiro grupo, que fez aulas de meditação. A dança exige um foco extremo, ou uma "atenção" extrema, e quando o cérebro está profundamente envolvido nesse nível, os padrões de pensamento negativos que levam à ansiedade e à depressão são interrompidos.

Usar o corpo em movimentos físicos ritmados também contribui para abrir as pessoas em vários níveis. "Pacientes deprimidos tendem a ter as costas curvadas, o que leva a cabeça para baixo, de cara para o chão", disse Donna Newman-Bluestein, uma dançoterapeuta da American Dance Therapy Association. "A dança faz o corpo se erguer, numa postura aberta, otimista."

Portanto, pegue seu parceiro e valse um pouco pela cozinha, ou ponha "Dancing Queen" para tocar no volume máximo (ninguém está olhando, não é mesmo?) e saia dançando. O que você tem a perder além do mau humor e alguns quilos?

DR. JOE DISPENZA: COMO MOBILIZAR SEU CÉREBRO PARA UMA DECISÃO DEFINITIVA

Além de se manter em movimento, outro aspecto único da história de Andy foi sua postura de "ir com tudo" em duas decisões para mudar sua vida, das quais não houve volta. Nem mesmo um deslize. Isso me lembra uma cena famosa de *O império contra-ataca* em que Yoda diz a Luke: "Faça ou não faça. Não existe tentativa."

O que permite às pessoas fazer essas promessas fortes a si mesmas e não quebrá-las? Onde não existe mais "tente" existe apenas "faça".

O Dr. Joe Dispenza, autor do livro *Evolve the Brain: The Science of Changing Your Mind*, escreveu: "Espero que você tenha tido uma experiência em sua vida em que sua intenção, seu foco e sua vontade estão alinhados." O Dr. Dispenza se tornou um amigo e encaminha muitas pessoas às nossas clínicas. Acho que ele está dizendo algo importante aqui. Reflita por um momento sobre as promessas que você fez a si mesmo no passado e pense no que ocorreu quando você manteve uma promessa e não a quebrou. Para alguns de vocês, talvez tenha havido um momento em que disseram a si mesmos "Não sofrerei mais abusos", e se libertaram de alguém que abusava de vocês, para nunca mais. Ou talvez tenha sido o momento em que você escolheu sua carreira, sabendo de todos os anos de estudo e treinamento que teria pela frente, sabendo, também, que esse era o seu caminho, e então se matriculou, foi com tudo e terminou o curso. Esses foram momentos em que "intenção, foco e vontade" convergiram para facilitar uma grande mudança. Acredito que a intenção, o foco e a vontade tenha origem em seu CPF (o supervisor do cérebro) e em seu sistema límbico (o cérebro emocional), num trabalho em conjunto. Juntos, eles ajudam você a fazer a si mesmo um tipo de promessa profunda, intrínseca e duradoura de fazer escolhas radicalmente melhores para seu cérebro novo e aprimorado.

Em uma conversa recente com o Dr. Joe Dispenza, ele me contou mais sobre como e por que tomar uma decisão de "ir com tudo" em direção ao seu bem-estar, o que pode mudar positivamente o rumo de sua vida.

1. OBSERVE SEUS PENSAMENTOS

Para começar o processo de mudança, o Dr. Dispenza ensina os outros a se tornarem "metacognitivos". Isso significa nos distanciarmos de nossos padrões de pensamento e observá-los. Nós "pensamos em nossos padrões de pensamento".

"Quando começamos a especular sobre novas maneiras de pensar e ser, as perguntas do tipo 'E se?' abrem um mundo de possibilidades", diz ele. O CPF adora esse tipo de pergunta, acha-as estimulantes. "Por que não acordar toda manhã e começar o dia lembrando a si mesmo como você quer ser e se sentir?", pergunta ele. "E também lembrar todos os dias a si mesmo quem você não quer ser."

O Dr. Dispenza observa que o modo como você pensa cria o modo como você sente (emoções). O modo como você sente (seu estado emocional) cria um humor que, se não for analisado, acaba criando um padrão de comportamento e, consequentemente, moldando sua personalidade. Sem dúvida, sua personalidade afeta seu senso da realidade. Muita coisa começa com um único pensamento. Como diz o antigo provérbio: "Como um homem imagina em sua alma, assim ele é." Mas como realmente chegamos à decisão de mudar? O Dr. Dispenza diz que isso tem a ver com a criação de uma *intenção firme* (com o nosso CPF), forte o bastante para romper antigos hábitos.

2. VISUALIZE SEUS NOVOS HÁBITOS DESEJADOS EM DETALHES

Uma maneira de criar novos hábitos é praticar mentalmente. Numa experiência, o Dr. Dispenza observou que pessoas que não tocavam piano foram ensinadas a praticar uma série de movimentos dos dedos sobre o piano duas horas por dia, durante cinco dias. Outro grupo de não pianistas foi solicitado a "tocar" piano mentalmente (sem mover os dedos) pela mesma quantidade de tempo. Exames cerebrais mostraram que os dois grupos apresentaram o mesmo padrão de aprendizado novo no cérebro. O treinamento mental, por si só, mudou o cérebro da mesma maneira que a prática de verdade. Passar algum tempo visualizando exatamente como você passará o dia para ser mais saudável e viver mais é uma ferramenta mental valiosa para prepará-lo para a decisão de "ir com tudo" para mudar de uma vez por todas.

3. ALIMENTE SEU CÉREBRO COM NOVAS EXPERIÊNCIAS PARA CRIAR NOVAS REDES NEURAIS

O trabalho do Dr. Dispenza enfatiza a verdade da ciência do cérebro de que "os neurônios que disparam juntos se interligam". Quanto mais você alimenta seu cérebro de novas experiências e novos aprendizados, mais esses neurônios disparam; e quanto mais você *repete* experiências semelhantes e sobrepõe conhecimentos semelhantes, mais seus neurônios disparam *e* se interligam. Quando vistos em potentes microscópios, os neurônios se parecem muito com linhas se unindo para criar uma rede de pesca. Isso é o que chamamos de rede neural. Outra maneira, portanto, de tomar uma decisão, "de uma vez por todas", é alimentar o cérebro de novas experiências e novos aprendizados até seus neurônios "dispararem e se interligarem" para se tornarem novas redes de neurônios, ou novos pensamentos e ações automáticos. Por exemplo, quanto mais você lê e estuda livros como este sobre a saúde do cérebro, mais cria conexões de informações que, interligadas, começam a mudar seu cérebro. Quanto mais você se arrisca a ter novas experiências ao longo do tempo – como comer mais frutas e vegetais todos os dias ou caminhar trinta minutos por dia – mais isso se torna um bom hábito.

4. ESTUDE MODELOS A SEREM SEGUIDOS

Outra maneira de ajudar seu cérebro a mudar é ler e estudar sobre aqueles cujas vidas você gostaria de imitar. O Dr. Dispenza gostou da biografia de Nelson Mandela porque lhe ensinou como um homem nobre pode sofrer injustamente durante anos em uma prisão para depois perdoar e ir em frente, fazendo grandes coisas em sua vida. A biografia dos irmãos Wright é um grande incentivo para alguém se arriscar num sonho que para muita gente não parece realista. Abraham Lincoln é um modelo de honra, integridade, fé e humor numa época de grande crise. Neste livro, estou contando histórias de pessoas reais que mudaram seus cérebros, mudaram suas vidas e suas idades biológicas para ajudar a inspirar você a acreditar que também pode mudar.

5. INTENÇÃO FIRME

"O problema no modo como a maioria das pessoas toma decisões de mudar é que elas dizem a si mesmas, quando estão deitadas no sofá com o controle remoto à mão, comendo porcarias e bebendo cerveja, 'Amanhã vou me organizar e mudar'", explica o Dr. Dispenza. "Mas o corpo está dizendo à mente, 'Ah, relaxe. Ele não está falando sério. Ele sempre fica dizendo isso, mas não muda. Vá lá e pegue mais uma batata frita e uma cerveja.'

"Mas quando você realmente toma uma decisão e está num estado de intenção firme – ou seja, *sabe* perfeitamente que vai persistir numa nova maneira de pensar ou agir –, você quase sente os pelos atrás do pescoço eriçarem. Você está dizendo a si mesmo, com profunda convicção: 'Não me importa o que os outros digam ou façam. Não me importa o que aconteça ou os desafios que enfrentarei. Não me importa o quanto é difícil. Vou fazer isso. Vou mudar.' Quando você está nesse ponto de atenção séria, firme, seu corpo para e presta atenção. Ele sabe que o cérebro está falando sério. E o corpo agora seguirá a direção de um córtex pré-frontal firmemente convencido."

ATIVIDADE FÍSICA E MAL DE ALZHEIMER: ENCOLHIMENTOS ACONTECEM

O Dr. Cyrus Raji, ph.D., é um médico e pesquisador brilhante, articulado e bondoso do Departamento de Radiologia da Universidade de Pittsburgh, que supervisionou e publicou alguns estudos fascinantes sobre a correlação entre mal de Alzheimer, demência e atividade física. Ele também se tornou um bom amigo, uma vez que nós dois temos forte interesse pelo cérebro e pela longevidade.

O Dr. Raji passou a se interessar em ajudar o cérebro a permanecer saudável por mais tempo por causa de uma experiência pessoal. Sua avó era professora, uma mulher brilhante, que falava cinco línguas. Mas era fumante, teve dois derrames e acabou sucumbindo à demência e ao mal de Alzheimer. Em seus anos de declínio, seu cérebro foi se reduzindo, a ponto de parecer o cérebro de uma criança perdida e confusa. Depois de ver aquela luz brilhante em sua vida se apagando, Cyrus tem dedicado grande parte de sua carreira a fazer o que pode para deter a horrível maré de demência e Alzheimer no mundo. Conforme mencionei no Capítulo 1, mais de cinco milhões de americanos sofrem atualmente dessa doença, e como não afeta apenas as pessoas que são acometidas por ela, mas também aquelas que as amam, o alcance da dor é enorme.

O Dr. Raji está envolvido com imagens cerebrais e pesquisas sobre o mal de Alzheimer há sete anos, mas nos últimos cinco concentrou sua pesquisa no modo como fatores do estilo de vida podem afetar nossos cérebros positiva ou negativamente. Utilizando um tipo especial de tomografia do cérebro, pesquisadores podem medir o volume total deste, bem como o volume de suas partes individuais. Quanto maior o volume, mais saudável é o cérebro. Quando não está saudável, ou fica velho, o cérebro encolhe, e os neurônios também ficam menores. Mas quando uma pessoa tem o mal de Alzheimer, os neurônios não apenas encolhem como começam a morrer nas partes do cérebro responsáveis pela memória, pela organização e pela personalidade.

O Dr. Raji está envolvido com um estudo que começou nos anos 1980, acompanhando 450 indivíduos ao longo de um período de vinte anos, para observar especificamente como fatores do estilo de vida afetaram seus corpos à medida que eles envelheciam. Em certa medida, o encolhimento do cérebro é normal no envelhecimento. Cientistas chamam esse processo de atrofia; o cérebro encolhe mais ou menos como os músculos encolhem quando não os utilizamos. À medida que o cérebro atrofia, os lapsos de memória se tornam cada vez mais frequentes.

Porém, no mal de Alzheimer, como os neurônios estão morrendo, eles são realmente menos numerosos nas partes do cérebro que ajudam uma pessoa a organizar seu dia e a se lembrar de coisas, pessoas e lugares, e que formam grande parte de sua personalidade.

Em um dos primeiros estudos nos quais o Dr. Raji trabalhou, examinou-se como a obesidade afetava o volume do cérebro num grupo de pessoas normais (indivíduos sem qualquer indicação de problemas de deterioração do cérebro).

Mencionei esse estudo no Capítulo 1, mas vale a pena repeti-lo. Ele mediu a obesidade usando o índice de massa corporal (IMC), que é o seu peso dividido por sua altura elevada ao quadrado. Um IMC normal fica entre 18,5 e 24,9; quando se está acima do peso, fica entre 25 e 29,5 (72 milhões de pessoas nos Estados Unidos se encaixam nessa categoria). O que o Dr. Raji e sua equipe de pesquisa verificaram foi que, quanto maior a obesidade, menor o volume do cérebro e maior o risco de Alzheimer. Os cérebros daqueles que estavam acima do peso encolhiam. O mesmo não acontecia com aqueles que não estavam acima do peso. Esse é o estudo no qual baseio o que chamo de síndrome do dinossauro em meus especiais na PBS: quanto maior o corpo, menor o cérebro. Nada bom. O grupo do Dr. Raji repetiu o estudo usando setecentos indivíduos no estágio inicial de Alzheimer e verificou que a obesidade piora as coisas. (Eles não usaram pessoas em estágio avançado da doença porque nesse estágio as pessoas são magras, uma vez que se esquecem de se alimentar, e a essa altura perder peso não vai ajudar o cérebro delas. É tarde demais.)

Quando foi publicado pelo Dr. Raji, esse estudo recebeu um bocado de atenção da mídia. Foi uma "descoberta triste", disse o Dr. Raji numa conversa recente. Foi o estímulo para encontrar algo positivo que pudesse alterar essa tendência ruim no cérebro. Então ele começou a examinar como os fatores do estilo de vida – particularmente a atividade física – podem ajudar o cérebro. Ele e sua equipe investigaram a atividade física mais simples que qualquer pessoa de qualquer idade pode fazer: caminhar. Ele sabia que se pudesse provar que caminhar ajuda o cérebro, a conclusão seria de que o exercício faria o mesmo bem, ou talvez um bem ainda maior, para o volume do cérebro.

"Analisamos o efeito que as caminhadas tinham sobre 299 pessoas normais", contou Cyrus. "Verificamos que as pessoas que caminhavam 1,6km por dia, ou aproximadamente 12 quadras, seis vezes por semana, haviam aumentado o volume do cérebro, com o passar do tempo, em áreas de memória e aprendizado." Levando isso mais adiante, ele descobriu que havia uma redução de 50% na possibilidade de ter Alzheimer ao longo de um período de 13 anos de testes. (Outra maneira de dizer isso é que a doença era reduzida à metade por um fator.)

Em novembro de 2010, o Dr. Raji examinou 127 pessoas que tinham o que ele chama de deficiência cognitiva moderada (muitos lapsos de memória) e alto risco ou o estágio inicial de Alzheimer. "Nós olhamos o efeito das caminhadas sobre seus cérebros suscetíveis. Nesse estudo, tínhamos apenas pessoas que caminhavam aproximadamente 8km por dia. A boa notícia foi que caminhar preservava o volume de seus cérebros. Não reduzia o volume dos cérebros, mas as ajudava a preservar o que tinham, sem novos encolhimentos." Esse benefício se estendia àqueles que estavam na categoria de obesos. Para qualquer pessoa, de qualquer peso, as caminhadas detinham a atrofia do cérebro.

Com frequência, perguntam ao Dr. Raji sobre outros tipos de exercício para pessoas que não gostam de caminhar. Sua resposta é sempre a mesma: "Faça o que você gosta de fazer, porque é mais provável que você faça isso com mais frequência. Ser fisicamente ativo melhora o fluxo sanguíneo para o cérebro. Isso distribui oxigênio e outros nutrientes para os seus neurônios."

FAÇA: MANTENHA O RITMO

Quando o programador de softwares Brad Isaac perguntou a Jerry Seinfeld – na época ainda um humorista que fazia turnês – qual era seu segredo, Seinfeld pediu a Isaac para apanhar um daqueles calendários de parede que tem o ano inteiro numa única página. Para ele, tornar-se um comediante melhor significava escrever todos os dias, portanto, para cada dia que trabalhava escrevendo, Jerry marcava um X vermelho grande sobre a data. Logo, havia uma rede de X vermelhos, e não romper a rede se tornou uma motivação. Algumas pessoas podem achar extrema a dedicação de Andy McGill, mas esta costuma ser a marca registrada de uma pessoa bem-sucedida. Mantenha um bom ritmo.

Há momentos em que, capturados pela resistência mental que nos impede de começar, esquecemos o quanto é realmente agradável o ato de fazer. Quando finalmente começa, e está empenhado no trabalho, você pensa: "Ei, acho que gosto disso." O que adoro na ideia do calendário de Seinfeld é que ela permite a você se desviar de sua teimosia "eu não quero" e se redirecionar para não querer estragar um bom ritmo vitorioso.

Quando estive em Sacramento recentemente para um programa da televisão pública, o gerente da emissora contou que usava a mesma técnica para se exercitar. Ele corria na esteira trinta minutos por dia e marcava um X no calendário. A série de X era tão gratificante que ele sentia que tinha de continuar. Então isso se tornou um hábito. Recomendo a você experimentar o "calendário de parede e o sistema de X" ao começar a cultivar seu hábito de se exercitar diariamente. Essa simples visão do quadro envolve o cérebro de uma maneira que motiva seu corpo a continuar com o programa. O quadro é um apelo a seu CPF lógico; mas a série de X – que significa realização – dá ao seu sistema límbico uma pequena onda de bons sentimentos. Zás! Seu cérebro está entrando no negócio!

Conclusão? Encontre um exercício do qual você goste, seja caminhar pelo quarteirão, malhar na academia ou dançar com os famosos (em sua sala) e tome uma decisão, na firme intenção de *fazer*. Seu corpo e seu cérebro lhe agradecerão durante décadas e décadas!

MUDE SUA IDADE AGORA: VINTE HÁBITOS CEREBRAIS PARA MANTÊ-LO NA DIREÇÃO DE UMA VIDA LONGA E SAUDÁVEL!

1. Nunca é tarde para ser a pessoa que você sempre quis. Parar com um mau hábito, como beber demais, e adotar um novo hábito, como exercitar-se todos os dias, é algo que qualquer pessoa pode fazer quando realmente decidir mudar. Pense em dar uma de "Andy McGill": parar com um mau hábito hoje e substituí-lo por um novo imediatamente.

2. A maioria dos "bebedores sociais" subestima a quantidade que bebem e os danos que isso causa em seu cérebro. Dê uma olhada novamente no SPECT de Andy "antes". Se você sabe que está bebendo demais, lembre-se de que o excesso de álcool é tóxico para seu cérebro. Os "buracos" no exame do cérebro ensopado de álcool representam áreas que não estão recebendo sangue suficiente para funcionarem bem. Determine-se a tornar seu cérebro uma "zona livre de toxinas" e volte a bombear sangue para ele!

3. Adote a atitude de Andy e os exercícios diários garantirão que uma parte de seu dia seja ótima! Não importa o que aconteça, você pode gostar e se sentir energizado nos momentos especiais que reserva para amar a si próprio investindo em sua saúde. As endorfinas do bom humor são sua recompensa imediata! Uma boa saúde é a recompensa a longo prazo.

4. Entre num ritmo e não pare! Experimente ter um calendário que você usa apenas para prosseguir com seus exercícios. Faça um X ali todos os dias em que se exercitar e estabeleça um objetivo de ter cinco X em seu calendário toda semana, durante um mês. Recompense a si mesmo quando alcançar esse objetivo! Depois faça isso de novo, de novo e de novo...

5. Seu cérebro sabe se você está falando sério ou não quando você toma uma resolução. Reserve algum tempo para deixar seu cérebro e seu corpo saberem que seu compromisso de mudar não é piada e diga a si mesmo, com profunda convicção: "Não me importa o que qualquer outra pessoa diga ou faça. Não me importa o que aconteça ou os desafios que enfrentarei. Não me importa o quanto isso é difícil. Vou fazer. Vou mudar." Escreva e releia com frequência sua promessa feita a si mesmo.

6. Comece lembrando a si mesmo toda manhã como você quer ser e se sentir. Ajude a criar seu ótimo dia fazendo isso. Lembre a si mesmo, também, como você não quer se sentir e que passos precisa dar para assegurar que seu dia seja fabuloso – a começar por reservar parte do seu dia para se exercitar.

7. Leve em conta que demora algum tempo para superar o desconforto de acrescentar uma nova rotina em sua vida, como uma atividade física diária. O cérebro gosta do *status quo*, mas pode ser treinado para mudar e se aprimorar. Assuma a custódia de seu cérebro e de seu corpo! Vença o incômodo até o exercício se tornar familiar e uma rotina, como escovar os dentes.

8. Em vez de recorrer a doces, petiscos gordurosos ou álcool, ao se sentir estressado, faça algo que realmente funciona para reduzir a ansiedade e a irritação: exercite-se e sue! A atividade física ajuda a administrar o estresse ao reduzir imediatamente os hormônios do estresse, e torna você mais resistente ao estresse com o passar do tempo.

9. Se você está sofrendo de uma depressão suave ou moderada, ou mesmo de um desânimo temporário, lembre-se de que os exercícios podem ser tão eficientes quanto um antidepressivo, sem os efeitos colaterais negativos. Na verdade, os efeitos colaterais são positivos: você terá uma aparência melhor, um corpo melhor, e aumentará sua libido. Mesmo que você tome antidepressivos para uma depressão séria, os exercícios podem aumentar a eficácia deles.

10. Além da longevidade, da boa aparência e de ter mais energia, lembre-se de que os exercícios são uma das melhores maneiras comprovadas de prevenir demência, declínio cognitivo e Alzheimer. Se os cientistas

pudessem patentear uma pílula com esses resultados, ficariam muito ricos.

11. Cada pessoa é motivada a ficar saudável por motivos diferentes, mas descobri que compartilhar a descoberta de uma pesquisa de que "à medida que seu peso aumenta, seu cérebro diminui" é um motivador potente para muita gente continuar em frente e adquirir controle sobre o peso.

12. A maioria das pessoas que não se exercita logo que acorda não se exercitará. O dia e sua lista de afazeres nos invadem e oferecem desculpas para deixar de se exercitar. Faça das atividades físicas parte de sua rotina matinal regular e será mais fácil manter o hábito.

13. Caminhar 1,6km seis dias por semana é geralmente uma atividade fácil e que a maioria das pessoas pode fazer, e está provado que ajuda a proteger o cérebro. Porém, o melhor exercício para você é aquele que você vai se comprometer a fazer! Se seu negócio é nadar, faça isso de qualquer jeito, e aproveite! Se gosta de tênis, incorpore isso à sua rotina semanal. Faça o exercício que o deixa feliz. O mais importante é simplesmente fazer, e fazer quase todo dia, com persistência.

14. Considere a possibilidade de dançar, se você gosta de música e ritmo. Isso pode manter você jovem por dentro, pode afastar a depressão, mantê-lo socialmente conectado e melhorar seu cérebro e seu corpo.

15. Já notou que você dorme melhor nos dias em que pratica atividades físicas? E que pode ter dificuldade de pegar no sono e continuar acordado quando passou o dia sentado e comendo? Fazer exercícios com frequência normaliza a produção de melatonina no cérebro e ajuda você a ter uma boa noite de sono. Noites bem-dormidas melhoram seu humor e sua capacidade de tomar decisões, reduzindo o risco de obesidade e depressão.

16. Quer parecer mais jovem? Aqueles que não se exercitam parecem mais velhos porque têm a pele do rosto e do pescoço mais flácida. Aqueles que se exercitam tendem a parecer anos mais jovens do que aqueles que não se exercitam.

17. Levantar pesos ou usar seu próprio peso como resistência pode aumentar sua força muscular e seu vigor, e enrijecer os músculos sob sua pele, dando uma "levantada" em todo o seu corpo. Enquanto estiver assistindo à TV, faça alguns exercícios abdominais, flexões de braço, elevação de pernas ou agachamentos. Mantenha um par de halteres perto do sofá e levante um pouco de ferro enquanto estiver de olho na tela.

18. Acelere! Caminhar com rapidez é um indicador de longevidade, portanto, tente apressar um pouco o passo. Eu digo às pessoas para caminharem como se estivessem atrasadas para um encontro.

19. Exercícios de dobra e alongamento do corpo, como ioga, pilates e tai chi, ajudam a fortalecer seu eixo, mantêm a flexibilidade, reduzem o estresse e contribuem para o equilíbrio, o que reduz seu risco de cair.

20. Para realmente queimar calorias, experimente um treino de tiro, o que envolve um esforço máximo durante alguns minutos seguido de exercícios mais moderados. Corra o mais rapidamente possível durante um minuto e em seguida caminhe rapidamente durante quatro minutos, e repita isso durante trinta minutos ou mais.

4

JOSE

E depois? Otimize seu córtex pré-frontal para abastecer sua consciência e tomar decisões melhores e mais saudáveis

*Eu não conto mentiras, porque posso olhar para o futuro
e ver que isso traz mais problemas do que benefícios.*
– Chloe, 7 anos

Em grande parte, seu comportamento é direcionado pelo funcionamento real – físico – de seu cérebro. Quando seu cérebro funciona direito, você tem maior probabilidade de agir de maneira atenta, consciente, o que o ajuda a viver mais. Quando seu cérebro está com problemas, é mais provável que você aja por impulso, levianamente, sem pensar, o que o põe em risco de ficar doente e ter uma morte precoce. Uma das coisas mais inteligentes que você pode fazer para aumentar a duração e a qualidade de sua vida é otimizar o funcionamento físico de seu cérebro. A história de Jose é um exemplo perfeito.

JOSE

No início de 2010, um produtor do programa *Dr. Phil* me telefonou e perguntou se eu poderia ajudá-los num programa sobre infidelidade. Eles queriam que eu avaliasse Jose, um traidor compulsivo, e fizesse SPECTs dele. Quando conheci Jose, ele, com a ajuda da esposa, Angela, estava lutando contra sua infidelidade, suas mentiras e seu vício em pornografia. Até onde a esposa de Jose sabia, em seus quatro anos de relacionamento o marido a traíra oito vezes. No programa, Dr. Phil reagiu às oito incidências de infidelidade dizendo: "Meu pai costumava dizer que para cada rato que você vê, existem cinquenta que não vê."

Eles estavam casados havia três meses quando Angela descobriu que Jose a traía. Ela descobriu que ele tinha outra namorada quando a pediu em casamento, quando eles estavam planejando o casamento e dois dias depois do nascimento de Bella, agora uma menininha de 3 anos.

"Fiquei desolada e com muita raiva", disse Angela. "Dei minha arma à minha mãe porque achei que poderia atirar nele. Depois que o aceitei de volta, descobri que ele me traía com várias garotas. Ele é um mentiroso crônico e faz isso muito bem. Uma de minhas amigas me contou que viu Jose num vídeo de sexo dando um murro na cara de uma garota. Ela ficou chocada e bastante confusa. Ele gosta de sexo violento e tentou fazer isso comigo. Fica forçando para ver até onde pode ir. Ele procura excitação e precisa de estimulação o tempo todo. Eu me envolvi com o Sexaholics Anonymous porque pensei que ele tinha um problema, mas ele está começando a usar isso como desculpa. Ele diz: 'É um vício, não consigo evitar.' Isso é uma grande bobagem. Ele não pensa. Faz as coisas e depois diz que vai dar um jeito."

Jose disse: "Eu sempre fui o tipo de cara que fica azarando quando alguém aparece. Fiquei fora de casa cinco semanas até resolver acertar as coisas. Antes de me casar nunca senti culpa. Meu pai traía. Estou preocupado que eu seja viciado em sexo porque tenho necessidade de algo me estimulando, como casos amorosos, carros velozes, viver no limite. Perdi minha carteira de motorista porque recebi quatro multas por excesso de velocidade. No ano passado, eu estava sendo fiel, mas tinha um problema com pornografia."

No programa, Dr. Phil perguntou a Jose: "Se sua propensão é essa, por que não se divorciar e fazer o que você quer?" Jose respondeu que não era isso que ele queria. Ele queria ficar casado, ter uma família e criar sua filha. Seu pai traía, o que tivera um efeito negativo sobre sua família. Ele queria ser uma boa influência para a filha.

Quando conheci Jose, ele apresentava uma série de problemas além da infidelidade crônica. Era um viciado em adrenalina, tinha grande necessidade de velocidade, bem como um comportamento de busca de excitação. Seu SPECT cerebral mostrou três anormalidades altamente significativas.

1. Maior atividade em uma área da parte da frente do cérebro chamada giro do cíngulo anterior, que é a alavanca de marcha do cérebro. Uma atividade maior nessa região geralmente está associada a comportamentos compulsivos, em que a alavanca de marcha fica presa em pensamentos ou comportamentos negativos. Além das traições, Jose fazia tatuagens

compulsivamente. Era tatuado da cabeça aos pés. Embora fosse um homem inteligente, as tatuagens o impediam de conseguir trabalho.

2. Menor atividade em outra área da parte da frente do cérebro, o córtex pré-frontal (CPF). O CPF age como um policial em sua cabeça e ajuda você a manter-se na direção de seus objetivos, sem desviar-se. Também é considerado o freio do cérebro, e ajuda a nos impedir de dizer ou agir de acordo com a primeira coisa que vem à cabeça. Com base no exame e no comportamento de Jose, seu CPF estava com problemas.

3. Um padrão de lesão cerebral. O exame de Jose mostrou claramente evidências de trauma cerebral, com áreas danificadas nas partes da frente e de trás de seu cérebro.

Primeiramente, perguntei a Jose se ele já tivera alguma lesão no cérebro.
Ele disse que não.
Mas como eu já havia examinado dezenas de milhares de pacientes, eu sabia, porém, que o padrão do cérebro de Jose se devia, em parte, a uma lesão cerebral, então insisti.
Novamente ele disse que não. Já ouvi essa mesma história tantas vezes que isso já virou uma piada nas Amen Clinics. As pessoas, de início, nos dizem que não tiveram lesões significativas na cabeça. Depois, vemos o padrão óbvio de lesão cerebral em suas tomografias e continuamos investigando. Até que, por fim, elas nos dizem coisas ocorridas em acidentes dos quais haviam se esquecido, como "Caí de uma janela no segundo andar" ou "Caí da escada", ou "Quebrei o parabrisa do meu carro com a cabeça". Ou, como no caso de um de nossos jogadores da NFL, seu carro bateu numa grade de proteção em uma montanha, ele despencou de uma altura de 45m, em um rio embaixo, e o impacto o deixou inconsciente.
"Sim", admitiu Jose finalmente. "Eu jogava futebol americano na escola."
Em seguida, ele me contou que sofrera concussões várias vezes. Em seguida, lembrou que montara touros, praticara artes marciais e batera a cabeça com força muitas vezes. E então, de modo quase inaudível, ele disse:
"E eu era batedor de cabeça."
"Como é que é?", reagi.
Com um sorriso constrangido, ele prosseguiu:
"Eu costumava quebrar coisas com a cabeça. Era uma espécie de brincadeira de festa. Eu quebrava latas e garrafas de cerveja com a testa."

SPECT de uma superfície cerebral normal

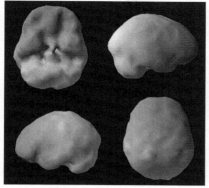

Atividade plena, equilibrada e simétrica

SPECT da superfície cerebral de Jose

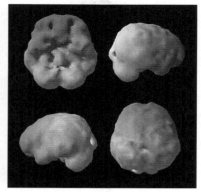

Atividade reduzida nas partes da frente (córtex pré-frontal) e de trás do cérebro, coerente com lesão ou lesões cerebrais anteriores

SPECT de cérebro ativo normal

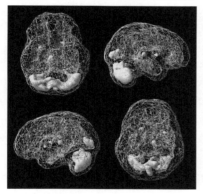

Maior atividade na parte de trás do cérebro

SPECT de cérebro ativo de Jose

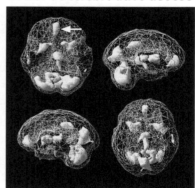

Maior atividade no cíngulo anterior, na parte da frente do cérebro, coerente com problema de troca de atenção (seta)

Todos nós temos um diálogo acontecendo em nossas cabeças sempre que estamos falando com outras pessoas. Os psiquiatras não são diferentes. Quando ouvi Jose dizer que costumava quebrar garrafas com a cabeça, pensei comigo: "Isso não é um sinal de vida inteligente." Mas não disse isso em voz alta, porque tenho um bom CPF e um freio interno razoavelmente forte.

Mas então Jose acrescentou:

"Quando eu bebia, muitas vezes amassava portas e paredes com a cabeça. Muitas vezes posso chegar às estacas das paredes de madeira usando a cabeça."

Diante disso, meu freio interno me traiu e eu disse em voz alta:

"Isso não é um sinal de vida inteligente."

Jose concordou.

O dia da gravação do programa *Dr. Phil* foi repleto de emoções. Angela estava furiosa e queria que Jose mudasse. Achava que bastava ele querer para fazer isso. Ela disse:

"Se não houver uma mudança completa, para mim chega."

Eu sabia das coisas. Até mesmo as melhores intenções são frustradas por um cérebro que não é saudável.

No programa, Jose disse que estava animado para ver os resultados dos exames.

Com seu sotaque texano arrastado e seu jeito direto de falar, Dr. Phil disse:

"É estranho ouvir alguém dizer que está animado para ter lesão cerebral. A pessoa pensa que isso lhe dá uma desculpa. É como se dissesse: 'Ei, não é minha culpa, meu cérebro não está bem.'"

Então Jose disse algo muito profundo:

"Não estou pensando nisso como uma desculpa, e sim esperando que possa ser a solução que vai me ajudar a mudar meu comportamento."

O programa então deu uma guinada interessante. Dr. Phil perguntou às pessoas da plateia se elas achavam que o vício em sexo era um fenômeno biológico real ou apenas uma desculpa para um mau comportamento. A plateia foi da opinião de que era apenas uma desculpa.

Entendo por que as pessoas acham isso, mas, pelos exames cerebrais que tenho visto e por meus anos de experiência ajudando pessoas a se livrarem de vícios, sei que existem sérios problemas cerebrais em ação. Já vi vícios em sexo arruinarem a vida de pessoas e levarem muitos viciados à beira da ruína financeira e até do suicídio. Também acredito que os vícios, incluindo o vício em sexo, vão piorar em nossa sociedade à medida que desgastarmos os centros do prazer do cérebro com uma exposição constante a atividades altamente estimulantes, como videogames, envio de SMS, envio de mensagens com conteúdo de sexo explícito pelo celular, pornografia na internet, filmes de terror e alimentos que viciam, como certos doces e cheeseburgers duplos.

Existe uma área no fundo do cérebro chamada núcleo acumbente que reage à dopamina, substância química do prazer e da motivação. Pense no núcleo acumbente como uma das principais alavancas de prazer do sexo. Sempre que sentimos prazer, um pouquinho de dopamina pressionou a alavanca. Se a alavanca é empurrada com força, como acontece com drogas como a cocaína, podemos sentir uma onda de prazer que nos leva a perder o controle sobre nosso comportamento. E se é empurrada com muita frequência, a alavanca fica sensibilizada, ou anestesiada, e precisamos de mais prazer para sentir alguma coisa. Além disso, se a atividade de seu freio no CPF é baixa, o núcleo acumbente pode, literalmente, assumir o controle de sua vida, como no caso de Jose. Para viver muito, é importante proteger seus centros de prazer e seu córtex pré-frontal.

Embora isso possa parecer estranho, tenha cuidado ao sentir prazer demais. Para mim, um dos motivos pelos quais atores e atletas de alto desempenho têm problemas de depressão e vício é que o sucesso pode lhes dar acesso livre ao que quiserem, a qualquer momento, e isso, muitas vezes, desgasta seus centros de prazer.

Depois do programa, Jose e Angela concordaram em me ver, para que os ajudasse. Ele estava sofrendo o bastante para concordar em seguir minhas recomendações. Eis o que receitei:

Parar o consumo de álcool. O álcool reduzia a função do CPF de Jose e diminuía o poder de freio de seu cérebro, o que o tornava menos capaz de dizer não às suas vontades.

Dormir o suficiente para manter uma função cerebral saudável. Dormir menos de seis horas à noite tem sido associado a um menor fluxo geral de sangue para o cérebro, o que leva a tomar mais decisões ruins.

Fazer uma limpeza em sua dieta. Comer apenas alimentos saudáveis que fazem bem à sua função cerebral ideal. Comer muitas vezes por dia para manter o açúcar no sangue estável. Pouco açúcar no sangue resulta em mais decisões ruins.

Eliminar a cafeína e bebidas energéticas que eram comuns em sua dieta. A cafeína diminui o fluxo sanguíneo para o cérebro. Qualquer coisa que reduza o fluxo sanguíneo para o cérebro aumenta a probabilidade de você tomar decisões ruins.

Acrescentei os seguintes suplementos para aprimorar o cérebro dele:

- Serotonin Mood Support para manter níveis saudáveis de serotonina e acalmar seu giro do cíngulo anterior e seus comportamentos compulsivos.
- Focus and Energy Optimizer para manter níveis saudáveis de dopamina e melhorar seu córtex pré-frontal, seu foco e seu controle de impulsos.
- Brain and Memory Power Boost para ajudar a restaurar a função cerebral saudável. Este é o mesmo suplemento que usamos em nosso estudo de reabilitação de cérebros na NFL.
- Óleo de peixe de boa qualidade.

Nos sete meses seguintes, vi Jose, Angela e sua adorável filha, Bella, com regularidade, para monitorar o progresso deles. Em nossas sessões, discutimos a nutrição, os suplementos e as estratégias para controlar os impulsos de Jose, que estavam se tornando cada vez menos intensos.

Fiz Jose internalizar a pergunta "E depois?" em sua cabeça para ajudar a estimular seu CPF pensando nas futuras consequências de seu comportamento. Ele finalmente teve um clique quando ouviu o refrão da canção de Clay Walter "Then what?". Jose percebeu que se não perguntasse "E depois?" e fizesse novas e melhores escolhas, seria alguém em que "ninguém vai confiar".

As coisas estavam indo tão bem para Jose e Angela que eles começaram a falar em ter outro filho. Foram para o Havaí de férias, para conversar mais sobre seu futuro juntos. Ali, Jose viu pessoas saltando de um penhasco de 18m de altura na água. Sua reação imediata foi querer juntar-se a elas. Buscar excitação era algo que fazia parte de sua vida havia muito tempo. Alguns diriam que estava em seu DNA. Quando Jose subiu a encosta, Angela revirou os olhos, pensando mais uma vez consigo mesma: "Como ele adora se exibir." Ela já o vira fazendo muitas coisas estúpidas desde que estavam juntos. Será que isso algum dia acabaria?

Mas dessa vez as coisas foram diferentes. Muito diferentes.

Quando Jose chegou ao topo do penhasco e olhou para baixo, algo aconteceu em sua mente. Ele começou a se sentir desconfortável, até ansioso. Embora tivesse visto outras pessoas saltando, percebeu que, como não podia ver muito bem as pedras na superfície da água, seria difícil desviar-se delas. Pensou: "E depois? E se eu cair errado? E se me machucar? E se ficar paralítico? Tenho uma mulher e uma filha e queremos outro filho. Ficar paralítico não será bom para nenhum de nós. Será que preciso realmente fazer isso?"

Ele se afastou da beira do penhasco para pensar no que faria em seguida. Esse nível de pensamento – parar para refletir sobre as consequências de uma ação arriscada – era novo para Jose. Um minuto depois, ele decidiu não saltar. Com uma sensação de liberdade, começou a descer a encosta. Angela ficou estupefata. Nunca havia visto Jose fazer uma coisa dessas. Talvez houvesse esperança.

Logo depois da viagem ao Havaí, fizemos um novo SPECT em Jose, que mostrou impressionante melhora em comparação a sete meses antes.

Trabalhando com o plano de tratamento, Jose literalmente mudou seu cérebro, melhorou incrivelmente sua vida e talvez a tenha prolongado. Enquanto escrevo esta história, faz mais de um ano e meio que me encontrei pela primeira vez com Jose, Angela e Bella. Eles continuam felizes, juntos e com esperanças em seu futuro como uma família íntegra. Angela já não acha que precisa deixar sua arma com a mãe e Jose tem sido fiel e está tomando decisões que provavelmente prolongarão sua vida por meio de uma previdência maior.

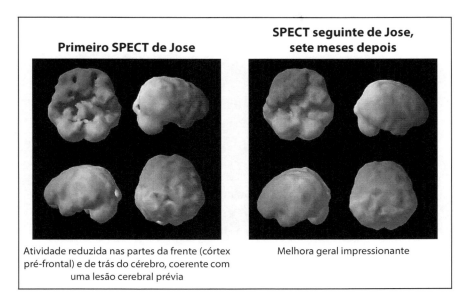

Primeiro SPECT de Jose — Atividade reduzida nas partes da frente (córtex pré-frontal) e de trás do cérebro, coerente com uma lesão cerebral prévia

SPECT seguinte de Jose, sete meses depois — Melhora geral impressionante

CONSCIÊNCIA E LONGEVIDADE

Conheço muitos pesquisadores que estão procurando a fonte da juventude e esperando encontrá-la em um novo medicamento ou suplemento natural. Estou torcendo para que eles nos ajudem. Mas nada jamais será tão importante para sua longevidade quanto a qualidade das decisões que você toma sobre sua saúde e suas relações ao longo da vida. A qualidade dessas decisões é um reflexo direto da saúde física de seu cérebro.

De acordo com um excelente estudo longitudinal, um dos principais indicadores da longevidade é a consciência. O estudo foi iniciado em 1921 pelo Dr. Lewis Terman, da Universidade de Stanford. Ele e sua equipe avaliaram 1.548 crianças brilhantes nascidas por volta de 1910. Ao longo de noventa anos, os pesquisadores fizeram muitas descobertas fascinantes que apontam claramente para a função cerebral saudável e a longevidade. Eis algumas de suas principais descobertas:

- O trabalho duro e as realizações (geralmente associados a uma boa função cerebral) são fortes indicadores da longevidade.
- Aqueles que mais se decepcionaram com suas conquistas morreram mais cedo.
- Não ser digno de confiança e não ter êxito na carreira (geralmente sinais de uma função cerebral ruim) foram características associadas a um grande aumento da mortalidade.
- Reagir a uma perda bebendo, ou com depressão, ansiedade ou fazendo uma tempestade em copo d'água, foi associado a uma morte precoce (e também a uma função cerebral ruim). Por outro lado, aqueles que, após um período de luto e adaptação (usando a capacidade de recuperação de um cérebro saudável), progrediram após a perda, ganharam um "bônus de resistência" e viveram em média cinco anos a mais do que a média.
- Atitudes otimistas e descuidadas incentivaram as pessoas a subestimar riscos e a tratar sua saúde de maneira relaxada, o que reduziu a longevidade. Elas morreram com mais frequência de acidentes e causas evitáveis (comportamentos associados a uma função do CPF ruim e a um subsequente planejamento ruim). Alguns veículos da mídia interpretaram equivocadamente esse resultado como se significasse que "os pessimistas vivem mais do que os otimistas". Isso não é verdade; os otimistas do tipo trabalhador e cuidadoso vivem mais do que uma pessoa média. São os otimistas descuidados que vivem menos, os que nunca se preocupam com as consequências futuras, não as planejam ou não pensam nelas.
- O planejamento cuidadoso e a perseverança (geralmente associados a uma boa função cerebral) foram associados à longevidade.
- Pessoas bem-sucedidas prudentes e persistentes, com famílias estáveis e apoio social, viveram mais (todos estes são sinais de uma função cerebral saudável).
- Pessoas com hábitos, rotinas e convívio social que incentivavam exercícios físicos se saíram melhor.
- As relações sociais têm um impacto enorme sobre a saúde. O grupo ao qual você está associado determina, com frequência, o tipo de pessoa que você se torna. Para pessoas que querem melhorar a saúde, a associação com outras pessoas saudáveis geralmente é o caminho mais garantido e direto para a mudança.
- Preocupações moderadas. como pensar no futuro, são importantes para se manter saudável.

Claramente, essa pesquisa e minha própria experiência clínica mostram que um pouco de ansiedade é bom. Pessoas como Jose se arriscam e têm níveis baixos de ansiedade, correm riscos que não são sensatos, o que pode levá-las cedo para o cemitério. Obviamente, ansiedade demais é ruim, mas pouca ansiedade tem sido associada a mais decisões erradas em relação à saúde e à segurança.

Pessoas conscienciosas e que "terminam o que começam" parecem ter um risco menor de desenvolver o mal de Alzheimer, de acordo com um estudo de 12 anos envolvendo freiras e padres católicos. Verificou-se que os indivíduos mais disciplinados tiveram uma probabilidade 89% menor de desenvolver a doença do que os outros. Robert Wilson e seus colegas do Rush University Medical Center, em Chicago, acompanharam 997 freiras, padres e irmãos cristãos, todos saudáveis, entre 1994 e 2006. No início do estudo, os religiosos fizeram um teste de personalidade para determinar seu nível de consciência. Com base nas respostas a 12 afirmações – tais como "Sou uma pessoa produtiva que sempre faz seu trabalho" – eles receberam uma classificação de 0 a 48. Em média, fizeram 34 pontos. Durante o período do estudo, 176 dos 997 participantes desenvolveram o mal de Alzheimer. Porém, aqueles que receberam as maiores notas no teste de personalidade – quarenta pontos ou mais – tiveram uma chance 89% menor de desenvolver Alzheimer do que os participantes que fizeram 28 pontos ou menos. A hipótese do Dr. Wilson foi de que os indivíduos mais conscienciosos tendem a ter mais atividade em seus CPFs, e outros pesquisadores confirmaram essa constatação.

AMOR E CARINHO PARA SEU CPF

O CPF dos seres humanos é bem maior do que o de qualquer outro animal. Compreende:

- 30% do cérebro humano
- 11% do cérebro do chimpanzé
- 7% do cérebro do cão (a não ser que seu cachorro seja como o meu, Tinkerbell, que não para de latir para estranhos e, nesse caso, provavelmente são 4%)
- 3% do cérebro do gato (que é a razão de eles precisarem de nove vidas)
- 1% do cérebro do camundongo

Neurocientistas chamam o CPF de parte executiva do cérebro, porque funciona como um chefe no trabalho. É o CEO dentro de sua cabeça. O comediante Dudley Moore disse certa vez: "O melhor dispositivo de segurança de um carro é um espelho retrovisor com um policial dentro dele." Seu CPF age como o policial dentro de sua cabeça, que ajuda a impedir você de tomar decisões ruins.

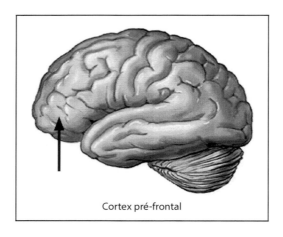

Cortex pré-frontal

É como se fosse nosso Grilo Falante pessoal. Se não está funcionando direito, decisões malpensadas podem pôr você em risco de ter uma vida infeliz, e até uma morte precoce.

O CPF está relacionado a:

- Prudência
- Discernimento
- Controle de impulsos
- Atenção
- Organização
- Planejamento
- Empatia
- Percepção
- Aprender com os erros

Um CPF saudável ajuda você a pensar em seus objetivos e planejá-los (por exemplo, "quero ter uma vida longa e saudável") e mantém você no caminho com o passar do tempo.

Um CPF com pouca atividade tem sido associado a:

- Imprudência
- Atenção de curta duração
- Impulsividade
- Procrastinação
- Desorganização
- Pouco discernimento
- Falta de empatia
- Falta de percepção
- Não aprender com os erros

O CPF só se torna plenamente desenvolvido por volta dos 25 anos de idade. Embora pensemos em pessoas de 18 anos como adultos, seus cérebros estão longe de estarem totalmente desenvolvidos. Cientistas estão aprendendo agora o que as empresas de seguro sabem há muito tempo. Quando o preço do seguro do carro muda? Aos 25 anos de idade. Por quê? Porque é quando as pessoas demonstram melhor discernimento ao dirigir e têm menor probabilidade de sofrer acidentes e custar mais caro às seguradoras.

Abaixo está um gráfico da atividade no córtex pré-frontal ao longo da vida. Baseia-se em mais de seis mil tomografias que fizemos em nossas clínicas. Você pode ver que o CPF de uma criança é bastante ativo, mas, com o tempo, a atividade começa a se estabilizar, porque conexões não utilizadas vão sendo podadas e as células cerebrais vão sendo envolvidas por uma substância gordurosa branca chamada mielina.

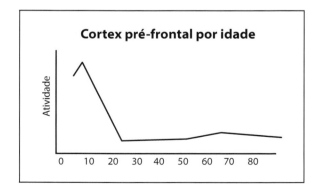

A mielina age como um isolante sobre fios de cobre e ajuda suas células cerebrais a trabalhar com mais eficiência. As células cobertas de mielina trabalham com uma rapidez de dez a cem vezes maior do que as descobertas. O córtex pré-frontal só alcança sua quantidade total de mielina, ou sua eficiência total, quando temos mais ou menos 25 anos. Qualquer coisa que atrapalhe a formação de mielina pode retardar ou danificar o desenvolvimento do cérebro. Todos os itens da lista a seguir atrapalham a formação de mielina:

- Fumo
- Álcool
- Drogas
- Traumas cerebrais
- Dieta pobre em nutrientes
- Estresse em excesso
- Poucas horas de sono

Se queremos que nossos filhos tomem decisões melhores ao longo de suas vidas, precisamos fazer um trabalho muito melhor ao cuidar de seus cérebros, já que o CPF proporciona a potência de sua capacidade de tomar decisões pelo resto da vida.

Nossa pesquisa também mostra um novo surto de atividade maior no CPF depois dos 50 anos.

Quando olhei essa parte da curva, comecei a pensar na sabedoria da idade. Você já notou que muitas coisas "tolas" se tornam menos importantes à medida que envelhecemos? Sabemos a diferença entre o que é "bobagem" e o que é "importante" – e a maioria das coisas realmente é "bobagem". Nós nos tornamos mais criteriosos e mais capazes de focar no que realmente importa na vida, e esse é o motivo de algumas pessoas serem melhores avós do que pais.

Bill Cosby tem um ótimo número em suas apresentações em que diz que seus filhos pensam que a avó deles é a pessoa mais maravilhosa da face da Terra. "Fico dizendo a eles", conta ele, "que essa não é a mesma mulher com a qual eu cresci. Vocês estão olhando para uma pessoa idosa que está tentando ir para o céu." Pode ser verdade, porém, é mais provável que isso tenha a ver com a sabedoria da idade. Se você cuida de seu cérebro, com o passar do tempo tem maior probabilidade de ser mais sábio, porque a sabedoria é uma função do cérebro que tem como base a inteligência surgida de muitas experiências de vida. A sabedoria também nos ajuda a manter o Anjo da Morte longe de nossa porta.

Outra maneira de pensar no desenvolvimento do CPF é pensar na maturidade. Considero que maturidade significa não cometer os mesmos erros repetidamente. Pessoas maduras cuidam de suas vidas de maneira mais criteriosa. Quando o CPF fica cheio de mielina, as pessoas agem com mais ponderação e tendem a cometer menos erros.

A SÍNDROME DO DINOSSAURO REVISITADA: CORPO GRANDE E CÉREBRO PEQUENO SÃO EXTINTOS

Em parceria com a Dra. Kristen Willeumier, ph.D., e Derek Taylor (analista de dados), publiquei um estudo importante na prestigiada *Nature Publishing Group Journal*, chamado "Obesity", que mostrou que, à medida que o peso de um grupo de pessoas saudáveis aumentava, a função do CPF sofria uma redução bastante significativa.

Na década passada, surgiram evidências cada vez maiores dos efeitos prejudiciais do excesso de gordura no corpo. Num estudo com 1.428 homens japoneses, pesquisadores encontraram reduções significativas dos tamanhos do CPF e dos lobos temporais (aprendizado e memória) de seus cérebros. Nora Volkow, diretora do National Institute on Drug Abuse, e seus colegas verificaram que, em adultos saudáveis, o IMC (índice de massa corporal) alto estava inversamente relacionado à atividade no CPF. O IMC elevado tem sido associado a alterações na mielina do CPF de adultos normais e idosos saudáveis.

O objetivo de nosso estudo era testar a hipótese de que um IMC elevado está associado a um fluxo sanguíneo menor para o CPF em um grupo de pessoas saudáveis submetidas ao SPECT cerebral. Para isso, comparamos nosso grupo de participantes "saudáveis" que tinham IMC alto com pessoas de nosso grupo "saudável" que tinham peso normal. Os resultados de nosso estudo foram muito claros. O grupo com IMC alto tinha, estatisticamente, uma atividade bastante baixa no CPF, em comparação ao grupo normal.

A obesidade está se tornando uma epidemia mundial e é um fator de risco para muitos distúrbios crônicos, incluindo doenças cardiovasculares, depressão e doenças neurodegenerativas, como Parkinson e Alzheimer. Recentemente, verificou-se que a obesidade é pior para o fígado do que o alcoolismo.

Não fomos capazes de determinar se problemas no CPF levaram a uma impulsividade maior e a uma subsequente obesidade, ou se estar acima do peso, ou obeso, foi o que causou diretamente as mudanças no cérebro. Os dois cenários podem ser verdadeiros. Os fatos de usarmos um grupo com cérebros saudáveis e excluirmos especificamente TDAH e outros distúrbios de comportamento argumentam contra a hipótese pré-mórbida, mas outros estudos têm mostrado uma associação entre TDAH e obesidade. Outros autores relatam, ainda, que o tecido corduroso aumenta diretamente as substâncias químicas inflamatórias, o que provavelmente tem efeito negativo sobre a estrutura e função do cérebro.

Um dos maiores problemas de estar acima do peso ou obeso é que existem evidências de que isso danifica seu CPF, que, conforme vimos, é a principal parte do cérebro responsável pelas tomadas de decisões. Portanto, se você não controla seu peso, é cada vez mais difícil, com o passar do tempo, usar seu bom discernimento para tornar-se e continuar saudável. *Agora* é a hora de começar a melhorar sua saúde e longevidade, não em algum momento no futuro, que é mais provável que nunca chegue.

TDAH, PROBLEMAS NO CPF E MORTE PRECOCE

O TDAH está associado à baixa atividade no CPF. A princípio, pensava-se que o TDAH era um distúrbio infantil que a maioria das crianças superava quando chegava aos 12 ou 13 anos. Os sintomas característicos desse transtorno são atenção de curta duração, distrair-se facilmente, desorganização, hiperatividade (dificuldade de ficar quieto) e pouco controle de impulsos. Pessoas com TDAH, como Jose, costumam buscar excitação e conflito; elas também tendem a ter problemas com o tempo (com frequência, estão atrasadas e chegam aos compromissos no último minuto). Nas últimas três décadas, ficou claro que muitas crianças com TDAH continuam a ter sintomas debilitantes pelo resto da vida. Elas tendem a superar a hiperatividade física, mas não os problemas de desorganização, desatenção, distração e controle de impulsos. Quando não é tratado, o TDAH tem sido associado a maior incidência de:

- Abuso de drogas e álcool (decorrente da impulsividade e para aliviar as sensações causadas pela hiperatividade)
- Problemas de relacionamento (impulsividade e busca de conflito)
- Mau desempenho na escola (problemas de atenção e impulsividade)
- Problemas relacionados ao trabalho (problemas com o tempo, a atenção e o controle de impulsos)
- Problemas de saúde (associados a estresse crônico, além de mais traumas na cabeça com o comportamento de busca de excitação)

- Obesidade (falta de controle de impulsos)
- Depressão (fracasso crônico)
- Falta de consciência (todos os itens acima)

No livro que escrevi com o respeitado neurologista Rod Shankle, *Preventing Alzheimer's*, argumentamos que o TDAH provavelmente está associado ao mal de Alzheimer devido à sua ligação com muitos males que expõem as pessoas ao risco de desenvolvê-lo, como abuso de álcool, obesidade, depressão e traumas na cabeça. Isso é muito importante, porque, quando o TDAH não é tratado, a pessoa não consegue controlar seus impulsos, o que a torna sujeita a problemas de saúde significativos, decisões ruins e morte precoce. Se você ou alguém que você ama tem sintomas de TDAH, é importante tratá-los. As maneiras naturais de tratar o TDAH, pela minha experiência, incluem intensos exercícios aeróbicos, uma dieta bastante saudável, um multivitamínico, óleo de peixe e suplementos (como chá verde, rhodiola e L-tirosina) ou medicamentos (como Ritalina ou Adderall) para aprimorar a função do CPF.

Depois que você percebe o papel absolutamente crucial do CPF na longevidade, precisa fazer todo o possível para protegê-lo e reabilitá-lo, se necessário.

ESTIMULE SEU CPF PARA CONTROLAR SUA CRIANÇA INTERNA E AUMENTAR SUA CONSCIÊNCIA

Todas as informações deste livro são destinadas a ajudar você a vencer a guerra em sua cabeça entre a parte adulta e criteriosa de seu cérebro (o CPF), que sabe o que você deve fazer, e seus centros de prazer, que são governados por uma criança interna mimada e insistente, que sempre quer porque quer alguma coisa.

Os centros de prazer de seu cérebro estão sempre procurando por bons momentos.

- Querem saltar de um penhasco.
- Adoram correr em motocicletas na chuva.
- Anseiam por sorvete.
- Querem cheeseburgers duplos.

- Ficam em fila à espera de um bolinho fresquinho.
- Focam em comer mais um pedaço de bolo.

Quando sua criança interna não é controlada, costuma ficar sussurrando para você, como um amiguinho perverso:

- "Faça agora..."
- "Tudo bem..."
- "Nós merecemos isso..."
- "Vamos lá, vamos nos divertir um pouco..."
- "Você está muito tenso..."
- "Aproveite..."
- "Já tomamos uma taça de sorvete. Uma a mais não vai fazer mal..."
- "Amanhã vamos nos comportar melhor, eu prometo..."

Sem uma supervisão adulta, sua criança interior vive apenas o momento, e pode arruinar sua vida. Tenho um amigo que contou que sua cunhada pegou uma gripe e teve que ficar de cama, no andar de cima. O filho de 4 anos dela resolveu "assumir" a casa enquanto a mãe estava se ocupando de uma dor de cabeça terrível, febre e vômitos. Quando o pai do menino chegou em casa, havia poças de sorvete derretendo sobre a bancada da cozinha; os potes e as panelas formavam uma pirâmide no chão; desenhos animados retumbavam na TV em volume máximo e roupas, brinquedos e cobertas (transformadas em tendas e fortes) estavam espalhados por toda parte. Anarquia e caos absolutos! Esta é uma boa visão do que acontece com sua vida quando seu CPF não está funcionando: sua criança interna assume o comando enquanto seu adulto interno está cochilando. A bagunça resultante é algo para se ficar atento.

Para equilibrar seus centros de prazer e domar sua criança interior, o CPF ajuda você a pensar duas vezes antes de fazer alguma coisa. Ele pensa em seu futuro, e não apenas no que você quer no momento. Em vez de focar no bolo de chocolate, ele é a voz racional em sua cabeça que ajuda você a:

- Evitar ter um barrigão.
- Lembrar-se de que "comida é remédio" e que você ficará com um humor irritadiço, sonolento, induzido pelo açúcar, uma hora depois de comer aquele bolo.
- Lembrar à sua criança interna alternativas deliciosas, mas saudáveis, que têm um gosto bom e ao mesmo tempo nutrem seu corpo.

- Preocupar-se com as contas volumosas das despesas médicas.
- Dizer não, e a sério.

Quando seu CPF é forte, ele controla sua criança interna para que você possa ter uma vida divertida, apaixonada e significativa, mas de maneira criteriosa, moderada, consciente. Para ter uma vida saudável e longa é crucial fortalecer seu CPF e dar um recreio à sua criança interna sempre que ela agir.

Também é crucial assistir ao seu diálogo interno e ser um bom pai ou uma boa mãe para si mesmo. Dei aulas sobre cuidados parentais durante muitos anos e as duas palavras que personificam esses cuidados – mesmo em se tratando de sua criança interior – são *firme* e *amável*. Quando você cometer um erro com sua alimentação ou com sua saúde, procure maneiras de aprender com seus erros, mas de um jeito afetuoso.

VOCÊ PODE MUDAR SEU NÍVEL DE CONSCIÊNCIA?

Nunca é fácil mudar características da personalidade de alguém. Estas são consideradas padrões resistentes que, em última análise, resultam de padrões estáveis da função cerebral. Mas, no estudo de Terman, os pesquisadores verificaram que as pessoas podem realmente aumentar ou reduzir sua consciência com o passar do tempo. Jose foi capaz de fazer isso, e testemunhei essa mudança em mim. À medida que aprendi cada vez mais sobre a função cerebral e desenvolvi uma inveja do cérebro, adquiri hábitos pessoais melhores e meu comportamento tem sido mais coerente. Sinto que controlo muito mais meu comportamento agora do que há apenas quatro ou cinco anos. Tenho visto a consciência de outras pessoas se deteriorar devido a lesões na cabeça, bebedeiras ou abuso de drogas, exposição a toxinas ambientais, ou no início do desenvolvimento de uma demência.

Antes de discutir como aumentar seu nível de consciência vamos, primeiramente, definir o que é isso. Consciência diz respeito ao modo como lidamos com nossos impulsos. Os impulsos não são inerentemente bons ou ruins. É o que fazemos com eles que os torna assim. Às vezes, precisamos tomar uma decisão com rapidez e não podemos refletir muito sobre ela. Outras vezes, queremos ser espontâneos e divertidos, especialmente quando estamos relaxando. Mas quando isso se torna um modo de vida, pode ter um efeito seriamente negativo sobre sua saúde. Ceder a desejos imediatos, como donuts, geralmente produz recompensas imediatas, mas também consequências indesejáveis a longo prazo. O comportamento compulsivo pode levar a uma demissão no trabalho, ao divórcio, ao abuso de álcool ou drogas, à prisão ou à obesidade, e tudo isso tem um impacto negativo sobre sua saúde. Com frequência, agir com impulsividade resulta em arrependimento, porque você deixou de considerar todas as opções. As realizações de uma pessoa impulsiva geralmente são menores, mais difusas e menos consistentes.

Uma marca registrada da inteligência, e que nos diferencia dos outros animais, é nossa capacidade de pensar nas consequências de nosso comportamento antes de agir por impulso. É o diálogo interno que acompanha os "E depois?". Decisões eficazes geralmente envolvem critério em relação a seus objetivos, organização e planejamento, o que ajuda você não apenas a viver o momento, mas a continuar durante dez ou até cinquenta anos. "Ser prudente" é outra característica da consciência. Significa ser sábio e cauteloso. Se você é consciente, tem maior probabilidade de evitar situações complicadas e de ser percebido como inteligente e confiável pelos outros. Se passa dos limites, é claro que os outros vão pensar que você é um perfeccionista compulsivo ou um viciado em trabalho.

SEIS FACETAS DA CONSCIÊNCIA

1. *Confiança verdadeira.* Você tem um sentimento verdadeiro de que é eficiente. Sabe que pode resolver as coisas.
2. *Organizado, mas não compulsivo.* Mantém a casa ou o escritório arrumado, faz listas e faz planos.
3. *Senso de dever.* Você tem forte sentimento de obrigação moral.
4. *Realizações orientadas.* Você orienta a si próprio para ter êxito em qualquer coisa que faça e tem forte senso de direção.
5. *Persistência.* Você tem a capacidade de se manter nos trilhos apesar dos obstáculos que podem aparecer em seu caminho.
6. *Ponderação.* Você se dispõe a pensar nas possibilidades e consequências de seu comportamento antes de agir.

Eis os passos para otimizar tanto seu CPF quanto seu nível de consciência, a fim de aumentar seu controle sobre sua vida:

1. **"E depois?"** Carregue sempre essa pergunta com você. Pense nas consequências de seu comportamento antes de agir.

2. **Proteja seu cérebro de lesões e toxinas** Isso deve ser óbvio a esta altura.

3. **Tenha oito horas de sono** Dormir menos significa reduzir seu fluxo de sangue geral para o CPF e mais decisões ruins.

4. **Mantenha o açúcar de seu sangue equilibrado durante o dia** Pesquisas mostram que níveis baixos de açúcar no sangue estão associados a um menor fluxo sanguíneo geral para o cérebro, pouco controle de impulsos, irritabilidade e mais decisões infelizes. Faça várias pequenas refeições ao longo do dia e garanta que contenham pelo menos um pouco de proteína.

5. **Otimize seus níveis de ácidos graxos ômega 3 comendo mais peixe ou tomando óleo de peixe** Níveis baixos de ácidos graxos ômega 3 também têm sido associados a TDAH, depressão, mal de Alzheimer e obesidade.

6. **Mantenha um "milagre de uma página"** Numa folha de papel, escreva seus objetivos específicos na vida, incluindo seus relacionamentos, seu trabalho, seu dinheiro e sua saúde. Depois, pergunte a si mesmo todos os dias: "Meu comportamento hoje está me dando o que eu quero?" Chamo esse exercício de milagre de uma página, porque faz uma diferença impressionante na vida daqueles que o praticam. Sua mente é potente e faz acontecer o que vê. Mantenha o foco e medite sobre o que você quer.

7. **Pratique o uso de seu CPF** O autocontrole é como um músculo. Quanto mais você o utiliza, mais forte ele fica. Por isso, é essencial orientar os filhos para ajudá-los a desenvolver autocontrole. Se cedêssemos ao nosso filho de 8 anos cada vez que ele quisesse alguma coisa ou tivesse uma explosão de raiva, criaríamos uma criança mimada e insistente. Para desenvolver seu CPF você precisa fazer a mesma coisa consigo mesmo e praticar dizer não às coisas que não são boas para você. Com o tempo, esta tarefa se tornará mais fácil.

8. **Equilibre a química de seu cérebro** Distúrbios como TDAH, ansiedade e depressão reduzem o autocontrole. Obter ajuda para esses problemas é essencial para ter controle sobre sua vida.

É quase impossível tentar usar a força de vontade para controlar seu comportamento quando você não tem dormido bem ou a química de seu cérebro não é a adequada, ou quando seus níveis de ácidos graxos ômega 3 ou de açúcar no sangue estão baixos.

SEJA O CEO DE SUA VIDA E DE SUA LONGEVIDADE

Quando ando pela rua e vejo pessoas que não são saudáveis, costumo dizer a mim mesmo: "Aquela pessoa tomou muitas decisões ruins." Isso me deixa frustrado, porque sei que com a educação certa e o ambiente adequado elas poderiam ser mais saudáveis e felizes. Quando vejo alguém saudável, penso: "Aquela pessoa tomou muitas decisões boas." É a qualidade das decisões que você toma que o ajuda a viver por muito tempo como um ser humano saudável, ou que mata você cedo. Aplicando os princípios deste livro você pode estimular seu CPF e ter muito mais controle sobre sua saúde e seu destino. Você pode ser o dono de sua vida, em vez de permitir que sua ânsia de comer ou que as empresas alimentícias levem sua vida antes do tempo. Um pouco de ponderação e um nível apropriado de ansiedade são tudo o que é necessário. Diante de escolhas como uma salada de espinafre ou um cheeseburger duplo, ir a uma festa tarde da noite ou ter uma boa noite de sono, fazer uma caminhada ou saltar na água do alto de um penhasco, será que você pode parar e perguntar a si mesmo qual das duas opções atende realmente a seu melhor interesse? A escolha que você faz o torna melhor, mais forte, mais saudável, mais apaixonado pela sua vida? Ou ela rouba parte de sua vida? Opte por estar no comando. Opte por ser o CEO de uma vida longa, saudável, vibrante e significativa.

MUDE SEU CÉREBRO AGORA: VINTE DICAS PARA AJUDÁ-LO A TOMAR DECISÕES SAUDÁVEIS PARA O CÉREBRO HOJE

1. Quando seu cérebro está com problemas você tem muito maior probabilidade de agir de maneira impulsiva, descuidada, que o expõem ao risco de adoecer ou morrer cedo. Quando seu cérebro funciona direito, você tem maior probabilidade de agir de maneiras ponderadas, cons-

cientes, que o ajudam a viver mais. Priorize a saúde de seu cérebro e terá um comportamento melhor.

2. Nada é mais importante para sua longevidade do que a qualidade das decisões que você toma em sua vida. E a qualidade de suas decisões é um reflexo direto da saúde física de seu cérebro. Dedicar algum tempo a examinar e melhorar a saúde de seu cérebro pode ser a decisão mais importante que você toma para viver bem e por muito tempo.

3. A redução da atividade no CPF tem sido associada à falta de ponderação e pouco discernimento. Quando seu CPF não recebe fluxo sanguíneo suficiente, você não tem um bom freio funcionando sobre seus impulsos. Um fluxo sanguíneo maior nessa área e hábitos saudáveis para o cérebro, juntamente com suplementos, como chá verde e rhodiola, ajudam uma pessoa a tomar decisões melhores, que levam a uma vida mais longa e mais feliz.

4. Lesões na cabeça, mesmo pequenas concussões do passado, aparecem em SPECTs, e podem afetar seu comportamento e seus sentimentos anos depois. Com frequência, temos que repetir muitas vezes a pergunta "Você já teve alguma lesão na cabeça?", até que as pessoas se lembrem de um incidente que feriu seu cérebro. Quando você identifica essas lesões e se recupera delas, aumenta incrivelmente a qualidade de todas as suas decisões.

5. Os vícios – inclusive os vícios sexuais – pioram quando literalmente "desgastamos" os centros de prazer do cérebro por meio da constante exposição a atividades altamente estimulantes, como videogames, envio de SMS, envio de mensagens de sexo explícito pelo celular, pornografia na internet e filmes de terror. Faça um inventário das atividades de sua vida que produzem adrenalina, elimine aquelas que não são saudáveis e interrompa de vez em quando aquelas que estão se tornando compulsivas (mesmo as boas).

6. Uma atitude exageradamente otimista e despreocupada (sem ponderação e planejamento, que são atividades do CPF) leva as pessoas a subestimarem riscos e tratá-los de maneira descuidada, reduzindo a

longevidade. Seja otimista, já que isso é bom para a longevidade; mas equilibre essa característica com um nível saudável de ansiedade e raciocínio cuidadoso.

7. As pessoas que foram persistentes em suas realizações, com famílias, hábitos e rotinas estáveis, tiveram os melhores resultados em estudos de longevidade. Pense em suas rotinas diária e semanal: você pode torná-las mais favoráveis ao seu cérebro? Por exemplo, você pode ir a pé a um lugar para o qual normalmente vai de carro? Pode trocar uma hora de TV por jogos para o cérebro?

8. Para tomar decisões melhores, certifique-se de otimizar o fluxo sanguíneo para seu cérebro estabilizando o açúcar em seu sangue (certifique-se de comer alimentos saudáveis com frequência), dormindo bem, limitando o álcool e a cafeína e eliminando a nicotina.

9. Se queremos que nossos filhos tomem decisões melhores em suas vidas, precisamos fazer um trabalho muito melhor ao cuidar de seus cérebros. O cérebro só se torna plenamente eficiente aos 25 anos de idade. Para evitar atrapalhar o desenvolvimento inicial do cérebro, ajude os jovens a evitar o fumo, o abuso de substâncias, traumas cerebrais, uma dieta ruim, o estresse e noites maldormidas.

10. Nossas pesquisas mostram um novo surto de atividade no CPF depois dos 50 anos de idade. Nós nos tornamos mais ponderados e mais capazes de focar no que realmente importa na vida. Tenha alguns amigos sábios com mais de 50 anos, que possam lhe dar ideias valiosas quando você tomar decisões.

11. Ao combater vícios ou tentações diárias de qualquer tipo, tenha sempre em mente esta pergunta: "E depois?" Sempre que você pensar em fazer ou dizer alguma coisa, pergunte a si mesmo quais serão as consequências de seu comportamento. Esta pergunta pode servir como um sinal amarelo ou um sinal vermelho em um cérebro que está prestes a levar você por um mau caminho.

12. Uma característica da inteligência, e que nos diferencia dos outros animais, é nossa capacidade de pensar nas consequências de nosso com-

portamento antes de agirmos por impulso. Este é o diálogo interno que acompanha o "E depois?".

13. Um percentual alto de pessoas que lutam contra vícios também tem TDA ou TDAH. Quando uma pessoa não é tratada, sua capacidade de controlar impulsos é menor, o que a deixa sujeita a sérios problemas de saúde, decisões ruins e morte precoce. As maneiras naturais de tratar o TDAH incluem exercícios aeróbicos intensos, uma dieta bastante saudável, um multivitamínico, óleo de peixe e suplementos (como chá verde, rhodiola e L-tirosina) ou remédios (como Ritalina ou Adderall), para aprimorar a função do CPF.

14. Estar acima do peso é prejudicial para o seu CPF e pode ter um impacto negativo sobre a parte de seu cérebro que toma decisões. Ter o peso sob controle, a partir de agora, ajudará você a melhorar sua saúde e sua longevidade.

15. Praticar o autocontrole é um bom exercício para fortalecer seu CPF. Quanto mais você o utiliza, mais forte ele fica. Para desenvolver seu CPF você precisa praticar dizer não às coisas que não são boas para você. Com o tempo, achará mais fácil fazer isso.

16. Níveis baixos de ácidos graxos ômega 3 também têm sido associados a TDAH, depressão, mal de Alzheimer e obesidade – todos esses são problemas cerebrais que levam a decisões ruins. Você pode otimizar seus níveis de ácidos graxos ômega 3 comendo mais peixe e tomando óleo de peixe.

17. Tenha um "milagre de uma página". Numa folha de papel, escreva os objetivos específicos que você tem para todas as principais áreas de sua vida. Depois, pergunte a si mesmo todos os dias: "Meu comportamento está me proporcionando o que quero?" Essa atividade simples, mas profunda, pode ser de grande ajuda para incentivar melhores escolhas diárias que resultem em uma vida melhor.

18. De vez em quando, todos nós precisamos controlar nossa criança interna que quer comer porcarias, deixar de dormir ou "brincar com fogo". Mas é importante ser um bom pai ou uma boa mãe para si mesmo/a,

o que significa ser firme e gentil. Quando você cometer um erro com sua alimentação ou sua saúde, procure maneiras de aprender com seus erros, mas com afeto. Pessoas emocionalmente saudáveis lidam com os erros reconhecendo-os, aprendendo com eles e afastando-se deles o mais rapidamente possível.

19. Trabalhar com afinco e obter realizações (geralmente associadas a uma boa função cerebral) são fortes indicadores de longevidade.

20. A qualidade e a duração de sua vida são reflexos diretos da qualidade das decisões que você toma.

5

JIM

Aumente o tempo de vida, a velocidade e a memória de seu cérebro

*Você sabe que precisa exercitar seu cérebro,
assim como seus músculos.*
– Will Rogers

Depois que você otimiza o funcionamento físico do cérebro, é crucial mantê-lo forte. Exercícios mentais e estratégias de aprendizado durante toda a vida são ferramentas essenciais para manter seu cérebro jovem, ágil e adaptável. Um de meus amigos leva a vida ensinando às pessoas como fazer isso. O sobrenome de Jim é Kwik [que soa como *quick*, "rápido" em inglês], o que é curioso, porque hoje em dia ele ajuda os outros a "aumentar a velocidade" da capacidade de processamento de seus cérebros. Sua lista de clientes é impressionante, e ele viaja pelo mundo ensinando a corporações, executivos, médicos, advogados e estudantes os segredos para melhorar a função cerebral na qual ele próprio tropeçou em seus piores momentos.

"MINHA INSPIRAÇÃO FOI MEU DESESPERO"

"Minha inspiração foi meu desespero", disse-me Jim. "Eu era um cara jovem, um calouro numa faculdade em Nova York. Eu estava encarando muitas dificuldades. A transição do ensino médio para a faculdade foi bem difícil para mim." Jim não estava preparado para a quantidade de material que precisava ler, assimilar e regurgitar em seus cursos. "Eu estava me dedicando mais do que a maioria de meus amigos, e isso era difícil para minha autoestima, assim como é para qualquer pessoa que tem dificuldades na escola." Na escola, assim como muitos estudantes do primeiro ano da faculdade dos quais tratei, Jim estava dominado por um estado de estresse, de um jeito que até então desconhecia. Equilibrava-se entre exames, laboratórios e trabalhos escritos e ainda tentava acompanhar o curso. Deixava de dormir e de comer, estudando e lendo dia e noite. Um dia, simplesmente desmaiou. "Dois dias depois, acordei tonto e confuso, num hospital. Eu vinha me esforçando muito para aprender e ler tudo que levara meu cérebro e meu corpo a um estado de exaustão. Eu tinha dado um passo maior do que as minhas pernas e mal conseguia sobreviver."

Jim pensou consigo mesmo: "Tem de haver uma maneira melhor." Sua resposta entrou pela porta justamente naquele momento, trazida por uma enfermeira. Ela segurava uma caneca de chá quente e a entregou a ele. Na caneca havia uma citação de Einstein: "Problemas não podem ser resolvidos pelo mesmo nível de raciocínio que os criou." Olhando para aquela frase, Jim sentiu arrepios percorrendo sua espinha.

Jim estava olhando para o problema – sua necessidade de absorver informações – e tentando resolvê-lo da mesma maneira como este fora criado, forçando-se a absorver cada vez mais. Estava trabalhando ainda mais. Agora era hora de trabalhar com mais inteligência. Foi nesse momento transformador de sua vida, em que estava vulnerável e aberto a outro caminho, que ele percebeu: *a escola é ótima para nos ensinar* o que *aprender. O que ela não nos ensina é* como *aprender.*

Jim começou a fazer perguntas a si mesmo: "Como as pessoas podem aprender a se lembrar das coisas mais facilmente? Como elas usam o cérebro para melhorar o foco? Como posso treinar meu cérebro para lidar melhor com a avalanche de informações que chega a mim? Existe uma maneira mais fácil do que aprender memorizando?"

SOBRECARGA DE INFORMAÇÃO E OS SEGREDOS PARA SE TORNAR UM APRENDIZ POR TODA A VIDA

Nossas mentes modernas precisam lidar com mais informações do que nunca antes. Por exemplo, as informações têm um ritmo tão rápido que duplicam a cada dois anos. Na língua inglesa há em torno de meio milhão de palavras, cinco vezes mais do que na época de Shakespeare. Uma pessoa que faz um curso de quatro anos numa faculdade pode descobrir, no terceiro ano de estudo, que grande parte do que aprendeu está obsoleto. *Há mais informações numa edição do* New York Times *do que uma pessoa do século XVIII precisava digerir durante toda a vida.* Se você olhar os empregos mais procurados em 2011, a maioria deles sequer existia em 2004. É *muita* mudança, muita informação.

A dor de Jim criou perguntas, que, por sua vez, levaram a respostas que mudaram sua vida. Ele começou a estudar todos os livros que podia encontrar sobre como tornar mais rápida a capacidade do cérebro de aprender. O que Jim aprendeu mudou radicalmente seu desempenho na escola. Ele não estava trabalhando tão duro quanto antes, mas conseguia notas melhores com menos esforço. Começou a perceber que se podia fazer isso, qualquer pessoa podia. "Não existem pessoas que têm uma memória melhor do que outras", diz ele agora a seus alunos. "Existe uma memória treinada e uma memória não treinada."

A ciência comprova o que Jim ensina. Com um simples plano você pode aprimorar incrivelmente a capacidade de seu cérebro de pensar e lembrar. Mas para isso você precisa utilizá-lo regularmente. Eis algumas dicas imediatas para você implementar em sua vida.

Dedique trinta minutos do dia para ler algo que lhe interessa. O cérebro é como um músculo: você precisa usá-lo, senão perderá esta capacidade. Os maiores declínios mentais acontecem depois de concluirmos nossa formação escolar formal e após a aposentadoria. Por quê? Porque não estamos nos forçando a continuar aprendendo, crescendo e esticando nossos neurônios. A leitura ajuda a continuar o aprendizado. Pessoas que fazem um trabalho que não exige um aprendizado contínuo têm um risco maior de desenvolver o mal de Alzheimer.

Transforme seu carro numa "universidade sobre rodas". Escutar audiolivros é outra maneira de manter sua mente ativa e afiada. Quando caminho, adoro ouvir o último audiolivro que baixei em meu smartphone, o que realmente me torna mais inteligente.

Mantenha um diário. Você ficaria impressionado se soubesse quantos grandes homens e mulheres da história mantinham diários. Hoje, esse hábito pode assumir várias formas: dos diários convencionais, com um caderno e uma caneta, até ter um blog ou simplesmente postar citações, pensamentos e experiências significativos em sites de redes sociais.

Seja infantil na hora de aprender. Jim afirma: "Minha avó de 95 anos é uma das pessoas mais jovens que conheço." Isso porque ela mantém sua curiosidade infantil intacta. Você sabia que crianças em idade pré-escolar fazem de trezentas a quatrocentas perguntas por dia? Não apenas jamais devemos parar de fazer perguntas como devemos ser bastante curiosos. Pergunte a si mesmo "e se?", e depois procure as respostas.

Mantenha seu estado emocional preparado para aprender. Todo aprendizado depende de seu estado emocional. Um cérebro emocionalmente equilibrado está pronto e preparado para aprender. Quando estamos entediados, irritadiços e cansados, não importa o quanto o professor seja interessante, não vamos aprender nada novo. Se estamos deprimidos, estressados ou obcecados, toda a nossa energia cerebral está sendo usada para tentar ajudar nossas emoções a sobreviver; sobra muito pouco para um novo aprendizado. *Use seu corpo para treinar sua mente*. As pesquisas são conclusivas: exercícios físicos ajudam o cérebro a aprender melhor. Todos nós estamos bastante familiarizados agora com a ligação entre mente e corpo. Mas menos pessoas percebem a ligação entre corpo e mente, ou como o corpo ajuda a estimular diferentes partes do cérebro. Por exemplo, Jim ensina as pessoas a usarem um dedo ou uma caneta para acompanhar as palavras numa página. Esse simples ato de usar o corpo para ajudar a mente a ler lhe dará um aumento de 25% na velocidade e no foco.

Crie um ambiente positivo para o aprendizado. Todo aprendizado "depende do estado". "Aprendemos melhor", observa Jim, "quando conseguimos entrar num estado conhecido como fluxo, em que estamos alertas e relaxados ao mesmo tempo." Outros cientistas chamam isso de estado de concerto: uma mente calma, mas focada, como quando você assiste à apresentação de uma sinfonia. O estresse é inimigo do aprendizado. Tendemos a ficar paralisados quando estamos estressados, e não conseguimos absorver novas informações ou processá-las bem nesse estado de humor. Estudos mostram que estudantes obtêm notas mais altas em testes de memória depois de assistirem a um filme divertido. Rir relaxa o cérebro deles, que fica otimizado e aberto para absorver novas informações.

Criar previamente um ambiente positivo para o aprendizado compensa. Ambientes entediantes demais ou muito movimentados podem distraí-lo do que realmente importa. Uma boa iluminação é a chave. Algumas pessoas aprendem melhor quando há belas obras de arte por perto, ou música. Tem sido demonstrado que a música barroca com sessenta batidas por minuto ajuda no aprendizado. Aromas podem favorecer o aprendizado. Jim fez seus alunos aprenderem algo novo enquanto usavam em si mesmos um aroma específico ou sentiam o cheiro de um óleo essencial. Mais tarde, quando os estudantes fazem um teste ou precisam lembrar informações, ele pede para usarem o mesmo aroma ou cheirarem um óleo essencial, e eles se lembram melhor das informações. O sentido olfativo está muito ligado à memória. Todos nós já tivemos a experiência de sentir um certo cheiro, como o de pão assando, e vir à cabeça uma lembrança boa.

DICAS DE MEMÓRIA

A prática mental está para a mente assim como o exercício físico está para o corpo. Uma maneira de aprimorar seu cérebro é estimular sua capacidade de memória. As células cerebrais numa área dos lobos temporais chamada hipocampo reagem ao treinamento. São as primeiras células a morrer no mal de Alzheimer, portanto, trabalhar para mantê-las jovens é crucial para a saúde do cérebro por toda a vida.

Jim ensina seus clientes a estimular a capacidade de memória. Todos nós somos emocionalmente ligados aos nossos nomes, portanto, quando alguém se lembra de nosso nome e endereço, isso faz nós nos sentirmos especiais. Eis algumas dicas de Jim que você pode usar para ajudá-lo a se lembrar de nomes de pessoas. Observe que você também pode usar essas estratégias para ajudá-lo a se lembrar de outras coisas. A sigla DUFVE representa os passos-chaves:

D: Diga o nome da pessoa. Quando alguém lhe disser como se chama, repita o nome de maneira natural. Por exemplo, uma pessoa lhe diz: "Eu me chamo Joshua." Repita esse nome numa frase: "É um prazer conhecê-lo, Joshua."

U: Use o nome da pessoa. De maneira natural, use o nome dessa pessoa novamente durante a conversa. "Quer um café, Joshua?" (Lembre-se de usar o nome, mas não abuse. Se você usa o nome em quase todas as frases, começa a parecer um vendedor prestes a fazer uma oferta.)

F: Faça perguntas. Isso é uma boa dica para nomes incomuns. Pergunte à pessoa: "Como se soletra seu nome?" Ou então comente: "É um nome bonito e incomum, você sabe a origem?" Ou ainda: "O que ele significa?"

V: Visualize o nome da pessoa. Crie uma imagem divertida, única ou louca em sua mente. Por exemplo, se o nome de uma pessoa é Marcos, imagine-se pondo uma *marca* na testa dela. Se a pessoa se chama Miguel, pense nela pegando uma *mig*alha de pão e pondo na boca. Para Alexis, imagine uma mulher dirigindo um Lexus. Quanto mais maluca a imagem, mais se fixará em seu cérebro. As pessoas às vezes perguntam a Jim como ele se lembra tão bem e ele responde: "Como eu poderia esquecer? Você deveria ver a imagem louca que criei em minha mente!"

E: Encerre todas as conversas usando o nome da pessoa antes de se despedir. Você pode dizer: "Foi muito conhece-lo, Bob", visualizando-o mentalmente mais uma vez enrolando um fio numa *bob*ina.

Procure focar em lembrar os nomes das pessoas durante 21 dias para incorporar o hábito. "Eu até inventava nomes para as pessoas quando entrava numa loja", diz Jim, "só para ver se conseguia me lembrar desses nomes inventados quando saía da loja."

LEITURA DINÂMICA

Como a leitura pode ajudar a desenvolver o cérebro, vamos aprimorá-la com a leitura dinâmica. Jim é especialista em ensinar às pessoas essa habilidade, então pedi a ele para contar alguns segredos a você. Ele diz: "Ler com mais rapidez é uma habilidade que qualquer um pode aprender. Mas tornar-se um leitor dinâmico significa largar ou 'desaprender' o que tem sido um hábito confortável e familiar, ainda que lento. E a parte difícil é que às vezes você tem que ir mais devagar ao reaprender, antes de poder aumentar a velocidade." Jim me disse que na infância era um mestre na arte de datilografar com dois dedos quando ficava na casa dos avós. "Eles eram pessoas carinhosas e maravilhosas, mas não tinham brinquedos", explicou. Então ele se distraía com a velha máquina de escrever dos avós, ensinando a si mesmo a datilografar como um louco com dois dedos.

E depois ele fez as aulas de datilografia exigidas pela escola.

O professor lhe ensinou a abandonar o método dos dois dedos e usar todos os dedos das mãos. O que você acha que aconteceu de início com sua velocidade para datilografar? Sim, diminuiu. Mas depois, quando passou a dominar a arte de datilografar com os dez dedos, ele conseguiu mais rapidez do que nunca. "Com a leitura é mais ou menos assim", explica Jim. "Digamos que a maioria das pessoas está lendo com dois dedos."

Eis algumas ideias e dicas para ajudar você a aumentar a velocidade de sua leitura.

- Embora você possa pensar que as pessoas que leem com mais rapidez compreendem menos, o oposto é a verdade. Eis o porquê. As pessoas que leem devagar leem Uma. Palavra. De. Cada. Vez. Elas leem tão devagar que se entediam. A mente delas começa a percorrer o ambiente à procura de algo mais interessante para prender sua atenção. Elas não conseguem focar no conteúdo daquilo que estão lendo. Os leitores mais velozes têm, na verdade, uma compreensão melhor, porque conseguem focar com mais facilidade: basicamente, as informações estão atingindo seus cérebros numa velocidade mais interessante.

- Outro problema comum que torna mais lenta a leitura é a "subvocalização", o que significa que algumas pessoas dizem em voz alta cada palavra que estão lendo em suas cabeças. Usando esse método, você só consegue ler na velocidade em que fala, que é de duzentas a quinhentas palavras por minuto. Pensamos muito mais rapidamente do que falamos, portanto, ao livrar-se do hábito de subvocalização, com um treinamento especializado, você pode começar a ler a uma velocidade mais próxima da velocidade do pensamento do que da velocidade da fala.

- A regressão ou releitura torna mais lenta a leitura. Esse hábito é como alguém que está controlando um DVD e o retrocede um pouquinho a cada trinta segundos. Romper com o hábito dos dois dedos ajuda as pessoas a ler com mais rapidez.
- Usar um dedo, uma caneta ou um mouse de computador para acompanhar as palavras, como se você estivesse sublinhando as frases de maneira invisível, aumenta sua velocidade de leitura em 25% a 50%, em geral. O motivo? Seus olhos são atraídos pelo movimento, e isso aumenta o foco. Além disso, assim como os sentidos do paladar e do olfato estão ligados, o tato e a visão também estão. Existe uma conexão entre o tato e a visão no cérebro que, quando ativada, aumenta a velocidade e a compreensão.
- Se você é destro, experimente usar a mão esquerda para acompanhar as palavras que lê. Isso ativa mais seu cérebro inteiro. A maioria das pessoas "lê com o lado esquerdo do cérebro" e descobre, quando usa esse método, que está empregando o lado direito do cérebro. Um dos clientes de Jim disse que como se sentiu ao reler *O velho e o mar*, um clássico de Ernest Hemingway, usando esse método: "Desta vez foi como se eu pudesse realmente sentir a areia sob meus pés e ouvir as ondas do oceano. A única coisa que não gostei foi do cheiro de peixe."
- Faça anotações enquanto lê. Ao fazer isso, sua compreensão aumenta. Se você compartilha ou relata o que lê, ou mesmo finge que "ensina isso" a outra pessoa, assimila ainda mais.

EXERCÍCIOS MENTAIS PARA TODOS: O TREINAMENTO DA 24/7 BRAIN GYM PARA ESTIMULAR SEU CÉREBRO

O ELEFANTE E O CONDUTOR: SINCRONIZANDO DUAS FORÇAS

Em *The Happiness Hypothesis* o escritor e filósofo Jonathan Haidt usa a metáfora de um elefante e seu condutor para nos ajudar a visualizar duas grandes forças do cérebro. O córtex pré-frontal, ou CPF, é mais ou menos como o condutor, e envolve o pensamento, o centro da lógica que supomos (ou gostamos de supor) que controla nossas vidas. Já o elefante é o que eu chamaria de sistema límbico, e representa nossas emoções, que são respostas automáticas a gatilhos externos, com base em lembranças armazenadas. Enquanto o elefante quer ir para onde o condutor o direciona, as coisas funcionam bem. Mas quando o elefante quer, "real, profunda e loucamente", ir para um lugar aonde o condutor prefere que ele não vá, quem é que vence o cabo de guerra? A maioria das apostas é no elefante.

Como integramos, então, nosso condutor e nosso elefante de modo que nosso CPF e nosso sistema límbico, nossos objetivos e desejos, nossos pensamentos e comportamentos fiquem mais sincronizados? Uma maneira de fazer isso é por meio de técnicas de treinamento do cérebro contínuas e direcionadas para um objetivo. Este é um dos motivos pelos quais desenvolvemos os módulos de treinamento do cérebro em nosso site, www.theamensolution.com. Gosto de chamá-los de Academia 24 horas, porque você pode acessá-lo e trabalhar seu cérebro a qualquer hora.

O processo começa com uma longa avaliação para ajudar a individualizar seu programa. Com base em sua pontuação, você recebe um conjunto de exercícios personalizados para impulsionar suas áreas fracas e fortalecer aquelas que já estão funcionando bem. O desenvolvimento dessa parte de nosso site é o resultado de anos que passamos reunindo informações de milhares de pessoas e utilizando as mais recentes pesquisas sobre como otimizar a função cerebral. Isso nos permitiu criar um programa que ajuda o cérebro a operar melhor como um sistema inteiro, o que acaba ajudando nossos comportamentos e crenças a trabalhar juntos. Em outras palavras, ajuda o condutor e o elefante a parar com o cabo de guerra e trabalhar juntos, em cooperação.

Savannah DeVarney, que participou do desenvolvimento do site, diz: "O que verificamos foi que uma função do cérebro precede outra. Nosso estado interno direciona nosso estado externo, ou como nos comportamos no mundo. A cada quinto de um segundo você tem uma emoção que se torna um sentimento, que pode, por sua vez, tornar-se um pensamento consciente e, então, determinar um comportamento." Portanto, ao examinar esse processo, pode parecer que estamos presos ao elefante de nossas emoções e nada podemos fazer em relação a isso. Em parte isso é verdade, mas o condutor pode influenciar as respostas emocionais automáticas do elefante de maneiras significativas com o passar do tempo. Mude a maneira como você percebe o mundo à sua volta, juntamente com a mudança dos sentimentos e pensamentos automáticos que surgem dentro de você, e verá que aquilo que opta por fazer repetidamente, e com o passar do tempo, dominará e refinará o elefante interno.

O modo padrão do cérebro humano é mais sensível à negatividade. Isso faz parte do sistema de sobrevivência embutido na raça humana. Estar hiperalerta à negatividade do ambiente – digamos, um barulho que soa como um urso na floresta – era uma maneira de assegurar a sobrevivência em tempos passados, mais perigosos. Agora que os seres humanos vivem em um mundo que é, em sua maior parte, mais seguro, o cérebro ainda tem um foco residual na negatividade, mas isso já não nos serve bem.

Eis um exemplo. Você tem dor de cabeça. Se deixa o cérebro seguir seu curso negativo natural, ele começa a cair em espiral no pior cenário possível com mais rapidez do que você pode pensar: "Xi, eu devo ter um tumor." Em poucos segundos seu elefante interno pode levá-lo por um caminho em que você imagina que sua dor de cabeça é uma massa cancerosa do tamanho de uma bola de beisebol, salta diretamente para uma visão de você no leito de morte, avança para seu funeral em cores vivas (com direito a canções, hinos e flores) e fica furioso com sua esposa, ou seu marido, ao pensar nele ou nela se casando com alguém de quem você não gosta. A essa altura, seu parceiro ou sua parceira, poderá inocentemente entrar na sala e encontrar você se sentindo aborrecido e agindo como tal sem a menor explicação. Essa degringolada pode acontecer em segundos. Esta é a rapidez com que uma resposta a um gatilho (uma dor de cabeça) pode deteriorar e entrar numa espiral negativa, instigando resultados comportamentais nocivos (você está injustamente irritado e rude com seu cônjuge por causa de um cenário futuro imaginário).

A boa notícia é que também podemos entrar numa espiral de positividade com a mesma facilidade.

TOMANDO AS RÉDEAS DA EMOÇÃO

Tudo que entra em nossos cérebros, seja proveniente de um som externo, de sinais visuais ou de lembranças que surgem na mente, causa uma resposta emocional automática. Nossos cérebros começam a processar coisas como uma linguagem corporal, ou o tom de voz de alguém, e isso leva a emoções que são reações subconscientes. Mas, à medida que se tornam mais conscientes, essas emoções se transformam em sentimentos. O nervosismo é um exemplo. Nessa hora você pode conscientemente se desligar daquilo no qual está concentrado e optar por focar em pensamentos melhores e mais positivos.

Um exemplo pode ser uma ocasião em que você está prestes a falar para um grupo, em público. Você percebe que sua boca está ficando seca e seu estômago está revirando. A resposta de medo automática está a todo vapor. Porém, é aí que você pode optar por "atender" a pensamentos e ações mais positivos. Você pode começar a respirar devagar e fundo. O cérebro recebe um sinal disso e começa a relaxar. Você pode pensar no quanto sua plateia precisa das informações que você tem para compartilhar e o quanto as quer, desviando o foco do medo e pondo-o, em vez disso, na receptividade dos espectadores. Continue assim e logo você estará relaxado e positivo, ansiando pela hora de subir ao palco com energia, foco e alegria.

O condutor domou o elefante.

Outro cenário: seu elefante interno quer realmente um biscoito açucarado e gostaria de seguir por um caminho que leva a um nível de açúcar extremamente alto. Mas você também treinou seu cérebro para fazer uma pausa e recordar as emoções que surgem depois de comer o biscoito doce. A fadiga, os tremores, o excesso de peso. Você lembra que depois da onda de prazer vem o impacto negativo. Você começou a treinar seu cérebro para querer mais resultados positivos, portanto, opta por comer aquela meia banana coberta de nozes picadas que está guardada em seu congelador para um momento como esse, e toma o caminho que o leva a um petisco saudável e capaz de satisfazê-lo. Essa guloseima saudável satisfaz sua vontade de comer algo doce e ao mesmo tempo lhe dá fibras, proteína, potássio e mais. Você sabe que se sentirá melhor e não terá dor de cabeça nem fome novamente daí a trinta minutos. Você dá a seu corpo o que ele *realmente* quer e precisa, satisfazendo tanto o elefante quanto o condutor.

Agora imagine que você pratica a positividade todas as vezes em que nota que seus pensamentos estão prestes a cair em espiral. Você os interrompe, entra numa espiral mais positiva, muda seu estado de humor e, então, automaticamente, seu comportamento também melhora. Você faz isso com tanta frequência que se torna um hábito. Com o passar do tempo, você pode mudar sua personalidade. Você deixa de reagir automaticamente ao pior cenário possível, atemorizante, e se torna uma pessoa positiva, mais feliz, mais relaxada, produtiva e agradável. Você toma decisões melhores, a curto e longo prazo. Não importa qual seja sua idade, você pode fazer isso.

Além de estar consciente daquilo no qual deve prestar atenção e focar, existe outra maneira de tornar seu cérebro mais rápido e ajudá-lo a se integrar e reagir à vida de maneiras melhores. Bastam apenas dez a 15 minutos, três vezes por semana, sentado diante de seu computador e jogando alguns "games" divertidos e relaxantes na 24/7 Brain Gym, no site Amen Solution (www.theamensolution.com).

EXERCÍCIOS MENTAIS

Pense em treinar o cérebro para reagir de maneira mais focada, positiva e calma tal como pensamos em exercitar nossos corpos. Gosto de chamar isso de exercícios mentais. E, assim como nos exercitamos fisicamente, comemos direito e escovamos nossos dentes como uma forma de saúde preventiva, treinando o cérebro regularmente estamos praticando uma saúde mental preventiva. Se uma crise acontecer, você terá treinado seu cérebro para lidar com fatores estressantes e problemas de maneira mais eficiente. Reagir melhor a todos os desafios da vida terá se tornado um hábito, de modo que você não será lançado facilmente numa espiral negativa improdutiva.

Estamos sempre em uma linha tênue entre o que pode nos levar para o lado da espiral negativa ou para o outro lado, que pode nos conduzir a reações e comportamentos mais positivos e benéficos. Além disso, o cérebro se deixa influenciar facilmente e é bastante aberto a pistas e sinais. Por exemplo, se você está se sentindo inseguro, tente se levantar com atitude, ombros retos e cabeça erguida, e sorrir com confiança. Adotar uma postura corporal confiante envia uma mensagem a seu cérebro que diz: "Estou me sentindo confiante de que posso lidar com esse desafio." Apegar-se a modelos de confiança, ouvir fitas de áudio, conviver com pessoas confiantes e ler citações que estimulam um estado de espírito mais confiante são atitudes que podem afetar a decisão sobre qual dos lados do "limite" será aquele em que seu cérebro mergulhará, o que, por sua vez, afetará seu comportamento no mundo real.

A 24/7 Brain Gym oferece exercícios que mantêm seu cérebro sintonizado e suas respostas habituais e automáticas a muitos gatilhos da vida mais positivas, promissoras e calmas. Os exercícios cobrem essas quatro áreas:

- Estimular sua memória e atenção
- Melhorar seu QI emocional
- Aumentar sua felicidade
- Reduzir seu estresse

Além disso, o site oferece:

- Jogos de treinamento emocional para ajudar você a perceber melhor pistas não verbais
- Jogos de treinamento do pensamento para ajudar a aumentar a atenção, a memória e a capacidade de planejamento

- Jogos de treinamento dos sentimentos para ajudar a minimizar o estresse e melhorar sua saúde e seu bem-estar
- Jogos de treinamento de autorregulação para ajudá-lo a administrar suas emoções, seus pensamentos e sentimentos

Juntas, essas quatro áreas ajudam a manter o cérebro em sua melhor forma, de modo que suas partes elefante e condutor trabalhem em conjunto e permitam a você lidar melhor com a vida. Isso é especialmente importante em se tratando da longevidade. Aqueles que se visualizam melhorando à medida que envelhecem, que anseiam por seus anos de aposentadoria e que reagem às adversidades da vida com flexibilidade e positividade, de fato vivem mais e têm vidas mais felizes. Um dos testemunhos de uma cliente que utilizou o treinamento da Brain Gym foi de que, quando o pai dele morreu, ela se sentiu mais capaz de lidar com o luto e as mudanças do que teria se sentido antes de revigorar seu cérebro. Ela sentiu que isso a ajudou a ser mais eficiente em decisões difíceis e a confortar outras pessoas que também estavam sofrendo, e que foi mais resistente após a perda.

Os jogos da 24/7 Brain Gym, da Amen Solution, são incríveis – e divertidos. Já na primeira semana pude ver minhas habilidades melhorando. Que maneira inovadora de aumentar a inteligência, o QI emocional e a autorregulação interna!
– BILL HARRIS, CRIADOR DO HOLOSYNC

Considere acrescentar exercícios mentais a seus outros hábitos de longevidade e isso o compensará muitas vezes com mais sentimentos de calma, felicidade e foco. Você também se orgulhará do legado de vida que deixará para os outros à medida que seus comportamentos externos estiverem cada vez mais alinhados com suas convicções internas.

MELHORA DO CÉREBRO FAÇA-VOCÊ-MESMO

Independente de sua idade, seu QI ou sua formação educacional, existem dezenas de maneiras de ajudar seus neurônios a crescer, alongar e ramificar todos os dias, para tornar seu cérebro mais jovem e mais bonito. Eis alguns exemplos:

1. Aprenda uma nova língua. Aprender um novo idioma exige que você analise novos sons, o que melhora não apenas as habilidades de processamento auditivo como também a memória.

2. Jogue sudoku. Sudoku é um jogo de números popular e divertido a ponto de viciar muitos que o jogam. Pode ajudar a aumentar suas habilidades de lógica e raciocínio, bem como sua memória. As palavras-cruzadas têm o mesmo efeito.

3. Perca a lista. A mnemônica (gatilhos para ajudar a memória com o uso de imagens ou sons, como rimas) é uma boa maneira de impulsionar seu cérebro enquanto você desenvolve um sistema para se lembrar das coisas. Existem vários cursos de memória excelentes, disponíveis em gravações de áudio ou vídeo, que podem ser encontradas em bibliotecas ou na internet.

4. Entre no jogo. Pratique jogos de tabuleiro, como xadrez e scrabble. Os jogos de conhecimento (pergunta e resposta) podem estimular a memória. Já os quebra-cabeças podem contribuir para as habilidades visuais e espaciais. E o mahjong pode ajudar a função executiva (a capacidade de controlar e aplicar suas habilidades mentais).

5. Os jogos de treinamento do cérebro na internet – tais como os de nossa Academia Cerebral, em www.theamensolution.com – podem ser bastante úteis para manter seu cérebro em boa forma. Dedique dez minutos do dia a fazer esses jogos divertidos e veja se você não nota que seu cérebro está começando a processar melhor e mais rapidamente.

6. Seja George, o Curioso. Mantenha-se curioso com a vida e o aprendizado. Leia, estude ou faça cursos sobre os assuntos, as artes ou as atividades que capturam sua fantasia. Seja um aprendiz por toda a vida e você terá maior probabilidade de continuar jovem de coração e cérebro.

7. Nunca é tarde demais para voltar à faculdade! "Pessoas com menos qualificações acadêmicas podem envelhecer mais rápido", de acordo com um estudo de DNA que comparou grupos de pessoas que estudaram por períodos de durações diferentes e verificou que aqueles que haviam estudado menos tempo tinham telômeros – ou "capas" – mais curtos nas extremidades de seu DNA, um sinal de envelhecimento precoce das células. Você se acha "velho demais" para receber um diploma? Pergunte a si mesmo: "Que idade eu terei daqui a quatro anos se não receber um diploma?" A pessoa mais velha a se formar em uma faculdade nos

Estados Unidos tinha mais de 90 anos! Você já tem um diploma? Que tal obter outro? Ou então faça um dos vários cursos de extensão, criando seu próprio diploma de "O que eu sempre quis aprender".

8. Aprenda a tocar um instrumento musical ou um instrumento diferente daquele que você costuma tocar.

9. Experimente um esporte saudável para o cérebro que você nunca tentou antes.

10. Experimente uma nova receita saudável para o cérebro, talvez de um dos livros de culinária de minha esposa.

11. Quebre sua rotina. Isso é especialmente importante para qualquer pessoa que está presa a hábitos ruins, prejudiciais ao cérebro. Você pode aumentar suas chances de permanecer mais saudável por mais tempo se mudar seus hábitos diários e sua rotina. Introduzir novos hábitos pode ajudar a reprogramar seu cérebro, e não mais voltar a cair nos mesmos padrões de atividade. Por exemplo, se você sempre faz o mesmo percurso de casa para o trabalho, com a intenção de parar em sua lanchonete favorita no meio do caminho, faça um percurso diferente e leve de casa uma vitamina caseira saudável para o cérebro, feito com uma proteína em pó e frutas, e que você pode beber durante o caminho.

EXERCÍCIOS ESPECÍFICOS PARA ÁREAS DO CÉREBRO DIFERENTES

Eis alguns exercícios que recomendo para ajudar a equilibrar seis áreas diferentes de seu cérebro.

- CPF (prudência)
  - Jogos de estratégia, como xadrez e jogo de damas
  - Meditação para estimular a função do CPF
  - Hipnose, que pode contribuir para o foco e estimular a função do CPF
- Lobos temporais (linguagem e memória)
  - Palavras cruzadas e jogos de palavras
  - Jogos de memória

- Gânglios basais (modular ansiedade e motivação)
  - Relaxamento profundo e/ou meditação
  - Técnicas de aquecimento das mãos. Quando você aquece suas mãos, isso envia um sinal automático a todo o seu corpo para relaxar
  - Respiração diafragmática
- Sistema límbico profundo (emoções)
  - Eliminar pensamentos negativos automáticos. Há mais informações no Capítulo 7
  - Praticar gratidão
  - Criar bibliotecas de experiências positivas para melhorar os estados de humor
- Lobos parietais (senso de direção e orientação espacial)
  - Malabarismo
  - Design de interiores
- Cerebelo (coordenação)
  - Dança
  - Tênis de mesa (também trabalha o córtex pré-frontal)
  - Artes marciais, sem risco de lesão cerebral (também trabalha o CPF e os lobos temporais)
  - Escrever à mão
  - Caligrafia

Qual seria sua idade se você não soubesse quantos anos tem? Mantendo seu cérebro jovem, curioso e aprendendo sempre coisas novas nesse nosso mundo fascinante, você pode ficar mais novo, em vez de mais velho, à medida que os anos passam.

MUDE SUA IDADE AGORA: VINTE DICAS CEREBRAIS PARA AJUDAR VOCÊ A SE TORNAR UM APRENDIZ POR TODA A VIDA

1. Para encontrar sua motivação para aprender algo novo, comece perguntando a si mesmo: "Que dons eu tenho que trazer para o mundo que podem estar dormentes na minha cabeça?" Em seguida, pergunte: "O que eu sonho em fazer de minha vida?" Vá em frente, comece a escrever agora sua lista de coisas para fazer antes de morrer. Seu cérebro adora atividades que envolvem promessa e entusiasmo, como esta.

2. Pense nos livros como um curso universitário entre duas capas. Os livros são o negócio educativo mais barato do mundo. Você pode aprender com as maiores mentes do mundo, do passado e do presente (e por um preço baixo), quando se torna um leitor. Você pode se tornar um especialista em quase tudo, em qualquer idade!

3. Transforme seu carro numa "universidade sobre rodas". Compre, baixe na internet ou apanhe emprestados audiolivros sobre assuntos diversos que despertem seu interesse. Baixe podcasts de grandes professores que você admira. Você transformará momentos entediantes ao volante em salas de aulas com conhecimentos fascinantes.

4. Pare de dizer a si mesmo que você tem uma memória fraca ou que não é um bom leitor. Em vez disso, diga: "A memória é uma arte que eu posso praticar. Posso ler tão bem quanto qualquer pessoa, adotando novos hábitos."

5. "Não deixe seu nível de instrução atrapalhar sua educação." O aprendizado formal é importante para muitos, mas só aqueles que vão acima e além do sistema educacional descobrem a verdadeira alegria do aprendizado por toda a vida.

6. Ao memorizar uma lista, associe-a com a imagem mais louca na qual você puder pensar para ajudar seu cérebro a se lembrar da lista mais tarde. Ninguém vê a imagem que você está guardando na privacidade de sua mente, portanto, seja criativo e divirta-se com isso.

7. Para se lembrar do nome de alguém, repita o nome, use-o uma ou duas vezes durante uma conversa natural, visualize o nome como uma imagem (talvez na testa da pessoa) e use-o ao se despedir.

8. Tente aumentar a velocidade de sua leitura usando o método simples de acompanhar as frases com o dedo, um lápis ou o cursor de seu mouse.

9. Reserve três ou quatro sessões de dez minutos por semana para jogar diversos jogos de memória em seu computador. É como um circuito de treinamento para sua mente. Oferecemos muitos exercícios excelentes para seu cérebro em forma de jogos divertidos em nossa 24/7 Brain Gym, em www.theamensolution.com.

10. Aguce seu cérebro participando de atividades de lazer que também mantêm você pensando. Um estudo publicado na *New England Journal of Medicine* verificou que leitura, jogos de tabuleiro, tocar instrumentos musicais e dançar estão entre as melhores atividades de lazer para manter seu cérebro jovem.

11. Tente quebrar sua rotina fazendo algo diferente e inusitado. Experimente um novo esporte. Prepare uma nova receita. Faça um caminho diferente para casa. Mexa em sua vida. A diversidade não apenas é o tempero da vida como também ajuda a desenvolver novos neurônios em seu cérebro!

12. Quando você realmente quiser aprender bem uma coisa, procure ensiná-la a outra pessoa. Isso aumentará incrivelmente sua habilidade e seu conhecimento sobre o assunto em pouco tempo.

13. Tomar nota aumenta a compreensão e a assimilação. Ao ler, faça anotações na margem do livro. Se você está lendo um livro que não pode marcar, mantenha um bloco de anotações por perto enquanto lê. Faça as anotações em tiras de papel e depois as enfie nas páginas em que encontrou a citação ou o argumento de que gostou.

14. O aprendizado por toda a vida envolve tornar-se mais curioso em relação a tudo na vida. Por exemplo, para evitar que sua mente se afaste de uma conversa, seja um ouvinte curioso. Preste atenção não apenas no que o outro está dizendo, mas também em sua linguagem corporal e em seu tom. Faça perguntas depois. Finja que é um jornalista ou um terapeuta profundamente intrigado com a história que estão contando e com as histórias por trás da história.

15. Não pergunte a si mesmo: "Até que ponto sou inteligente?". Em vez disso, pergunte: "De que maneira sou inteligente?" Existem muitos tipos de inteligência: social, matemática, lógica, artística, criativa, intuitiva. Em qual delas você se destaca?

16. Todo mundo tem seus estilos de aprendizado preferidos. Encontre o seu. Você aprende melhor lendo, ouvindo, falando, escrevendo, praticando ou numa combinação dessas coisas? Procure aprender algo novo

por meio de seu melhor estilo de aprendizado. Se você é um aprendiz auditivo, ouça um livro numa gravação. Se você é um aprendiz cinestésico, faça uma aula em que tenha experiências práticas.

17. A capacidade cognitiva tende a despencar após nos formarmos na faculdade ou depois que nos aposentamos. Não pare de desafiar seu cérebro diariamente! Seja um eterno estudante na vida. Faça cursos de extensão ou obtenha um diploma de faculdade. Estude para se tornar um cozinheiro refinado, descubra a pescaria, escreva suas memórias, estude o cérebro! O mundo é infinitamente fascinante para aqueles que nunca param de aprender, e isso ajuda seu cérebro a se desenvolver.

18. A meditação aumenta a atividade no CPF e afia sua mente. Apenas alguns minutos de meditação por dia podem fazer uma diferença incrível em sua capacidade mental.

19. Estimule seu córtex pré-frontal determinando objetivos claros e os estude todos os dias.

20. Estimule a flexibilidade e os centros de criatividade de seu cérebro pedindo a si mesmo para olhar suas atividades diárias – tais como seu tempo com a família ou o modo como você realiza uma atividade no trabalho – de maneiras novas e diferentes.

6
JONI E O MINILIFTING FACIAL

Estimule seu fluxo sanguíneo para melhorar a pele e o sexo

bom dia, Daniel...

Este é um bilhete rápido para lhe contar que eu, meu marido e nossa neta estávamos caminhando em volta do lago Laguna quando parei para ler uma placa que dizia "Por favor, não alimente os patos". O aviso também advertia as pessoas a não dar comida aos animais porque eles precisam comer seus alimentos naturais, plantas e insetos. Se os patos se alimentam da comida que lhes damos, isso pode ser mortal, porque muda o comportamento deles. Eles se tornam sedentários e permanecerão no lago em vez de migrar.

Este foi um grande momento de revelação para mim. Quando não como os alimentos criados para mim e como aqueles que me são entregues (pela janela do drive-thru!) – "fast-food" –, isso muda meu comportamento. Eu não "migrarei" para novos horizontes!

Eu tinha que compartilhar esse momento com você porque realmente é uma parábola sobre tudo por que você e sua esposa são tão apaixonados. Ah, aliás, o aviso dizia que, quando alimentamos os patos, outros patos vão para o lago, e isso tem como consequência excrementos repugnantes. Portanto, a moral da história é que, quando lhe servem porcarias, você, sem motivação alguma, fica no meio de sua própria &%@!

Tenha um ótimo dia!

Joni

JONI AGORA: BONITA POR DENTRO E POR FORA

Joni é uma mulher que admiro por seu entusiasmo, sua maneira única de ver a vida, seu senso de humor esperto e sua capacidade de incentivar os outros. Ao longo dos anos, ela me enviou diversos e-mails como esse, da página anterior. Recentemente, começou a frequentar aulas sobre como ter um cérebro e um corpo melhores, na clínica de Newport Beach.

"Comecei a pôr em prática o que aprendi. Comer melhor, tomar suplementos e me exercitar com mais regularidade. Acho que regularidade é um desafio para as mulheres que estão criando filhos, porque dizemos a nós mesmas: 'Não tenho tempo para exercícios! Tenho coisas demais para fazer!' Mas o que não percebemos é que ter tempo para se exercitar é não apenas um investimento em nós mesmas, mas também em nossa família, que quer que vivamos mais e nos sintamos bem."

De fato, uma esposa e mãe feliz e saudável é um dos melhores presentes que uma mulher pode dar a seu marido e seus filhos. Recentemente, Joni, que tem três netos, contou a seguinte história:

"Um dia, depois de perder 4,5kg e começar a me sentir muito melhor todos os dias, saí para tomar o café da manhã com minha irmã gêmea. Ela me olhou com suspeita do outro lado da mesa e disse:

'Está bem, me diz a verdade, Joni. Você fez uma minilifting facial?'

Fiquei muito surpresa e lisonjeada.

'Não!', disse eu. 'Juro que não fiz!'

'Sério?', reagiu minha irmã. 'Até meus filhos acharam que você havia feito alguma coisa!'"

Joni contou à irmã que tudo o que fizera fora mudar sua dieta, acrescentar suplementos e se exercitar regularmente. "Perdi apenas 4,5kg, mas o bom é que essa perda de peso deu à minha pele uma levantada e um brilho alegre."

Na verdade, o processo havia começado 15 anos antes, quando Joni estava, conforme ela explicou de uma forma bem simples, "uma bagunça". Ela explicou: "Para mim, pessoalmente, a transformação veio de dentro para fora. Algo que viesse de fora nunca funcionou para mim. Tenho certeza de que, além das mudanças na dieta e nos exercícios, o motivo para minha pele e meu rosto parecerem mais jovens é que estou mais feliz e mais em paz e equilibrada por dentro."

JONI ANTES: UMA BAGUNÇA

Em 1996, quando conheci Joni, ela pensava, assim como muita gente, que seus problemas tinham origem na falta de força de vontade. "Eu rezava, rezava e pedia a Deus para me ajudar, mas não estava adiantando muito. Até que comecei também a fazer uma terapia, e esse sábio terapeuta me mandou para o Dr. Amen."

Joni fez um SPECT em nossa clínica e isso foi uma enorme revelação para ela, como costuma ser para muitos milhares de pacientes quando eles ficam cara a cara com a primeira imagem de seus cérebros. Ela foi diagnosticada com tensão pré-menstrual, mas sabia que era mais do que isso. Vivia com muita dor, sofrimento e vergonha. Fora emocionalmente ferida na infância, assim como tantas mulheres! Achava que era burra e passou por momentos muito difíceis sentindo-se deslocada no mundo. Quando estava sentada em nossa sala de espera, foi tomada por um sentimento de vergonha por estar tão mal a ponto de ter sua cabeça literalmente examinada.

DESCOBRINDO SUA BELEZA INTERIOR

Quando Joni viu uma imagem do que estava acontecendo em seu cérebro, foi como se ela se abrisse por dentro.

Joni disse: "Quando olhei atentamente as imagens, entendi realmente que algo biológico estava ocorrendo ali. Não era apenas um problema espiritual ou falta de força de vontade. O médico, apontando para várias partes de meu cérebro, explicou por que eu estava me sentindo tão ansiosa. Meus gânglios basais estavam hiperativos. Quando vi a baixa atividade em meu córtex pré-frontal, lágrimas de compaixão brotaram em meus olhos. Compaixão por meu eu perdido. Pude ver que, como não havia fluxo sanguíneo suficiente para essa parte de meu cérebro, não era de se admirar que eu tivesse tido dificuldade na escola e no meu casamento, mesmo me sentindo amada por Deus e conectada a ele."

FICANDO TODA BONITA

*A única cirurgia plástica que fiz foi cortar
em pedaços meus cartões de crédito!*
– JONI

Juntamente com a terapia, a atitude de equilibrar o cérebro com suplementos e muito pouca medicação – uma pequena quantidade de Adderall para os problemas de TDA – lhe deu um cérebro com o qual ela podia finalmente trabalhar. A terapia continuou, mas de maneira muito mais eficiente. Depois de melhorar por dentro, ela estava totalmente pronta para tornar seu corpo saudável também. Mais ou menos nessa época, meu livro *Mude seu cérebro, mude seu corpo* foi lançado. A clínica oferecia aulas e um grupo de apoio, e ela se matriculou e trouxe uma amiga de minha filha, que perdeu mais de 13kg.

As aulas a ajudaram a entender a ligação entre o que ela punha em sua boca e seu humor. A comida saudável podia lhe dar uma vida plena, em vez de uma barriga estufada demais. Além de aumentar os insumos nutritivos, Joni verificou que os suplementos direcionados eram bastante úteis.

"Estou entrando na menopausa, e isso não é brincadeira. Mas sou muito grata por ter os suplementos, a nutrição e os exercícios para me ajudar", disse ela. Novas pesquisas sugerem que o óleo de peixe diminui a frequência das ondas de calor. Joni se exercita com um treinador três vezes por semana. Ela contou que, antes de começar a tomar seus suplementos, costumava ir à academia para se exercitar e esquecia o que o treinador lhe dissera para fazer. O treinador implicava com ela, dizendo: "O que você está fazendo, Joni? Esperando o ônibus?"

Fixar-se numa tarefa era difícil para Joni. Mas, com os suplementos e a nutrição, ela tem foco e energia para prestar atenção e terminar seus exercícios. Ela também faz caminhadas e passeios de bicicleta.

Quando vai às compras, Joni agora é uma ávida leitora de rótulos. Ela percebe que comida é realmente remédio. Também está se acostumando com os tamanhos exatos das porções. Como tem TDA, ela nota uma melhora e tanto em sua atenção quando come proteínas no café da manhã. Geralmente, toma um shake de proteínas ou come clara de ovos com abacate e *pico de gallo*. No almoço, em geral toma uma sopa e come uma salada, ou um sanduíche saudável. O jantar normalmente é peixe, um vegetal e uma salada.

Seu período de maior tentação é à noite, quando ela fica acordada até tarde. O perfil de seu cérebro mostrou que Joni luta contra o impulso e a ansiedade de comer além da conta. "Todo dia tenho uma escolha", diz ela. "Curiosamente, eu não era impulsiva apenas com a comida. Era uma compradora impulsiva também, e tive problemas por ir ao shopping e acabar perdendo o controle de minhas contas de cartão de crédito. Agora estou livre de dívidas! Quando equilibrei meu TDA, passei a controlar melhor a alimentação e muitas outras áreas de minha vida."

Joni acrescentou: "Em resposta ao minilifting facial e à redução das dívidas, eu digo às pessoas: 'Para falar a verdade, a única cirurgia plástica que fiz foi cortar em pedaços meus cartões de crédito.'"

Joni diz que o apoio das pessoas à sua volta fez toda a diferença para que conseguisse manter suas decisões saudáveis para o cérebro. "Tenho pessoas em minha vida que apoiam minha cura e também pessoas para as quais posso ligar quando estou agitada ou estressada. A tomografia de meu cérebro também mostrou um padrão coerente com um trauma emocional no passado. Agora entendo o que acontece quando algo desencadeia uma dor antiga e meu cérebro quer fazer alguma coisa para se automedicar, como comprar mais que o necessário, comer um monte de doces ou outros comportamentos viciadores. Sei como acalmar meu cérebro agora, com suplementos, dieta, exercícios e mudar a forma como penso.

"Outro dia, uma pessoa foi ao trabalho e teve uma explosão de raiva. Isso desencadeou uma grande ansiedade em mim, e quis realmente me 'medicar' com um monte de rosquinhas. A comida, para mim, era como a mamãe carinhosa, como Paula Deen, da Food Network!"

O que Joni percebe agora é que pode conseguir esse conforto, apoio e nutrição com pessoas que fazem parte de sua vida e são como Paula Deen – mas sem todo o açúcar e a manteiga que a acompanham!

"Estou empolgada com o reflexo que vejo agora no espelho", diz Joni. "Agora, o que existe dentro de mim brilha do lado de fora! Com um cérebro equilibrado, já não me vejo como costumava me ver, como a rainha má de um conto de fadas que acabou se dando mal. O que vejo refletido no espelho agora é uma mulher jovem, saudável e vibrante!"

CUIDAR DA PELE É IMPORTANTE

"A beleza está nos olhos de quem vê" é um velho ditado que pode ser mais verdadeiro do que pensamos. Aquele que vê – o olho humano –, automaticamente, avalia a saúde de alguém pela aparência da pele e do rosto. O surpreendente é que essa avaliação automática é incrivelmente precisa. Sinais precoces e visíveis de envelhecimento, como rugas, indicam geralmente algum tipo de falha sistêmica interna. Um número cada vez maior de pesquisas demonstra que as rugas faciais são um indicador confiável da saúde interna. Por exemplo, num estudo que utilizou fotos de gêmeos mais velhos, os pesquisadores pediram a vinte enfermeiros para examinar as fotografias e adivinhar a idade de cada indivíduo gêmeo. Nos anos seguintes, o gêmeo que havia sido visto como tendo uma "aparência mais velha" tinha maior probabilidade de morrer de problemas de saúde em 73% dos casos.

Um dos conceitos mais importantes que aprendi ao longo dos anos é o de que *a saúde de sua pele é um reflexo externo da saúde de seu cérebro*. A ligação entre a pele e o cérebro é tão forte que algumas pessoas começaram a chamar a pele de "o cérebro exterior". Os mesmos hábitos que estamos discutindo neste livro que melhoram a aparência e o funcionamento do cérebro, assim como a maneira como você o sente, também se aplicam à sua pele. Sua pele cobre uma área de aproximadamente 1,8m2 e corresponde a um sexto do seu peso, o que a torna o maior órgão do corpo humano. Nutra bem sua pele, começando de dentro para fora, e você terá enormes dividendos tanto em relação à longevidade quanto à qualidade de vida.

Você sabia que 50% do cérebro se dedica à visão? Uma pele saudável é atraente não apenas para o sexo oposto, mas para todo mundo. Muita gente considera cuidar da aparência uma atitude superficial, mas isso é importante se você quiser manter seus contatos e atrair pessoas para você.

"ESPERE! NÃO FAÇA AQUELE LIFTING FACIAL AINDA!"

É divertido assistir na TV pessoas que passam por transformações radicais para ficarem bonitas, mas esse tipo de beleza tem apenas a profundidade da pele, na melhor das hipóteses, e não faz nada para ajudar a saúde e a longevidade de alguém. Os resultados a longo prazo são fugazes.

O que você não vê nessas transformações radicais é a *dor* extrema que alguns procedimentos envolvem. Além disso, poucas cirurgias para esticar a pele não têm efeitos colaterais. Muitas vezes, os resultados são menores do que as pessoas esperavam ou, pior, elas ficam com uma expressão permanente de "surpresa" no rosto, ou um "sorriso de Curinga". Procure no Google "plásticas de rosto malsucedidas em celebridades" e você fará um breve passeio pelo bizarro. Cirurgias de qualquer tipo – incluindo implantes e injeção de substâncias estranhas no corpo – sempre representam riscos a curto e longo prazo.

É claro que há casos em que a cirurgia plástica é uma opção legítima. Porém, se você anda considerando a ideia de entrar na faca para fazer alguma "intervenção", eu gostaria de desafiá-lo a considerar uma alternativa. Adie a decisão por seis meses a um ano e, durante esse tempo, concentre-se no esforço para realizar mudanças positivas que farão um lifting em sua saúde, em sua felicidade e em seu rosto ao mesmo tempo. Como mais um bônus extra, isso deixará não apenas a pele de seu rosto mais firme e macia, mas também o restante de seu corpo.

Nas Amen Clinics, com frequência vemos pessoas se transformando em versões mais jovens de si mesmas enquanto seus cérebros são equilibrados com a ajuda de uma dieta inteligente para o cérebro e um programa de exercícios. Mesmo uma perda de 4,5kg – se você está perdendo peso com alimentos altamente nutritivos – pode muitas vezes rejuvenescer profundamente o rosto de uma pessoa. Quando as pessoas perdem peso num regime saudável, os outros muitas vezes comentam como elas também estão parecendo mais jovens (em oposição àquelas que perdem peso cortando calorias mas comendo alimentos artificiais, com pouco nutrientes – essas pessoas tendem a parecer abatidas, enrugadas e fracas). Eu me lembro de que certa vez tentei fazer uma dieta radical com poucos carboidratos: minha pele adquiriu uma tonalidade cinzenta e eu parecia mais velho e doente em questão de semanas. Foi uma perda de peso errada para mim.

Se você optar por uma vida saudável para o cérebro, e mergulhar nisso de corpo e alma, há uma boa chance de que alguns meses depois você se olhe no espelho e veja um progresso significativo. Mas não deixe de tirar uma foto sua antes de começar. Às vezes, as mudanças graduais são mais notadas pelos outros do que por você mesmo.

Ao longo deste capítulo exploraremos maneiras naturais de levantar, enrijecer e suavizar sua pele. Também discutiremos como estimular o fluxo sanguíneo para seu cérebro e sua pele e melhorar sua vida sexual.

Acontece que (surpresa!) o que mantém seu cérebro jovem também mantém sua pele jovem. Portanto, você paga um e leva dois quando opta por uma vida saudável para o cérebro. Na verdade, você paga um e leva quatro, porque o que é bom para seu cérebro e sua pele também é bom para seu coração e para sua genitália. Não existe lado negativo, nem efeitos colaterais, nem riscos ou rosto de palhaço paralisado quando você opta por um lifting facial natural e saudável para o cérebro!

Não existem concursos de beleza para cérebros bonitos, mas a verdade é que sem um belo cérebro você não terá uma aparência tão boa quanto poderia. A raiva, a depressão e a ansiedade ficam estampados em nosso rosto. Com um cérebro calmo e focado, sua pele relaxará e se tornará bonita também.

PELE SAUDÁVEL DE DENTRO PARA FORA

Mesmo os melhores liftings faciais de pouco adiantam se você não está cuidando do envelhecimento que está acontecendo dentro do corpo. Para realmente parecer e se sentir jovem, você tem de começar por dentro e, o que é mais importante, pelo cérebro.

– Dr. Eric Braverman

Uma das coisas que adoro na história de Joni é que ela enfatiza que suas mudanças por fora começaram com mudanças por dentro. Isso se aplica a muitas áreas da vida, mas é talvez uma verdade ainda mais óbvia quando se trata de sua pele. Cuidar da pele é um pouco como cuidar de uma planta. Uma planta bem-nutrida se torna alta e bonita, com folhas suaves e cores vivas. Sabemos isso sobre as plantas, mas nos esquecemos que acontece também conosco.

Imagine o seguinte cenário.

Digamos que uma mulher chamada Sophia tem uma bela planta que floresce, e que ela adora. Mas um dia ela pensa consigo mesma: "Ai, estou cansada de regar e fertilizar essa coisa. Prefiro deixar isso num canto escuro do porão. Acho que também vou tentar cultivá-la num solo argiloso, e não num vaso. E nem pensar em comprar mais adubos. Este ano vou economizar meu tempo e meu dinheiro deixando essa planta cuidar de si mesma."

Então Sophia para de regar a planta, deixa seu solo sem nutrientes e a mantém longe da luz do sol e do ar fresco. A planta está basicamente relegada a um confinamento solitário, sem nutrição, sem luz, sem sequer pão – ou melhor, fertilizante – e água.

Por fim, o inevitável acontece. As folhas começam a murchar, enrugar e ficar marrons. Sophia não gosta dessa aparência, então corta as folhas mortas e, com uma tinta em spray, pinta a planta de um belo tom "verde-grama".

O caule começa a tombar, então ela o escora com uma vara, uma fita adesiva e um arame. Mas a raiz e o tronco – o sistema vascular da planta – têm muitas curvaturas e dobras que impedem os nutrientes de fluir livremente para as flores e folhas.

A planta já não floresce, então ela compra flores artificiais e as "implanta" entre as folhas.

"Espera aí!", diria você a qualquer pessoa que tentasse fazer esse tipo de transformação radical numa planta que já foi naturalmente bonita. "Você está matando essa pobre planta! Ela precisa se nutrir com um solo rico, uma irrigação diária e a medida certa de ar fresco e luz do sol. Assim seu caule ficará ereto, as folhas ficarão macias e vibrantes e nascerão flores de verdade, coloridas."

O paralelo é óbvio. Você não pode cultivar uma planta saudável e bonita com medidas tão radicais e artificiais; e também não pode ter uma pele saudável, macia, sem rugas, vibrante e com uma cor bonita florescendo em seu rosto se não "cultivá-la" de dentro para fora.

Os cosméticos mais caros do mundo não podem tornar você tão bonito quanto uma vida saudável para o cérebro. Vamos dar uma olhada em como você pode começar a nutrir sua pele, começando agora.

"REGANDO" SUA PELE: HIDRATAÇÃO

Assim como as plantas precisam de água, a pele e o cérebro também precisam. Beber bastante água filtrada é de grande ajuda, devido à capacidade da água de eliminar as toxinas do corpo, incluindo aquelas que vão parar em sua pele. Os chás verde e branco podem ser ainda mais úteis, porque protegem o colágeno.

ÓLEOS SAUDÁVEIS

Ômega 3 Um estudo no *Journal of Dermatological Research* (2008) mostrou uma melhora na elasticidade da pele de mulheres que haviam tomado mais de 1g de óleo de peixe com EPA (ácido eicosapentaenoico) durante três meses. O ômega 3 também ajuda a pele a se recuperar mais rapidamente depois de uma exposição à radiação UV e protegem o DNA dentro das células da pele, além de sustentar o colágeno. Também podem aumentar a elasticidade dos vasos sanguíneos, melhorando, assim, o fluxo sanguíneo e dando à sua pele um brilho saudável.

Ácido gamalinolênico (GLA) O GLA é um ômega 6 "bom". Geralmente, é encontrado nos óleos de borragem, de prímula ou de semente de groselha preta (o de borragem tem a maior quantidade). Melhoras na maciez e hidratação da pele têm sido demonstradas depois de um a três meses de consumo de 500mg de GLA de óleo de borragem. O GLA ajuda também a aliviar a pele seca e com coceira. Combinando-o com o óleo de peixe, você reduzirá a quantidade de água perdida pela epiderme. Faça uma tentativa com essa combinação durante pelo menos um mês, já que esse é o tempo necessário para que os efeitos comecem a surgir.

Acetilcolina Este é um nutriente muito importante que age como neurotransmissor no cérebro, para o aprendizado e a memória, mas também na pele. A acetilcolina fornece umidade ao corpo, algo que, quando em falta, nos faz secar de dentro para fora (a começar pelo cérebro). Uma pele seca e enrugada pode ser um sinal de que sua memória também está piorando. A perda de acetilcolina é um indicador de demência.

Eis alguns alimentos que ajudam a aumentar a acetilcolina:

- Ovo inteiro
- Fígado de peru
- Bacalhau, salmão ou tilápia
- Camarão
- Proteína de soja
- Manteiga de amendoim
- Farelo de aveia
- Pinhão
- Amêndoas
- Avelãs
- Macadâmias
- Brócolis
- Couve-de-bruxelas
- Pepino, abobrinha, alface
- Leite desnatado
- Queijo com baixo teor de gordura
- Iogurte com baixo teor de gordura

Suplementos também são uma boa maneira de aumentar sua acetilcolina. Estes incluem fosfatidilcolina, acetil-L-carnitina, ácido alfalipoico, manganês e huperzina A.

Hora do chá Para ter uma pele saudável, que brilhe de dentro para fora, beba chá: branco, verde ou preto. Estudos mostram que os polifenóis encontrados no chá têm propriedades anti-inflamatórias que podem ser benéficas à pele. Um estudo publicado na *Archives of Dermatalogy* verificou que pessoas que adotaram o hábito de tomar três xícaras de chá por dia reduziram os sintomas de eczema em 54%. Pesquisas mostraram que beber de duas a seis xícaras de chá verde por dia não apenas ajuda a prevenir o câncer de pele como pode também reverter os efeitos nocivos do sol, neutralizando as mudanças que aparecem na pele exposta ao sol.

Existem também algumas novas pesquisas convincentes mostrando que o chá branco tem forte poder contra o envelhecimento da pele, além de ajudar a reduzir o risco de câncer e artrite reumatoide. Num estudo em que foram testadas as propriedades salutares de 21 plantas e extratos de ervas, cientistas ficaram intrigados ao verificar que o chá branco superava consideravelmente todos eles. O chá branco tinha um potencial antienvelhecimento e níveis elevados de antioxidantes, e protegia as proteínas estruturais da pele, especificamente a elastina e o colágeno, que contribuem para a força e a elasticidade da pele, diminuindo as rugas e a flacidez. Uma única xícara de chá branco por dia tem forte efeito.

ALIMENTANDO SEU ROSTO

Você pode ter notado que as japonesas estão entre as mulheres que têm a pele mais bonita no mundo. Muitas parecem que praticamente não envelhecem. Muitas das pessoas mais longevas do mundo são do Japão, e suas peles são as que têm menos sinais visíveis de envelhecimento. Pesquisadores acreditam que isso pode se dever, em grande parte, à dieta delas, rica em frutos do mar e vegetais e com pouco açúcar e poucos óleos ruins. Assim como uma planta tem uma aparência melhor quando é alimentada com um solo rico e nutrientes, o rosto "alimentado" com comida saudável também terá uma aparência melhor.

Num estudo, pesquisadores verificaram que os adultos idosos que ingeriam mais alimentos como azeite de oliva, peixes, frutos do mar, nozes, legumes, iogurte, chá, grãos integrais, folhas verde-escuras e frutas escuras e vermelhas eram os que tinham menos sinais visíveis de envelhecimento. Por outro lado, o risco maior de ter uma pele enrugada foi associado ao consumo de carnes gordurosas processadas, gorduras saturadas, batatas brancas e bebidas e sobremesas açucaradas. Sua pele é o que você come, portanto, alimente-a com ótimos ingredientes.

O Dr. Lawrence E. Gibson, dermatologista da Mayo Clinic, relaciona os seguintes alimentos como sendo as melhores apostas para uma pele saudável.

- Cenoura, damasco e outras frutas e vegetais amarelos e alaranjados
- Mirtilo
- Espinafre e outros vegetais de folhas verdes

- Tomate
- Feijão, ervilha e lentilha
- Peixe, especialmente salmão
- Nozes

Comendo muitos alimentos ricos em fibra você também reduz os picos de açúcar, o que reduz a glicação, um processo que envelhece o corpo, incluindo a pele.

SUPLEMENTOS

Tem surgido um número cada vez maior de produtos multivitamínicos com ingredientes que nutrem a pele e anunciados como tal. Na hora de comprar um suplemento multivitaminado que faça bem à sua pele, procure um que contenha os seguintes ingredientes:

Vitamina C e lisina Estes antioxidantes são conhecidos por inibirem enzimas produzidas por células conhecidas por atacarem o colágeno.

Vitamina D Esta vitamina importante contribui para a saúde da pele reduzindo as inflamações e aumentando a imunidade. À medida que envelhece, a pele se torna menos eficiente para sintetizar a vitamina D proveniente da exposição ao sol. Se sua pele não está se curando de pequenos cortes com tanta rapidez quanto costumava se curar, uma vitamina D oral extra pode ajudar.

Zinco Este mineral promove a cura de ferimentos e beneficia a saúde do cabelo e da pele, principalmente se você tem dermatite e caspa.

Vitaminas A e E Estas duas vitaminas têm beneficiado a redução de inflamações.

Ômega 3 O ômega 3 melhora a elasticidade da pele, ajuda a proteger e recuperar o corpo após a exposição à radiação UV e protege o DNA e o colágeno. Conforme mencionado antes, o GLA pode ajudar também e, quando tomado em combinação com um suplemento de ômega 3, pode, com o passar do tempo, melhorar bastante a umidade e a aparência da pele.

Dimetilaminoetanol (DMAE) Também conhecido como deanol, o DMAE é um análogo da vitamina B colina, além de precursor do neutransmissor acetilcolina, e tem efeitos intensos sobre o sistema nervoso central. Costuma ser usado para aumentar a capacidade dos neurônios no cérebro. Acredita-se também que apresenta propriedades antienvelhecimento que reduzem a incidência de rugas e melhoram a aparência da pele.

Fenilalanina Verificou-se que este aminoácido ajuda a reduzir a depressão e a dor. Existem boas evidências científicas de que pode ajudar também em casos de vitiligo, uma doença de pele relativamente comum, que causa despigmentação em partes da pele. Ocorre quando as células responsáveis pela pigmentação da pele morrem ou não funcionam bem.

Ácido alfalipoico Este composto é fabricado naturalmente pelo corpo e pode proteger contra danos as células em diversos distúrbios. Vários estudos indicaram também sua utilidade em problemas de pele.

Extrato de semente de uva Esta substância é feita de sementes de uva, que são produtos residuais das indústrias de vinho e suco de uva. Pesquisas abrangentes sugerem que o extrato de semente de uva é benéfico em muitas áreas da saúde, devido a seu efeito antioxidante de se prender ao colágeno, promovendo uma pele jovem, com elasticidade e flexibilidade.

Probióticos O intestino, com frequência, é um indicador de saúde, e isso é especialmente verdadeiro em se tratando de estresse. Você sabia que as emoções do medo e da raiva podem reduzir a um décimo o número de bactérias saudáveis em seu intestino? Em tempos de doença ou estresse emocional, ou depois de beber muito álcool, você ajuda seu corpo a se recuperar com mais rapidez ingerindo produtos de leite fermentado, como Kefir ou iogurte, ou tomando uma fórmula de probióticos de boa qualidade. Os probióticos podem ajudar a restaurar o funcionamento normal do sistema imunológico após uma exposição a raios UV. Estudos com animais mostram uso de probióticos como uma promessa de rejuvenescimento da pele após a exposição ao sol.

Verificou-se que o Splenda (sucralose) reduz bactérias benéficas e ainda muda o equilíbrio do ph saudável do corpo, portanto, evitá-lo como substituto do açúcar é uma boa ideia. Recomendo, em seu lugar, a estévia.

EQUILÍBRIO HORMONAL

Verificar e equilibrar seus hormônios é crucial para a saúde tanto do cérebro quanto da pele. Problemas nos níveis de testosterona, estrogênio, progesterona, tireoide e cortisol podem causar grandes danos. Mas, antes de começar a tomar hormônios sintéticos para uma reposição, limpe sua dieta e seu ambiente. Por exemplo, você sabia que um nível alto de açúcar pode reduzir seu nível de testosterona em 25%? A testosterona é considerada o hormônio da libido. Isso significa que se você divide um cheesecake no restaurante, ninguém terá sobremesa quando chegar em casa. Nas mulheres, a reposição de estrogênio, quando apropriada, pode tornar mais lento o processo de envelhecimento da pele por reduzir a perda de colágeno, que afeta a capacidade da pele de reter umidade.

SOL: APENAS O SUFICIENTE, NÃO DEMAIS

A maioria das pessoas precisa de aproximadamente 20 minutos de exposição ao sol por dia para alcançar um nível de vitamina D saudável. Você também pode conseguir a quantidade necessária com um suplemento de vitamina D3, se em uma região onde há meses em que o sol não dá as caras. Evite, porém, as horas em que o sol é mais intenso, entre 11h e 14h. Diversas plantas precisam de quantidades diferentes de sol e sombra; isso também é válido para nós. Pessoas de cabelos louro-claros ou ruivos e pele branca precisam ser especialmente cuidadosas com a exposição ao sol, uma vez que seus índices de câncer de pele são muito mais altos do que os do restante da população, com tons de pele mais escuros.

Protetor solar ou não? Anos atrás, depois de pesquisadores descobrirem o que a exposição excessiva ao sol podia fazer com a pele, a recomendação geral era besuntar-se de um filtro solar com um superfator de proteção (SFP). O que eles não levaram em conta é que alguns ingredientes de alguns filtros solares podem, na verdade, ser mais nocivos ao corpo do que uma exposição razoável ao sol. Você pode encontrar uma lista dos filtros solares mais seguros no site da ONG Environmental Working Group (www.ewg.org). Eles também não levaram em conta que os níveis de vitamina D de toda a nação cairiam a níveis perigosamente baixos. A resposta aqui, acredito, é ter cuidado com o sol. Exponha-se ao sol o suficiente para manter um nível de vitamina D saudável, mas não demais a ponto de pôr em risco a saúde de sua pele. Pense em vinte minutos por dia, sem protetor solar. Evite sempre queimaduras de sol e verifique seu nível de vitamina D num teste chamado nível de 25-hidroxivitamina D.

Adquira um bronzeado saudável com suas frutas e vegetais diários Cientistas mostraram que você pode dar à sua pele um brilho dourado comendo mais frutas e vegetais com carotenoides, que alteram sutilmente a cor de sua pele. Os carotenoides – antioxidantes responsáveis pela coloração vermelha encontrada, por exemplo, em tomates, pimentas, ameixas e cenouras – dão à pele humana (de caucasianos) um brilho dourado de aparência saudável. São armazenados na gordura sob a pele e secretados no soro expelido pelos poros. Depois, são reabsorvidos pela camada mais alta da pele, conferindo aquela cor dourada. Essas substâncias contêm antioxidantes potentes que são bons para a saúde de seu cérebro. Estudos mostram que as pessoas consideram um brilho dourado e saudável mais atraente do que uma pigmentação mais leve. Pesquisadores acreditam que os tons de pele mais róseos, ligeiramente avermelhados de sangue e repletos de oxigênio, fazem as pessoas parecerem mais saudáveis porque sugerem que o coração e os pulmões estão fortes.

SAÚDE VASCULAR SIGNIFICA UMA PELE SAUDÁVEL

Tudo está relacionado ao fluxo sanguíneo. A pele contém uma abundância de vasos sanguíneos, o que a torna vascular por natureza. Esses vasos sanguíneos promovem a circulação e o fluxo sanguíneo, e limpam a pele. Quando nosso sistema cardiovascular entope e o fluxo sanguíneo é fraco, a pele perde sua aparência rósea, jovem. Além de enrugarem, as pessoas mais velhas costumam ter a pele amarelada, pálida, devido à falta de fluxo sanguíneo.

Respire fundo um ar fresco. Ponha uma planta sob um domo de vidro e ela não durará muito tempo. Seres vivos precisam de oxigênio, de muito oxigênio! Respirar fundo é um exercício que ajuda a acalmar o corpo e aumenta a oxigenação do sangue. Respirar ao ar livre, na natureza, particularmente onde há muitas árvores (o que os japoneses chamam de "respirar o ar da floresta"), diminui o cortisol, reduz a glicação (uma parte do envelhecimento) e melhora o bem-estar.

Evite a anemia. A anemia pode causar uma queda drástica na quantidade de glóbulos vermelhos e dar às pessoas uma aparência de fantasma. Os glóbulos vermelhos sanguíneos contêm hemoglobina, que transporta o oxigênio para seus tecidos, e a falta de oxigênio pode causar estresse em órgãos. Os sinais de anemia podem ser uma leve palidez na pele e tontura ou vertigem.

Aumente o fluxo sanguíneo para sua pele. A melhor maneira de manter o sangue fluindo é fazendo exercícios físicos.

1. **Exercícios fazem você suar** "O corpo tem muitos mecanismos para se livrar de toxinas – os rins, o fígado e a pele", diz Sandra M. Johnson, dermatologista da Johnson Dermatology, em Fort Smith, Arkansas. "Os exercícios aumentam o fluxo sanguíneo para a pele, aumentam a estimulação neuronal e permitem que as glândulas de suor aumentem seu desempenho e livrem o corpo das toxinas." Depois de suar essas toxinas, não deixe de se lavar. O banho depois da malhação impede que elas fiquem em sua pele, prevenindo infecções por bactérias ou fungos que podem decorrer de um entupimento de seus poros por sujeira.

2. **Exercícios tonificam os músculos** Quanto mais tonificados os seus músculos, mais você sentirá sua pele saudável e com boa aparência. Tonificar os músculos também pode ajudar a minimizar o surgimento de celulite. Você não pode eliminar a celulite se exercitando, mas pode ajudá-la a ter uma aparência melhor.

3. **Exercícios estimulam o fluxo de oxigênio e sangue para a pele** Estudos têm mostrado que, em casos de diabetes do tipo 2, exercícios regulares estimulam o fluxo sanguíneo o bastante para ajudar a reduzir o risco de problemas de pele que levam a amputações. Como os exercícios aumentam o fluxo sanguíneo, isso significa que mais oxigênio e nutrientes estão sendo transportados para a superfície da pele.

4. **Exercícios aliviam o estresse** Há muito tempo se sabe que os exercícios são excelente maneira de aliviar o estresse. Os benefícios à mente e ao corpo podem se estender à sua pele, uma vez que você franze menos a testa e sorri mais. Além disso, algumas erupções na pele podem estar relacionadas ao estresse.

5. **Exercícios dão à sua pele um brilho bonito e natural** Quando você se exercita, sua pele começa a produzir mais óleos naturais, que a ajudam a parecer suave e saudável.

Os exercícios são um ingrediente secreto e vital em seus cuidados para ter uma tez jovem, mais saudável e mais macia.

Trate a apneia do sono. Novas pesquisas indicam uma incidência maior de câncer de pele em pessoas que têm apneia do sono. Também parece haver uma ligação entre psoríase e apneia do sono. Os dois problemas estão relacionados a uma redução do fluxo de oxigênio e sangue para todos os órgãos, incluindo a pele. O álcool e a obesidade podem aumentar a possibilidade de apneia do sono. Se você acha que fica sonolento durante o dia, mesmo depois de uma noite inteira de descanso, ou se seu parceiro, ou sua parceira, diz que você ronca e em seguida parece parar de respirar, para depois roncar e respirar de novo, pode ser que você precise fazer um estudo de seu sono. Diagnosticar e tratar a apneia do sono são medidas que têm feito toda a diferença para muitas pessoas em termos de energia e saúde, incluindo levar mais sangue, oxigênio e nutrientes para a pele.

REDUZA O ESTRESSE PARA REDUZIR AS RUGAS

Uma planta pode ter um choque e parar de crescer se for arrancada de seu vaso e replantada em outro de maneira descuidada, ou se for exposta a temperaturas extremas. Da mesma maneira, o estresse não contribui para sua saúde e beleza. Muitas pessoas ficam grisalhas ou perdem cabelo em tempos de muito estresse. Se você duvida disso, dê uma olhada nos presidentes durante os anos em que eles ocupam esse cargo. Cientistas estimam, com base em medições clássicas de envelhecimento, que os presidentes dos Estados Unidos envelhecem aproximadamente dois anos para cada ano que passam no cargo.

Faça uma massagem. As massagens ajudam a estimular o fluxo sanguíneo na pele, e estudos mostram que relaxam todo o corpo, diminuindo os hormônios do estresse após uma sessão. Podem ajudar também a decompor um tecido de cicatrização.

Experimente a hipnose e o autorrelaxamento. A auto-hipnose é uma habilidade reconfortante que pode ajudar você a relaxar, quando está estressado, e que também lhe permite uma noite de sono tranquila.

Tenha o seu sono da beleza. Se você passou uma noite sem dormir, é muito fácil ver isso em seu rosto, particularmente em torno dos olhos. As mulheres privadas de sono comprometem a função protetora da pele, perdem mais água pela pele e apresentam substâncias altamente inflamatórias em circulação. Um bom sono também mantém saudáveis as bactérias de seu intestino. (A perda de sono reduz a quantidade de bactérias saudáveis no intestino. Tomar um probiótico quando você não estiver dormindo bem é uma boa medida preventiva.) Curiosamente, uma boa saúde da pele depende de duas substâncias químicas do cérebro, que também têm propriedades antienvelhecimento: GABA e melatonina. O GABA aumenta a sobrevivência das células que produzem o colágeno. Já a falta de melatonina pode tornar a epiderme mais fina. O nível dessas duas substâncias químicas é baixo em pessoas com problemas de sono crônicos.

Experimente a aromaterapia. Num estudo sobre o sono em que quantidades muito pequenas de aromas de jasmim e lavanda foram lançadas em ambientes onde pessoas dormiam, o jasmim teve um desempenho muito melhor do que a lavanda em ajudá-las a ter um sono mais tranquilo. As pessoas se moveram menos e dormiram mais profundamente. A quantidade usada foi tão pequena que as pessoas não conseguiram detectar o cheiro conscientemente. Portanto, uma aplicação bem pequena desse aroma natural pode ajudar.

EVITE EXPOSIÇÕES TÓXICAS

Assim como uma planta pode murchar quando exposta a substâncias químicas tóxicas no solo ou no ar, seu cérebro e sua pele podem murchar devido a uma exposição interna e externa a substâncias tóxicas. Numa tomografia cerebral, a exposição tóxica dá ao cérebro uma aparência acidentada, recortada e desigual. Isso acontece com toxinas ingeridas, como álcool e drogas, bem como com toxinas ambientais, como amianto e tinta com chumbo. Uma exposição tóxica também pode deixar a pele com protuberâncias, cor desigual, erupções e rugas. Eis algumas coisas a serem evitadas se você quer proteger sua pele.

Pare de fumar. A nicotina reduz o fluxo sanguíneo para a pele, roubando seu brilho saudável, róseo. Também destrói a elasticidade, o que promove rugas. O ato de expelir a fumaça também cria linhas finas na área acima de seus lábios superiores. Fumar durante dez anos ou mais pode lhe dar um "rosto de fumante". Este é o termo que o Dr. Douglas Model introduziu em 1985, quando publicou um estudo na *British Medical Journal* mostrando que podia identificar fumantes de longa data apenas olhando para os traços de seus rostos. O "rosto de fumante" fazia as pessoas parecerem mais velhas do que eram e incluía as seguintes características: linhas acima e abaixo dos lábios, no canto dos olhos, nas bochechas ou na mandíbula; aparência esquelética; um tom cinzento; e uma pele avermelhada. Mais notícias ruins: comparados aos não fumantes, os fumantes têm uma probabilidade três vezes maior de desenvolver um tipo de câncer de pele chamado carcinoma de células escamosas, de acordo com um estudo da *Journal of Clinical Oncology*.

Evite produtos finais de glicação avançada (AGEs). Comer doces e alimentos altamente glicêmicos em excesso pode causar rugas. Um estudo do *British Journal of Dermatology* verificou que o consumo de açúcar promove um processo natural chamado glicação, em que os açúcares se prendem a proteínas para formar moléculas prejudiciais chamadas AGEs (*Advanced glycation end-products*). Os AGEs danificam o cérebro e ainda o colágeno e a elastina, fibras de proteína que ajudam a manter a pele firme e suave. Quanto mais açúcar você consome, mais danos a essas proteínas e mais rugas em seu rosto. Além disso, cozinhar com líquidos, e não sobre um calor seco, reduz os AGEs em seu corpo. Cozinhar no vapor e escaldar alimentos são opções mais saudáveis para a pele do que grelhar ou tostar com calor seco.

Limite a cafeína. Quando em excesso, a cafeína do café, do chá, do chocolate e de alguns preparados de ervas desidrata a pele, dando-lhe uma aparência seca e enrugada.

Cuidado com o álcool. O álcool tem um efeito desidratante sobre o corpo, sugando a umidade de sua pele e aumentando as rugas. Também dilata os vasos sanguíneos e capilares de sua pele. Quando se bebe em excesso, os vasos sanguíneos perdem o tônus e se tornam permanentemente dilatados, o que dá a seu rosto um rubor que não desaparece. O álcool também esgota a vitamina A, um antioxidante importante, envolvido na regeneração das células da pele. O abuso de álcool danifica o fígado e reduz a capacidade deste de remover toxinas do corpo, o que resulta num aumento de toxinas no corpo e na pele que faz você parecer mais velho do que realmente é.

SORRIR E SEXO: HÁBITOS PARA UMA PELE FELIZ

SORRIA! ISSO REJUVENESCE SEU ROSTO.

Um sorriso natural, sincero e feliz pode ser um dos melhores recursos para mascarar a idade. Pessoas calmas, focadas e que têm uma vida saudável em muitos aspectos tendem a ser mais felizes e a sorrir com mais frequência. Pesquisas de psicologia social também têm demonstrado que a atitude de considerar os benefícios que você recebe como sendo um presente de Deus ou de outra pessoa está relacionada a um envelhecimento bem-sucedido, bem como à longevidade. Portanto, embora você esteja comendo suas frutas e seus vegetais, bebendo água e chá, tomando suplementos para a saúde do cérebro e da pele e fazendo bastante exercício, uma outra maneira de fazer em si mesmo um minilifting facial é praticar a arte da gratidão diária, dando a si próprio um motivo para sorrir.

CONTINUANDO ANIMADO DEPOIS DOS QUARENTA

A canção "You Make Me Feel So Young" [Você me faz sentir tão jovem], sucesso de Frank Sinatra, também poderia ser traduzida como "Você me faz *parecer* tão jovem!". Pessoas que vivem relações amorosas e namoros, com vidas sexuais regulares e felizes parecem mais jovens. É verdade: todos nós temos uma aparência melhor quando estamos amando e fazendo um bom sexo com nossos parceiros.

Por quê? De certo modo, o cérebro vive em nossa pele. Nossa pele é repleta de conexões neuronais que têm origem no cérebro, e é por isso que a pele responde a um toque com tanta rapidez. A pele é um órgão sensual e sexual, e é por isso que pode ficar excitada com carícias. O envelhecimento pode levar as terminações nervosas da pele a perder a sensibilidade, outro motivo para investir na saúde de seu cérebro-coração-pele-genitália. Um cérebro saudável pode ajudar você a ter uma vida sexual saudável – mas você sabia que uma boa vida sexual também pode ajudar seu cérebro, seu coração e sua pele? Este é um dos maiores benefícios mútuos da vida.

Uma pesquisa na Escócia revelou que fazer amor três vezes por semana pode levar você a parecer, em média, dez anos mais novo! Os cientistas entrevistaram 350 homens e mulheres europeus durante um período de dez anos sobre diversos tópicos relacionados ao estilo de vida. Os participantes tinham de 20 a 104 anos de idade, mas a maioria tinha de 45 a 55. Uma coisa que esse grupo tinha em comum era que todos ali pareciam jovens para suas idades, de acordo com uma comissão de seis juízes que assistiu às entrevistas através de um espelho falso. Os juízes voluntários acharam que os participantes eram de sete a 12 anos mais jovens do que realmente eram.

Uma vida sexual vigorosa, de acordo com esse estudo, foi o segundo determinante mais importante da aparência jovem das pessoas. Apenas a atividade física provou ser mais importante do que o sexo para afastar o envelhecimento. Os participantes de aparência jovem faziam sexo três vezes por semana, em média. Fazer sexo com uma frequência maior do que três vezes por semana, aparentemente, não produzia qualquer benefício a mais. Três era o número mágico para manter aquele brilho de juventude.

O estudo também verificou que o sexo sem um bom relacionamento, que tenha bastante apoio e empatia, não retardava o processo de envelhecimento. Na verdade, trair e fazer sexo casual com diferentes parceiros pode causar um envelhecimento prematuro, por causa da preocupação e do estresse.

TREZE MOTIVOS PARA FAZER AMOR QUE MELHORAM A VIDA!

Considere as seguintes vantagens de uma boa vida sexual e você se perguntará por que mais médicos não receitam "Vá para casa e faça amor com seu parceiro/sua parceira três vezes por semana" para aumentar a felicidade, a saúde e a longevidade.

- O sexo pode queimar gordura – cerca de duzentas calorias por ato sexual, em média, o equivalente à uma corrida intensa de trinta minutos.
- O sexo faz o cérebro liberar endorfinas, substâncias químicas naturais que agem como analgésicos e reduzem a ansiedade tão bem quanto alguns antidepressivos ou ansiolíticos controlados, ou ainda melhor.
- Nos homens, o sexo parece estimular a liberação de hormônios do crescimento e testosterona, que fortalecem ossos e músculos e o tom da pele.
- Tanto em homens quanto em mulheres, a pesquisa mostrou que o sexo parece induzir a liberação de substâncias que fortalecem o sistema imunológico. Pesquisadores da Wilkes University, em Wilkes-Barre, Pensilvânia, verificaram que fazer sexo uma ou duas vezes por semana melhora o sistema imunológico em 30%.
- O orgasmo de um homem pode beneficiar a mulher, de acordo com uma pesquisa que indica que o sêmen pode reduzir a depressão nas mulheres. Um estudo verificou que mulheres cujos parceiros não usavam camisinha eram menos sujeitas a depressão do que aquelas cujos parceiros usavam. Uma teoria apresentada foi de que a prostaglandina – um hormônio encontrado no sêmen – seria absorvida pelo trato genital feminino, regulando, assim, hormônios femininos.
- Uma pesquisa mostra que o ato de fazer amor tem propriedades anticancerígenas, provavelmente devido a hormônios positivos produzidos durante o sexo e depois.
- Pessoas que fazem muito sexo tendem a comer melhor e se exercitar mais, embora não esteja claro o que vem antes – o sexo ou os hábitos de saúde. Este pode ser outro benefício mútuo da vida, em que uma atividade estimula naturalmente a outra.
- Fazer um bom sexo – e fazer muito – pode melhorar os níveis de hormônios como o estrogênio e a DHEA (desidroepiandrosterona), que promovem uma pele mais suave e firme.
- O sexo faz você mais feliz do que muito dinheiro. De acordo com um estudo do National Bureau of Economic Research, um casamento com

sexo regular traria o mesmo nível de felicidade que ganhar 100 mil dólares a mais por ano.
- Um estudo da Queen's University, em Belfast, Irlanda do Norte, verificou que homens que fazem sexo três vezes por semana ou mais podem reduzir à metade seu risco de ataque cardíaco. O sexo regular também reduz à metade o risco de derrame entre homens.
- Endocrinologistas da Universidade de Colúmbia verificaram que mulheres que fazem sexo pelo menos uma vez por semana têm ciclos menstruais mais regulares do que aquelas que não fazem.
- Num estudo da Duke University pesquisadores acompanharam 252 pessoas durante 25 anos para determinar os fatores de estilo de vida importantes que influenciavam o tempo de vida. A frequência de relações sexuais no passado e no presente foram três dos fatores estudados. Nos homens, a frequência de relações sexuais foi um indicador significativo de longevidade. Embora a frequência das relações sexuais não tenha sido um indicador de longevidade para as mulheres, aquelas que relataram prazer em relações sexuais no passado tiveram uma longevidade maior. O estudo sugeriu uma associação positiva entre relação sexual, prazer e longevidade.
- As contrações musculares durante o ato sexual trabalham pelve, coxas, nádegas, braços, pescoço e tórax. A revista *Men's Health* chegou a chamar a cama de o melhor aparelho de ginástica já inventado.

O SEXO MANTÉM VOCÊ JOVEM

Em agosto de 1982, durante meu ano de residência no setor cirúrgico do Walter Reed Army Medical Center, em Washington, Jesse recebeu alta do hospital. Ele fora internado duas semanas antes para uma operação emergencial de hérnia e tinha havido algumas pequenas complicações. Eu me lembro com tanta clareza de Jesse agora porque ele tinha 100 anos mas falava e agia como um homem trinta anos mais novo. Parecia ter a mente tão afiada quanto qualquer paciente com o qual eu conversara naquele ano (ou desde então). Eu e ele desenvolvemos uma ligação especial, porque, diferentemente dos residentes de cirurgia que passavam no máximo cinco minutos em seu quarto todos os dias, eu ficava horas durante seu período de internação, falando com ele sobre sua vida. Os outros residentes estavam animados para aprender as mais recentes técnicas de operação. Eu estava interessado na história de Jesse e queria saber seus segredos para a longevidade e a felicidade.

Jesse fez 100 anos no hospital, e foi um acontecimento e tanto. Sua esposa – na verdade a segunda, três décadas mais nova – planejou o evento com a equipe de enfermagem. Havia muito amor, muitas brincadeiras e muita afeição física entre Jesse e sua mulher. Claramente, eles ainda tinham "tesão" um pelo outro.

Pouco antes de receber alta do hospital, ele me viu no posto dos enfermeiros fazendo anotações. Com entusiasmo, acenou para mim para que eu fosse até seu quarto. Suas malas estavam arrumadas e ele usava um terno marrom, uma camisa branca e uma boina azul. Jesse olhou fundo em meus olhos e me perguntou em voz baixa:

"Daqui a quanto tempo, doutor?"

"Daqui a quanto tempo o quê?", respondi.

"Daqui a quanto tempo vou poder fazer amor com minha mulher?"

Fiz uma pausa e ele continuou, com uma voz abafada:

"Você quer saber o segredo para viver até os 100, doutor? Nunca perca uma oportunidade de fazer amor com sua mulher. Quanto tempo preciso esperar?"

Um sorriso se abriu aos poucos em meu rosto.

"Acho que mais ou menos uma semana e você deve estar bem. Vá com calma no início."

Em seguida, eu lhe dei um abraço e disse:

"Obrigado. Você me deu esperança por muitos anos pela frente."

A ciência finalmente alcançou Jesse, 30 anos depois. Agora existem muitas pesquisas associando a atividade sexual saudável à longevidade. A lição de Jesse ainda é válida hoje. Embora existam muitos ingredientes para uma vida longa, conforme estamos explorando, a atividade sexual frequente com a pessoa amada é uma delas também.

A BELEZA E O CÉREBRO

Aplicando as ideias deste capítulo durante seis meses a um ano pode ser que você, assim como Joni, não precise de um lifting facial. E, melhor ainda, você aumentará suas chances de longevidade e reduzirá suas chances de depressão, demência, doença cardíaca, câncer e obesidade. Os dois maiores órgãos de seu corpo – o cérebro e a pele – estarão melhores e você estará mais saudável, mais feliz e mais sexy ao mesmo tempo.

MUDE SEU CÉREBRO AGORA: VINTE DICAS CEREBRAIS PARA UM FLUXO SANGUÍNEO, UMA PELE E UMA VIDA SEXUAL MELHORES

1. A ligação entre cérebro e pele é tão forte que algumas pessoas chamam a pele de "o cérebro externo". A saúde de sua pele é um indicador visual da saúde de seu cérebro. Quando você cuida de seu cérebro, também nota melhoras em sua pele. Não faça aquele lifting facial antes de ver o que uma vida inteligente para o cérebro pode fazer por sua aparência!

2. Mesmo uma perda de 4kg – se você está perdendo peso com alimentos altamente nutritivos – pode reduzir a idade de seu rosto. Quando as pessoas perdem peso com um regime saudável, os outros com frequência comentam como elas parecem mais jovens também. Aqueles que perdem peso comendo alimentos com poucas calorias e poucos nutrientes têm maior probabilidade de parecer abatidos, enrugados e fracos.

3. A beleza começa em seu cérebro. Um cérebro emocionalmente equilibrado relaxa os músculos faciais e produz uma aparência e um sorriso mais serenos. A nutrição de seu cérebro também nutre sua pele e a torna mais atraente.

4. Os exercícios embelezam a pele. Aumentam o fluxo sanguíneo, liberam toxinas, tonificam os músculos, dão à sua pele uma cor saudável e aliviam o estresse, que produz rugas. Faça dos exercícios diários parte de seu regime para uma pele saudável.

5. Beber água ajuda, porque expulsa toxinas de seu corpo. Mas, para manter sua pele hidratada e ajudar a protegê-la de danos provocados pelo sol, não deixe de tomar pelo menos 1g de óleo de peixe por dia. Os óleos de borragem, prímula ou semente de groselha preta também reduzem o ressecamento da pele.

6. Para uma pele saudável, que brilha de dentro para fora, beba chá: branco, verde ou preto. O chá tem propriedades anti-inflamatórias, o que pode ajudar a prevenir o câncer de pele e reverter o envelhecimento. O chá branco tem mostrado ser capaz de proteger a elastina e o colágeno,

o que contribui para a força e a elasticidade da pele, reduzindo as rugas e a flacidez.

7. Pessoas de culturas em que são consumidas grandes quantidades de vegetais de cor escura, peixes, frutos do mar, chá e frutas de cor escura e vermelhas têm uma pele de aparência mais jovem. Aquelas que comem muita carne processada, gorduras saturadas, açúcar branco e amido envelhecem mais rapidamente. Sua pele é o que você come, portanto, alimente-a de ótimos ingredientes.

8. Livre-se do bronzeado nocivo à pele e dê à sua pele um brilho naturalmente dourado comendo mais frutas e vegetais amarelos e alaranjados, cheios de carotenoides saudáveis.

9. A massagem ajuda a estimular o fluxo sanguíneo na pele, e estudos mostram que relaxa o corpo inteiro, reduzindo os hormônios do estresse depois de uma sessão. A ação da massagem também ajuda a decompor tecidos de cicatrização. Portanto, vá em frente e aproveite um dia no spa de vez em quando, e mime a si mesmo com uma massagem terapêutica.

10. Você realmente precisa do sono da beleza. As mulheres privadas de sono comprometem a função protetora da pele, perdem mais água pela pele e apresentam substâncias altamente inflamatórias em circulação. Curiosamente, a boa saúde da pele depende de duas substâncias químicas do cérebro que também têm propriedades antienvelhecimento: GABA e melatonina. Procure tomar esses suplementos antes de dormir, para ajudar tanto seu sono quanto sua pele.

11. Toxinas envelhecem a pele. Para manter sua pele livre de toxinas, evite o fumo, o açúcar, toxinas ambientais, alimentos grelhados sobre calor seco intenso e ingerir muito álcool e cafeína.

12. Embora o que você ponha em seu corpo provavelmente seja o que mais afete a saúde de sua pele, o que você põe sobre sua pele também importa. Lave, esfolie, tonifique e hidrate sua pele com produtos de boa qualidade, que sejam livres de toxinas e contenham ingredientes que sejam bons também para seu cérebro, como romã e chá branco.

13. Seja uma pessoa grata e você não apenas será mais feliz como também sorrirá mais, o que o ajudará a ser bonito de dentro para fora.

14. Você já sentiu muita vontade de ser tocado? Nós damos e recebemos sentimentos de amor e segurança por meio de nossa pele, com abraços e toques carinhosos. Aqueles que têm uma afeição física com seus amigos, cônjuges e filhos colhem os benefícios do tato regular tanto em seus corpos quanto em seus cérebros.

15. Um estudo mostrou que uma vida sexual afetuosa e vigorosa pode fazer as pessoas parecerem de sete a 12 anos mais novas. Somente a atividade física provou ser mais importante do que o sexo para afastar o envelhecimento. Se você tem um relacionamento afetuoso, o ato sexual três vezes por semana fará vocês dois parecerem mais novos do que são.

16. Pessoas que fazem muito sexo tendem a comer melhor e se exercitar mais, embora não saibamos ao certo o que vem antes – se o sexo ou os hábitos saudáveis. Pode ser que este seja outro benefício mútuo da vida, em que uma atividade naturalmente estimula a outra.

17. Fazer um bom sexo – e fazer muito – pode melhorar os níveis de hormônios como o estrogênio e o DHEA, que promovem uma pele mais suave e mais firme.

18. Sua cama pode ser o melhor aparelho de ginástica em sua casa. O sexo queima gordura – em média, cerca de duzentas calorias por ato sexual, o equivalente a uma corrida intensa de trinta minutos. Sua recompensa por participar dessa atividade prazerosa é um corpo mais tonificado e muitos hormônios que o fazem se sentir bem e que são bons para a pele.

19. A ansiedade e a depressão podem envelhecer rapidamente o corpo e o rosto de uma pessoa. Porém, os exercícios físicos levam o cérebro a liberar endorfinas, substâncias químicas naturais que agem como analgésicos e reduzem a ansiedade tão bem quanto alguns medicamentos antidepressivos ou ansiolíticos controlados, ou melhor do que estes.

20. Nos homens, o sexo estimula a liberação de hormônios do crescimento e testosterona, o que fortalece ossos e músculos e tonifica a pele. O sexo regular ajuda a manter em circulação os hormônios antienvelhecimento de uma mulher, o que mantém o cérebro, o corpo e a pele bonitos. Quando você estiver tentado a dizer "Estou cansado demais" ou "Estou com dor de cabeça", pense no sexo com seu parceiro/sua parceira como sendo não apenas uma diversão e uma conexão, mas também um dos tratamentos de beleza mais prazerosos da natureza.

7

CHRIS E SAMMIE

TRATE A DEPRESSÃO, O LUTO E O ESTRESSE PARA PROLONGAR A VIDA POR MAIS ALGUNS ANOS

Existe uma fonte da juventude: é a sua mente, seus talentos, a criatividade que você traz para sua vida e para a vida das pessoas que ama. Quando você aprender a usar essa fonte, terá realmente derrotado a idade.
— SOPHIA LOREN

ATAQUES DE ANSIEDADE

Sammie era uma garotinha radiante, com um sorriso solto e feliz. Estava ainda iniciando a quarta série do ensino fundamental quando a mãe, Chris, arrumou um trabalho fora de casa pela primeira vez depois de anos. Sammie com frequência era tomada pela ansiedade. Ficava ansiosa quando sua mãe tinha que trabalhar até um pouco mais tarde, embora amigos e familiares cuidassem dela durante uma

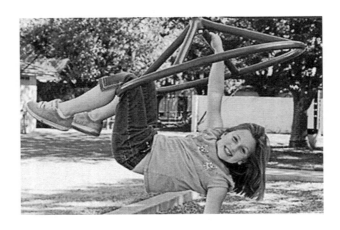

ou duas horas, até Chris conseguir chegar em casa. Então, aparentemente do nada, Sammie se tornou obcecada com o medo de adoecer. "Sua ansiedade estava ficando tão intensa", disse Chris, "que marcamos uma consulta com um terapeuta. Era estranho, porque até então não havia acontecido realmente nada em nossas vidas que pudesse levá-la a se preocupar daquela maneira. Nenhuma doença ou morte na família ou entre amigos." Chris e seu marido, Steve, tranquilizaram Sammie dizendo que era mais provável "um avião cair em sua casa" do que ela ter uma doença séria ou fatal. Mas os temores inexplicáveis continuaram.

Numa segunda-feira, Sammie chegou da escola descrevendo "uma máquina de ímã grande" que sua turma havia visto num filme em sala de aula, e que a assustou. "Eu lhe disse que era uma máquina de ressonância magnética", afirmou Chris, que explicou calmamente o que a máquina fazia. "Em seguida, escrevemos seus medos em uma folha de papel e perguntei a ela: 'O que fazemos com nossos medos?' Sammie amassou o papel e o atirou na lareira, uma maneira visual de dizer 'jogamos fora os medos'."

No dia seguinte, terça-feira, Sammie levou um tombo de patins. À noite, seu joelho estava bastante inchado e ela ficou assustada. Chris levou a filha a uma clínica no dia seguinte e foi quando, para seu choque e sua surpresa, "um avião caiu em sua casa", por assim dizer.

O TEMIDO DIAGNÓSTICO

O médico pediu a Chris que chamasse seu marido para apoiá-la quando percebeu que a protuberância no joelho de Sammie era um tumor. Sammie foi diagnosticada com osteossarcoma, um tipo traiçoeiro de câncer ósseo. "Relembrando", disse Chris, "embora na época não víssemos aquilo como qualquer

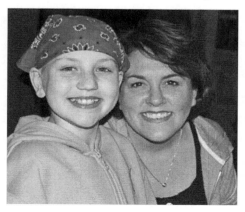

coisa além de uma fase de ansiedade infantil, algumas cenas passaram pela minha cabeça. A família estava viajando quando Sammie teve dificuldade de respirar. No feriado de 4 de Julho, ela não quisera correr com as outras crianças." Lamentavelmente, na época em que apareceu em seu joelho, o câncer já estava em seus pulmões. Seguiu--se uma quimioterapia, a cada três semanas, durante cinco a sete dias, ao longo de um ano muito difícil. Juntamente com a químio veio uma náusea horrível, fraqueza e queda de cabelo. Os médicos conseguiram salvar a perna de Sammie atacada pelo câncer, mas 70% da perna e do joelho eram agora titânio. Ela também teve que passar por uma toracotomia, uma cirurgia grande e dolorosa, que envolveu uma incisão no peito e o afastamento de costelas para os cirurgiões poderem chegar aos tumores e removê-los dos pulmões.

Sammie terminou o tratamento em novembro de 2008 e foi declarada livre do câncer, mas em janeiro de 2009 teve uma queda no parque de diversões. O câncer havia feito uma metástase para a coluna. Mais tratamento, cirurgia na coluna, mais toracotomias, mais dor agonizante, mais dos piores pesadelos de todos os pais, multiplicados. A tomografia de três meses depois mostrou que o câncer se espalhara por toda parte. Na verdade, o cirurgião disse que havia tumores demais para contar. Ainda assim, sabendo que a vontade de viver de Sammie era muito forte, Chris e Steve concordaram em tentar mais químio para reduzir o crescimento. Porém, uma noite, como estava com pouco potássio devido às muitas provações, Sammie teve uma parada cardíaca.

"Nós realmente a perdemos", disse Chris, "e sua vida se esvaiu em meus braços." Steve, porém, sabia fazer reanimação cardiorrespiratória e conseguiu fazer o coração da filha bater novamente. Quando voltou a si, Sammie relatou ter visto uma luz brilhante e pensou que a família estava na Disneylândia, porque era um lugar muito alegre. Sua visão do paraíso? Depois dessa experiência, não haveria mais químio nem mais intervenções médicas.

O ADEUS MAIS DIFÍCIL

"Tivemos que deixar de ajudar Sammie a viver e preparar nossa preciosa filha para morrer", disse Chris. Falar sobre uma tarefa que nenhuma mãe ou pai pode imaginar ter que fazer.

Sammie viveu mais sete meses, mas esses dias foram tomados por dores horríveis, doença e depressão. Por fim, veio a casa de repouso, e embora tivesse tido uma visão de felicidade após a morte durante seu ataque cardíaco, Sammie ainda lutou muito até o fim para viver. Seus últimos três dias de vida foram piores do que Chris ou Steve poderiam ter imaginado. Houve muitas convulsões, e as longas horas que eles passaram vendo sua menininha lutar em vão pela vida foram devastadoramente difíceis. "Sammie queria morrer em casa", explicou Chris, com um nó em sua voz, enxugando lágrimas. "Fizemos tudo o que podíamos por ela até o fim, quando ela morreu enquanto seu pai a abraçava."

Aqueles três últimos dias, juntamente com as muitas provações ao longo dos últimos três anos e meio, seriam um trauma que encheria a mente de Chris de recorrentes lembranças dolorosas, que invadiam seus pensamentos noite e dia.

DESCIDA PARA A ESCURIDÃO

Houve um funeral bonito, uma celebração à vida curta e corajosa de Sammie. Mas, depois de dizer o último adeus à filha, Chris, de muitas maneiras, disse adeus a si própria. "Sammie era nossa filha do meio", contou ela. "Tinha uma irmã mais velha, Taylor, e um irmão mais novo, Ryan. E é claro que fiz o melhor que pude para ser uma boa mãe enquanto passava por aquela crise, mas muitas vezes eles ficavam numa posição secundária em nossas vidas, que giravam em torno de salvar a vida da irmã deles e, depois, de ajudá-la a deixar de viver. Eu pensava muito pouco ou nada em mim mesma durante aqueles anos, enquanto dedicava cada grama de minha força a cuidar de Sammie."

Para tentar atenuar a grande perda, Chris começou a comer e beber. Tinha dificuldade de sair da cama. "Mergulhei tão fundo na depressão que disse a mim mesma que chegaria apenas ao aniversário de morte de Sammie e depois daria um jeito de acabar com minha vida. Eu achava que não conseguiria continuar. Estava indo a um bom terapeuta, que trabalhava comigo toda semana e prometeu que acabaria havendo uma mudança que ajudaria a diminuir meu sofrimento debilitante. Ele não incentivava remédios. Dizia: 'Não existe remédio que possa atacar esse tipo de dor.' Mas havia coisas que eu escondia até do terapeuta, como o fato de estar bebendo mais."

O MOMENTO DA VIRADA

Um dia, Chris estava visitando uma amiga de sua irmã. "Essa moça estava em ótima forma e tinha uma atitude positiva." Chris era baixinha, tinha apenas 1,55m de altura, pesava pouco mais de 90kg e andava tão triste que achava, seriamente, que nunca mais sorriria. "Essa amiga tinha um exemplar da *Change Your Brain, Change Your Body Food Journal*", disse Chris. "Enquanto folheava, pensei: 'Está bem, gosto disso. Faz sentido para mim. Tenho que começar a procurar o lado mais claro da vida.' Afinal de contas, minhas opções àquela altura eram dar fim à minha vida, beber até morrer ou acabar numa clínica de reabilitação. E eu era orgulhosa demais para ir para uma clínica de reabilitação."

Chris foi para casa, encontrou o livro *Mude seu cérebro, mude seu corpo* na internet e baixou para ler naquela noite. Leu o livro inteiro (que não é pequeno!) em uma noite. "Havia uma parte do livro, e ainda posso me lembrar de como me senti quando a li, tratava-se da lista de coisas que o álcool impede você de sentir, como empatia e compaixão pelos outros. Eu sabia que precisava recuperar meus sentimentos de empatia e compaixão por meus outros filhos e meu marido. Precisava encontrar uma maneira de ser feliz e inteira novamente para o bem deles, e para o meu próprio bem."

Chris absorveu tudo o que estava escrito no livro com enorme avidez. Ela disse: "Entrei firme no plano. Na verdade, fiz uma limpeza em 28 dias. Pus todo o álcool para fora, não comia nenhum alimento processado e comecei a tomar óleo de peixe e vitamina D."

A mudança para Chris foi rápida e impressionante. "Oito dias depois, eu não me importava se nunca mais perdesse 1kg. Eu estava livre! Como estava comendo alimentos que realmente nutriam minhas células, a ânsia de comer e beber álcool passou. Eu me livrei de todas as bebidas diet e refrigerantes. Dormi a noite inteira pela primeira vez em quatro anos. E pela primeira vez em anos não acordei em pânico."

Chris prosseguiu: "Depois do trauma com Sammie, nunca procurei os motivos por trás de minha depressão e meu vício. Culpava tudo o que sentia à perda e ao luto. Mas quando li *Mude seu cérebro, mude seu corpo*, fiz um inventário mais amplo de minha vida e percebi que eu lutava contra a ansiedade há muito tempo. Depois dos primeiros oito dias me livrando do lixo e lidando com os PNAs (pensamentos negativos automáticos), seguindo os métodos do livro, meu nível de ansiedade caiu de dez para três. Agora, posso realmente me convencer a sair de um ataque de ansiedade fazendo a mim mesma perguntas como 'Isso é realmente verdade?' e 'Se uma parte disso é verdade, há alguma coisa que posso fazer para mudá-la?'. Também uso outras técnicas contra ansiedade descritas no livro, mas, para falar a verdade, geralmente está tudo tão calmo dentro de meu cérebro agora que não preciso delas com tanta frequência. E, lembre-se, faz somente cinco meses que comecei esse programa."

Chris deixou de ser alguém que nunca antes havia corrido para passar a correr quatro dias na semana. Ela adverte: "Realmente recomendo correr ao ar livre, se possível. Também consegui algum apoio me envolvendo com um grupo chamado Running for Women, que me ensinou a correr e caminhar em intervalos. Corro 7,2km por dia, quatro dias na semana. Às vezes, corro com um grupo de mulheres, outras vezes, sozinha. Não deixo que nada me impeça. Vou de qualquer jeito, porque preciso das endorfinas para me ajudar a ficar equilibrada! Posso não 'amar' a sensação de correr durante o exercício, mas vejo isso como um investimento emocional que rende dividendos enormes. Demora apenas uma hora, quatro vezes por semana, e a recompensa é um cérebro mais calmo e um corpo mais saudável."

Em cinco meses, Chris perdeu quase 16kg e o tamanho da sua calça caiu quatro números, o que ela vê como um benefício colateral de recuperar a vida emocional graças às mudanças nutricionais e à atividade física. "Não se trata apenas de perder peso. Estou mudando a *maneira* de perder peso. Perdi 20cm de cintura, meu pescoço afinou e minha pele está mais viçosa. Embora eu quisesse perder um pouco mais de peso, se você me visse hoje, jamais pensaria: 'Ah, essa mulher precisa perder alguns quilos!' Meu peso, com a musculatura nova, está bem-distribuído. Eu era dos Vigilantes do Peso, mas havia muita comida dietética nesse regime e isso só aumentava minha ânsia de comer. Eu sempre engordava de novo. Nesse regime, não tenho ânsia, porque estou me alimentando com uma comida de verdade, que satisfaz. Finalmente parece que estou no corpo perfeito para mim, e estou!"

Chris agora admite que as profundezas de sua depressão tinham raízes e padrões que iam além da perda e do trauma. Ela diz: "Estou sofrendo a perda agora, mas sofrendo de uma maneira boa." Ela falou sobre cuidar de si mesma da forma como uma mãe cuidaria de um filho. "As amigas implicam comigo porque sempre tenho uns petiscos saudáveis na bolsa quando estamos participando de eventos das crianças. Deus sabe que na maioria das barras doces não há nada que valha a pena. Acredite, eu tenho olhado! Eu pergunto a elas: 'Quando seus filhos eram pequenos, você alguma vez saiu de casa sem uma bolsa de fralda cheia de coisas, com tudo o que uma criança podia precisar, incluindo um petisco saudável e uma caneca com bico? Você se preparava porque não queria terminar presa em algum lugar com um bebê irritado, chorando, certo? Bem, estou me tratando como uma boa mãe trataria seu filho, porque não quero ficar presa em algum lugar sem um alimento ou uma bebida nutritivos e acabar irritada, chorando.'"

Taylor, filha de Chris, tem agora 17 anos e passou grande parte de sua adolescência sem a atenção plena dos pais, devido à doença grave da irmã. Recentemente, ela disse à mãe: "É uma alegria ter você aqui de novo!" Ryan tem agora 11 anos e apoia muito a mãe também. Ele disse a Chris: "Você não tem mais dois pescoços!" (Os meninos aos 11 anos são, acima de tudo, bem sinceros.) Ele também lhe disse um dia que não comeria sobremesa durante uma semana inteira para apoiar seu esforço. Seu pai, Steve, tem estado ao lado de Chris em cada momento dessa longa provação, e lhe diz o quanto se orgulha dela, porque sabe que toda manhã, ao acordar, ela tem que fazer uma escolha entre viver feliz e honrar a memória de sua filha ou diminuir o passo e voltar para aquele lugar escuro.

"Ainda estou sofrendo com a perda, mas sofrendo melhor, se é que isso faz sentido. Quando estamos juntos, em família, indo a algum lugar para nos divertirmos, realmente tenho que lutar contra os PNAs. Minha reação automática é ficar triste e pensar no vazio que Sammie deixou em nossa família. Mas controlo meus pensamentos e lembro a mim mesma que Sammie está feliz e quer que estejamos felizes também. Eu foco naquilo que ainda temos, incluindo um ao outro e as boas lembranças de Sammie, e não no que não temos."

A VIDA É BOA NOVAMENTE

Chris se tornou uma defensora de meu novo programa, *The Amen Solution – Thinner, Smarter, Happier with Dr. Daniel Amen!* O pai, a mãe e a irmã dela aderiram ao regime. Taylor perdeu quase 8kg também. Às vezes, amigos se aproximam dela e dizem coisas como: "Não consigo acreditar que vou lhe dizer isso, porque o que você passou é pior do que o que estou passando, mas estou me sentindo deprimido e não posso deixar de notar a mudança em você." Então ela compartilha meus livros com eles. "Agora, deixo um exemplar de *The Amen Solution* na bancada da cozinha, porque recorro a ele com muita frequência, para mim mesma ou para alguém que me pergunta o que aconteceu comigo nos últimos meses."

Quando fiz uma apresentação em nossa California Clinic, Mo, uma amiga de Chris que também é diretora de resultados de pesquisas nas Amen Clinics, telefonou para ela e a incentivou a ir me encontrar e ouvir o que eu falaria. Os PNAs de Chris disseram ao cérebro dela: "Ah, tenho muita coisa para fazer, realmente não posso." Mas imediatamente Chris identificou isso como sendo "a velha Chris" falando e respondeu: "Eu adoraria ir." Devo dizer que fiquei muito feliz por ela ter feito isso, porque sua história me comoveu profundamente.

Quando encontrei Chris pela primeira vez, ela começou a chorar, o que quase me fez chorar também. As pessoas me procuram, começam a chorar e então me dizem como nosso trabalho mudou sua vida ou a dos entes queridos. Esta sempre foi a razão por trás daquilo que faço, apesar de alguns obstáculos que aparecem em nosso caminho.

Chris contou: "Estou honrando a memória de Sammy de uma forma melhor ao cuidar de mim mesma, e todas as outras coisas parecem estar se encaixando. Não quero viver no mundo do 'câncer infantil'. Quero ajudar as pessoas a aproveitarem suas vidas e superar quaisquer que sejam os problemas que estão lhes perturbando. Sammie não queria ser 'a criança com câncer' nem a garota-propaganda do câncer também. Só queria ser Sammie, ela mesma."

A família vendeu a casa e se mudou para outra logo depois da morte de Sammie. No caso de Chris, a casa era cheia demais de lembranças tristes, e um novo lar representava um novo capítulo da vida. Quando começou a refletir sobre outras mudanças que queria fazer na vida, Chris procurou um emprego que estivesse de acordo com seus objetivos. Ela se candidatou a um trabalho numa loja especializada em sapatos, onde as pessoas procuram o tênis de corrida adequado ao formato dos pés. "Tenho uma grande experiência no varejo, e realmente queria trabalhar nessa empresa, mas será que eles contratariam uma mulher de meia-idade, com mais de 40 anos e pesando 91kg? Antes, eu deixaria esse pensamento me intimidar, mas meu foco em ficar saudável era muito forte e eu havia passado pela morte de uma filha, então realmente achei que não tinha nada a perder ao me candidatar e dei um grande passo."

Chris acabou conseguindo o cargo e hoje simplesmente ama o que faz. "A equipe é gentil e amável, e nos divertimos muito juntos no trabalho. Estou alongando e desenvolvendo minhas células cerebrais ao aprender muitas informações novas."

Ela prosseguiu: "Estou criando uma vida que desejo, em vez daquela que era apresentada a mim. Percebi, de uma forma bastante dolorosa, que há muita coisa na vida sobre a qual não temos controle algum. Portanto, é melhor assumir o controle daquilo que posso controlar. Então, estou me alimentando bem, correndo, sendo boa para mim mesma. E isso me permite ser uma pessoa saudável, feliz, que agora pode dar alegria aos outros novamente."

A irmã de Chris iniciou um programa de distribuição de brinquedos que acontece toda primavera, quando os hospitais infantis estão mais necessitados de presentes para crianças doentes. O projeto de caridade coleta todo tipo de bicho de pelúcia novo (em 2011 juntaram cinco mil), fazendo entregas na Sexta-feira Santa. Quando uma criança chega a uma cama de hospital nessa época, há um bicho de pelúcia sobre o travesseiro com uma etiqueta que diz "Do Anjo Sammie". Para mais informações sobre como colaborar com o projeto e para ler mais sobre a história de Sammie, você pode acessar www.caringbridge.org/visit/sammiehartsfield.

COMO A DEPRESSÃO, O LUTO E O ESTRESSE ROUBAM SUA VIDA

A depressão, o luto e o estresse crônico tiram anos de sua vida e fazem você parecer, sentir-se e pensar como alguém mais envelhecido. A depressão é um dos maiores problemas e um dos maiores assassinos de nossos tempos, afetando cinquenta milhões de americanos em algum momento de suas vidas. Quase todos nós já sofremos de depressão ou conhecemos alguém que sofreu. Dois de meus melhores amigos tiveram pais que se mataram. A depressão, por si só, é um fator de risco para o mal de Alzheimer, doenças cardíacas, câncer e obesidade. Quando a depressão acompanha uma doença cardíaca, as pessoas têm uma probabilidade muito maior de morrer mais cedo do que quando isso não acontece. O luto leva seu coração a bater em ritmos anormais, o que é um dos motivos pelos quais as pessoas muitas vezes sentem uma dor física no peito quando perdem um ente querido.

O estresse crônico está associado a uma produção maior de certos hormônios causadores de alterações metabólicas que põem mais gordura em sua barriga e reduzem a parte do cérebro que ajuda a manter lembranças armazenadas durante muito tempo. Sempre que você sentir depressão, luto ou estresse crônico, pense nisso como uma emergência de saúde. Esses estados emocionais negativos têm um efeito prejudicial sobre seu corpo e têm sido associados a obesidade, câncer, diabetes, doenças cardíacas e demência. Sem um tratamento agressivo, a depressão, o luto e o estresse crônico roubarão sua capacidade de ter uma vida longa e saudável.

A história de Chris mostra como esses estados emocionais negativos podem dominar e roubar sua vida, e como trabalhar para curá-los. Ao serem atingidas por um trauma emocional severo, muitas pessoas se automedicam, tentando afastar a dor com alimentos tóxicos, álcool, drogas ou sexo. O problema, claro, é que soluções de curto prazo erradicam a dor apenas por pouco tempo e tornam a situação pior a longo prazo.

A MELHOR HORA PARA COMEÇAR A SE CURAR DO ESTRESSE É QUANDO ELE COMEÇA

O pastor Gerald Sharon perdeu a esposa em dezembro de 2010, depois de uma batalha de nove meses contra um câncer colorretal. Para ele, foi um inferno. Mas sua reação inicial à crise foi oposta à de Chris. Gerald era um pastor importante há muitos anos e havia visto muita gente desmoronar durante o estresse de uma crise. Sabia que se quisesse sobreviver, cuidar da mulher e estar ao lado dos filhos tinha que ficar saudável. Então, no meio da emergência familiar, ele procurou seu médico, consultou um nutricionista, entrou num regime de alimentação saudável, exercitou-se e perdeu 22kg. "O estresse me leva a comer", contou-me ele. "Eu sabia que se não tomasse cuidado ganharia mais 22kg e morreria também."

É comum sofrer uma exaustão física e emocional quando se sente a morte de uma pessoa. Adaptar-se à perda de alguém que você ama é um dos desafios mais difíceis da vida. Seu cérebro é solicitado a se adaptar – às vezes de repente – a novas rotinas, sem a presença de seu ente querido. De vez em quando, o luto pode levar você a pensar que talvez esteja ficando louco. No best-seller *O ano do pensamento mágico*, a escritora Joan Didion descreve com toda a franqueza o tipo de "truque" que seu cérebro fazia com ela enquanto se adaptava à perda repentina do marido, depois de muitas décadas de um casamento feliz. "Podemos esperar ficar prostrados, inconsoláveis, loucos com a perda", escreve ela. "Não esperamos ficar literalmente loucos, pessoas calmas que acreditam que o marido está prestes a voltar e vai precisar dos sapatos." Saber que não ficará louco vai lhe confortar; mas seu sistema límbico profundo, onde suas emoções de conexão e vínculo estão armazenadas, vai sentir falta da pessoa que você ama de forma tão intensa quanto a abstinência de uma droga.

Logo depois de uma grande perda, seu córtex pré-frontal (CPF) pode ser dominado pelo sistema límbico (centro de sentimentos e humor) e parar de funcionar bem temporariamente. Até mesmo preparar uma lista de afazeres pode parecer difícil nos dias, semanas e meses após a perda, ou nos momentos de muito estresse. Aceite que pode ser que você precise reduzir radicalmente sua lista de afazeres e dar a seu cérebro e seu corpo um tempo vital para se adaptarem.

Você não precisa reagir à crise com um comportamento autodestrutivo. Pode responder com amor – o tipo de amor-próprio que opta por cuidar de seu cérebro e de seu corpo, para que você possa lidar com os estresses dos quais não poderá escapar.

MANEIRAS NATURAIS DE TRATAR DEPRESSÃO, LUTO E ESTRESSE PARA PARECER E SE SENTIR MAIS JOVEM

Tanto Gerald quanto Chris nos dão uma orientação sobre como tratar naturalmente a depressão, o luto e o estresse. Além de ser gentil e paciente consigo mesmo, será de imensa ajuda se você puder pôr o item "Cuidar de meu cérebro como nunca" no topo de sua lista de afazeres recém-reduzida e com novas prioridades. Essa decisão ajudará a lidar melhor com todas as outras escolhas e adaptações que você precisará fazer durante um momento difícil. Eis algumas maneiras de cuidar bem de si mesmo e de seu cérebro durante os períodos de estresse ou tristeza.

- Comer alimentos apropriados para nutrir seu corpo é crucial em momentos de estresse. Frutas e vegetais reduzirão inflamações que levam a mais dores e enfermidades. Proteínas contribuirão para uma forte transmissão de impulsos nervosos no cérebro e são um combustível fundamental para curar e otimizar a função cerebral. Um dos aminoácidos das proteínas, a tirosina, aumentará os níveis de dois neurotransmissores importantes, norepinefrina e dopamina. Esse hábito beneficiará seus níveis de energia e você se sentirá melhor fisicamente. Se não sentir vontade de comer alimentos sólidos, um shake de proteína de boa qualidade pode salvá-lo. Beba-o o quanto puder, embora no início você possa não sentir fome. Ainda que seu apetite possa não estar presente nos piores dias, seu corpo precisa de nutrientes agora mais do que nunca.
- Faça exercícios físicos, que ajudarão você a suportar e curar a dor emocional. Obrigue-se a calçar os tênis e caminhar, de preferência ao ar livre, para que possa se beneficiar também da luz do sol. Você poderá descobrir, assim como Chris, que vencer a resistência inicial a sair de casa e se mexer renderá grandes lucros. Ouvir música ou um audiolivro pode ajudar a tornar a caminhada mais agradável. Mesmo que você não "ame" caminhar, ao fazer isso notará melhora de seu humor durante o dia, o que fará esse investimento na saúde de seu cérebro valer o esforço. A ioga também pode ser reconfortante se você estiver se sentindo ansioso ou triste.
- Tome suplementos saudáveis. É importante uma suplementação inteligente, como tomar ômega 3, otimizar seu nível de vitamina D e utilizar suplementos direcionados, dependendo do seu tipo de cérebro (mais sobre isso em instantes).
- Erradicar os PNAs que infestam sua mente é crucial para manter sua mente fértil para um crescimento a longo prazo (mais sobre isso também logo adiante neste capítulo).
- Chore. Você sabia que as lágrimas de tristeza têm toxinas, enquanto as lágrimas de felicidade, não? Este é um motivo pelo qual você se sente

melhor depois de um bom choro quando está triste. Portanto, não adie nem reprima as lágrimas. Deixe as ondas de tristeza fluírem e lave seu cérebro e seu corpo para remover a dor com um bom choro purificador.

- Estabeleça objetivos. Ter um objetivo específico é crucial para uma função cerebral positiva. Depois de um bom choro você provavelmente sentirá algum alívio da tristeza, e esse é um bom momento de agradar a si mesmo com algo que goste de fazer, que seja bom para você. Você precisa de intervalos em sua tristeza! Encontre um amigo compreensivo para almoçar, procure alguma coisa numa livraria que agrade ao seu coração, brinque ou corra com seu cachorro. Assista a um programa de humor na TV ou leia um livro leve e divertido se puder. Faça o que o tranquilize e que lhe proporcione até mesmo um pouquinho de alegria.

- O mais rapidamente possível, aprenda algo novo. Talvez uma aula de arte, uma aula de culinária, aprender a pescar, ou a sambar. Qualquer aprendizado novo – principalmente algo fora de sua zona de conforto – estimula o crescimento de novas células e conexões neurais. Quando Chris se forçou a se candidatar a um novo trabalho, e a aprendê-lo, seus neurônios responderam com crescimento e sentimentos de cura. Se o novo estudo ou a nova habilidade prende sua atenção, você pode experimentar períodos de "fluxo" em que se sente quase que transportado para longe das preocupações, do pesar e da tristeza durante algum tempo. Um hobby ou interesse novo e fascinante pode dar miniférias ao seu luto. Uma viúva que estava lutando para encontrar um motivo para viver acordou certa manhã e pensou: "Eu gostaria de trabalhar num rancho que se dedica a socorrer cavalos." Ela seguiu esse pequeno desejo oferecendo-se como voluntária num rancho desse tipo e achou o trabalho significativo e curativo. Enquanto confortava os animais, eles a confortavam em troca. Isso também a pôs em contato com pessoas compassivas que compartilhavam seu amor pelos animais e pela natureza.

- Hidrate-se. A água é crucial para a função cerebral e também manterá seu sistema linfático funcionando para remover toxinas das células imunológicas e reduzir a possibilidade de infecção quando você estiver sob estresse.

- Faça todo o esforço para focar naquilo que você pode fazer para tentar ser mais afetuoso e grato. "Em meus trinta anos ajudando pessoas de luto", diz o Dr. Louis LaGrand, um orientador em casos de luto e autor de *Love Lives On: Learning from the Extraordinary Experiences of the Bere-*

aved, "estou convencido de que o amor é a estratégia mais eficiente para lidar com qualquer perda e superá-la. No cérebro, o amor minimiza, e muitas vezes elimina, o poder dos pensamentos negativos de gerar uma dor emocional e física excessiva e desnecessária." Além do grande conselho de "amar mais" eu acrescentaria o "propósito de ser mais grato". As emoções do amor e da gratidão literalmente bloqueiam muitas emoções negativas no cérebro. É difícil sentir-se realmente grato e negativo ou estressado ao mesmo tempo.

LUTO COMPLICADO

A maioria de nós sentirá a dor que o luto traz em algum momento de nossas vidas, seja pela morte de um ente querido, por um divórcio indesejado ou por outra rejeição ou perda. Com o tempo, a maioria das pessoas segue adiante. Embora nunca esqueçamos alguém que viemos a amar profundamente, à medida que os meses e anos passam as lembranças se tornam menos vinculadas à dor e mais ligadas a recordações afetuosas e positivas. Esse momento varia em cada um de nós, já que os seres humanos não sofrem de acordo com uma agenda estabelecida. Mas existe uma síndrome que pode prolongar o processo de luto em algumas pessoas por mais tempo do que em outras.

Em um estudo sobre perdas realizado pela Universidade da Califórnia cientistas propuseram que, além do luto normal, existe uma síndrome chamada luto complicado. Trata-se de um tipo de luto incessante, que nunca permite curar e seguir em frente. Esse luto ativa neurônios nos centros de recompensa do cérebro (bem como nos centros da dor), possivelmente dando às lembranças propriedades semelhantes à de um vício. Depois que a pessoa amada morre, aqueles que se adaptam à perda acabam parando de obter essa recompensa neural, mas aqueles que não se adaptam continuam a ansiar por ela. Não é algo que as pessoas façam conscientemente; simplesmente acontece com algumas delas (10% a 15% da população de luto) e com outras, não.

O luto complicado pode ser debilitante, envolvendo surtos recorrentes de emoções dolorosas, incluindo intensa saudade, procura pela pessoa falecida e uma preocupação acompanhada de pensamentos sobre o ente querido. Algumas dessas experiências também são comuns a pessoas em luto recente, enquanto o cérebro se esforça para se adaptar à nova realidade. Mas se o cérebro *não* se adapta, se o luto continua intenso, anos depois, uma ajuda adicional pode ser necessária para processar o sofrimento e encontrar uma vida significativa de novo. Além das "ajudas naturais ao luto e ao estresse" relacionadas acima, uma pessoa cujo luto complicou ou se tornou uma depressão clínica pode precisar de terapia, suplementos e medicação para seguir em frente de novo.

Abaixo há um diagrama que pode ajudá-lo a determinar se você ou alguém de quem você gosta está simplesmente passando pelo luto normal ou pode ter um luto complicado ou uma depressão clínica.

CARACTERÍSTICAS DE LUTO OU DEPRESSÃO: UMA COMPARAÇÃO

Luto	Luto complicado ou depressão
Uma reação normal à perda que causa angústia	Angústia generalizada – perda de interesse e de prazer
Pode haver alguns sintomas físicos de angústia	Angústia física, desesperança, culpa
Ainda capaz de olhar para o futuro	Nenhuma percepção de um futuro positivo
Desejo passivo de morte	Ideias de suicídio não são incomuns
Mantém a capacidade de sentir prazer	Mudança na capacidade de aproveitar a vida ou coisas que antes eram prazerosas
Ainda é capaz de expressar sentimentos e humor	Apatia persistente, autoimagem negativa
Vem em ondas	Entediado, falta de interesse e expressão
Consegue lidar com a angústia sozinho ou com o apoio de alguém que o escuta	Constante, persistente
A medicação para luto é uma exceção, não a regra	Pode exigir terapia combinada a suplementos ou medicação

CONHEÇA SEU TIPO DE CÉREBRO

Conhecer o tipo de cérebro que você tem é crucial para obter a ajuda adequada. Quando iniciei nosso trabalho com imagens cerebrais nas Amen Clinics, em 1991, estava procurando *o* padrão associado à depressão, TDAH ou transtorno bipolar. Mas nosso trabalho com imagens cerebrais claramente nos ensinou que não havia um único padrão associado a qualquer um desses males. Eles eram de muitos tipos. É claro que percebi depois que nunca haverá apenas um padrão de depressão, porque nem todas as pessoas deprimidas são iguais.

Algumas são retraídas, outras são nervosas e outras, ainda, são ansiosas ou obsessivas. As tomografias me ajudaram a entender o tipo de depressão, TDAH, transtorno bipolar, comilança ou vício que uma pessoa tinha, para que eu pudesse direcionar melhor o tratamento.

Essa ideia me levou a um avanço incrível de minha eficiência pessoal com pacientes e abriu um novo mundo de compreensão e esperança para dezenas de milhares de pessoas que vieram às Amen Clinics e para milhões de pessoas que leram meus livros.

Basicamente, vemos esses oito tipos de cérebro:

1. Impulsivo
2. Compulsivo
3. Impulsivo-compulsivo
4. Triste e mal-humorado
5. Ansioso
6. Lobo temporal
7. Tóxico
8. Estresse pós-traumático

Nós os vemos também em todo tipo de combinação. Este é exatamente o motivo pelo qual a maioria dos programas de tratamento psicológico e psiquiátrico não trabalha sobre uma base consistente. Eles adotam uma abordagem "tamanho único" para distúrbios como a depressão, o que, a julgar pelo nosso trabalho com imagens cerebrais, não faz absolutamente sentido algum.

Há muito mais informações, incluindo um autoexame detalhado, em nosso site (www.theamensolution.com) e em outros livros meus, tais como *Transforme seu cérebro, transforme sua vida*, *Healing ADD*, *Healing Anxiety and Depression*, *The Amen Solution* e *Unchain Your Brain*.

TIPO 1: O CÉREBRO IMPULSIVO

Pessoas com esse tipo de cérebro têm baixa atividade no CPF. Pense no CPF como o freio do cérebro. Ele nos impede de dizer coisas estúpidas ou tomar decisões ruins. Por isso, pessoas com esse tipo de cérebro lutam para controlar os impulsos, a atenção e a desorganização. Elas têm dificuldade de pensar nas consequências de seu comportamento antes de agir, o que pode levá-las a todo tipo de problema de saúde, relacionamento, trabalho e dinheiro.

Um de meus melhores amigos é um exemplo perfeito desse tipo. Ele esteve de dieta todos os dias de sua vida. Acorda toda manhã comprometido com a ideia de comer direito. Mantém esse pensamento quando passa pela primeira loja de donuts. Começa a suar ao passar pela segunda loja de donuts. Na terceira, não lhe resta qualquer força de vontade. Depois de desistir completamente de seu regime ao meio-dia, ele profere as famosas palavras de todos os comilões impulsivos: "Vou começar minha dieta amanhã."

Esse tipo de cérebro é comum entre pessoas que têm TDAH, que tem sido associado a níveis baixos de dopamina no cérebro. Pesquisas sugerem que o TDAH sem tratamento quase duplica o risco de ficar acima do peso e ter outros problemas de saúde. Sem o tratamento apropriado, é quase impossível essas pessoas persistirem em qualquer plano para sua saúde.

Eu e minha equipe de pesquisa publicamos vários estudos mostrando que quando pessoas com TDAH tentam se concentrar, isso resulta na verdade em menos atividade no CPF, o que as leva a ter ainda menos controle sobre seus comportamentos. Para essas pessoas, realmente, quanto mais elas tentam perder peso, pior a coisa fica.

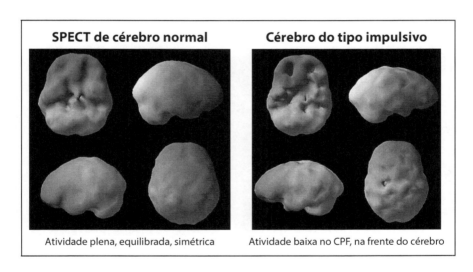

SPECT de cérebro normal	Cérebro do tipo impulsivo
Atividade plena, equilibrada, simétrica	Atividade baixa no CPF, na frente do cérebro

Para esse tipo de cérebro, aumentar os níveis de dopamina ajuda a fortalecer o CPF. Dietas com mais proteína e menos carboidrato tendem a ajudar, assim como exercícios físicos e certos medicamentos ou suplementos estimulantes, como chá verde e L-tirosina. Qualquer suplemento ou remédio que acalme o cérebro, como o 5-HTP (5-hidroxitriptofano), geralmente torna esse tipo de cérebro pior, porque pode reduzir tanto suas preocupações quanto seu controle de impulsos.

TIPO 2: O CÉREBRO COMPULSIVO

Pessoas com esse tipo de cérebro ficam presas a pensamentos ou comportamentos negativos. Com frequência, elas dizem não ter controle algum sobre seus comportamentos e tendem a se preocupar, a guardar rancor, a ser rígidas e inflexíveis, a brigar e se opor. O maior problema é que elas têm dificuldade de mudar seu foco de atenção, então ficam presas a pensamentos e comportamentos ruins.

Muitas vezes me perguntam qual é a diferença entre pessoas impulsivas e compulsivas? Impulsividade é quando você tem um pensamento e age em relação a ele sem pensar. Compulsão é quando você tem um pensamento e sente que tem de agir em relação a ele.

Nos SPECTs, o cérebro compulsivo geralmente mostra atividade em excesso numa área no fundo dos lobos frontais chamada cíngulo do giro anterior. Penso nessa área como a alavanca de marcha do cérebro, que nos ajuda a ir de um pensamento a outro, ou de uma ideia a outra. Quando funciona bem, as pessoas tendem a ser flexíveis, adaptáveis e a seguir o fluxo. Quando funciona muito mal, geralmente devido a um déficit do neurotransmissor serotonina, as pessoas tendem a ser rígidas, inflexíveis e a ficar presas em pensamentos e comportamentos ruins.

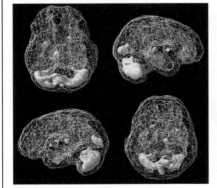

SPECT de cérebro "ativo" normal

Áreas mais ativas no cerebelo, na parte de trás do cérebro

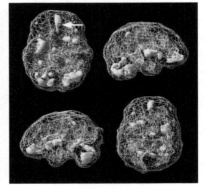

Cérebro do tipo compulsivo

Muita atividade no cíngulo anterior, na parte da frente do cérebro

A cafeína e os comprimidos para emagrecer geralmente tornam esse tipo de cérebro pior, porque ele não precisa de mais estimulação. Pessoas com esse tipo de cérebro precisam de uma taça de vinho à noite – ou duas, ou três – para aliviar suas preocupações.

Os cérebros do tipo compulsivo agem melhor quando encontram maneiras naturais de aumentar a serotonina, um calmante para o cérebro. Os exercícios físicos estimulam a serotonina, da mesma forma que certos suplementos, como 5-HTP e St. John's Wort. Há boas evidências científicas de que o 5-HTP pode ajudar em casos de depressão, ansiedade e perda de peso.

TIPO 3: O CÉREBRO IMPULSIVO-COMPULSIVO

Aparentemente, é quase contraditório. Como é possível ser impulsivo e compulsivo ao mesmo tempo? Pense nos jogadores compulsivos. São pessoas compelidas a apostar compulsivamente e que também têm muito pouco controle sobre seus impulsos. O mesmo acontece com esse tipo de cérebro. Nossas tomografias tendem a mostrar atividade excessiva na região que atua como a alavanca de marcha (cíngulo anterior), de modo que essas pessoas pensam demais e ficam presas a pensamentos negativos. Mas elas também apresentam muito pouca atividade no CPF, portanto, têm dificuldade de supervisionar o próprio comportamento.

Barb lutou contra um comportamento antagonista e impulsivo quando era adolescente, e aos 48 anos ainda estava presa a pensamentos negativos e tinha dificuldade de controlar seus impulsos, principalmente na criação dos filhos adolescentes. Muitas pessoas de sua família lutavam contra o álcool e outros vícios, o que é muito comum nesse tipo de cérebro. Barb experimentara diversos programas de tratamento sem sucesso antes de procurar as Amen Clinics. Tentara estimulantes, por causa do TDAH, o que a deixou nervosa; e antidepressivos como Prozac, Zolofot e Lexapro, que estimularam a serotonina e pareciam deixá-la mais impulsiva. Depois de ouvir sua história e ver suas tomografias, ficou claro que ela tinha um cérebro impulsivo-compulsivo.

Pessoas com esse tipo de cérebro reagem bem a tratamentos que aumentam tanto a serotonina quanto a dopamina, como exercícios físicos combinados a suplementos como 5-HTP (para estimular a serotonina) e chá verde (para estimular a dopamina), ou a medicamentos que fazem a mesma coisa, como um estimulante e, ao mesmo tempo, um antidepressivo que aumente a serotonina. Para Barb, essa combinação de suplementos ajudou a equilibrar seu cérebro, e ela conseguiu se sentir emocionalmente estável. Dar apenas 5-HTP ou chá verde a ela a deixaria pior!

TIPO 4: O CÉREBRO TRISTE OU MAL-HUMORADO

Pessoas com esse tipo de cérebro muitas vezes lutam contra depressão, negatividade, falta de energia, baixa autoestima e sintomas de dor. Nos SPECT cerebrais, costumamos ver atividade excessiva no fundo da parte límbica ou emocional do cérebro. Nesse tipo de cérebro, quando existem fatores externos de estresse ou luto, a vulnerabilidade é, com frequência, a depressão. Muitas vezes ouvimos falar em depressão ocorrendo em famílias ou sendo causada por eventos estressantes anteriores.

Gary lutou contra uma tristeza e negatividade crônicas. Ele se lembra de que se sentia triste quando era criança, o que só piorou depois de perder seu avô, aos 13 anos. Aos 57 anos, sentia-se mais velho do que seus amigos, e sofria de artrite. Tentara a psicoterapia e vários antidepressivos, que fizeram pouco efeito antes de ele nos procurar. Seu SPECT mostrou atividade excessiva na parte límbica ou emocional de seu cérebro, o que se vê comumente em distúrbios de humor. Para esse tipo de cérebro, temos tido bom êxito incentivando nossos pacientes a se exercitar e tomar uma dose alta de óleo de peixe (6g) e, ainda, alguns suplementos, como SAMe (S-adenosilmetionina), para ajudar a melhorar o humor e a energia e reduzir a dor.

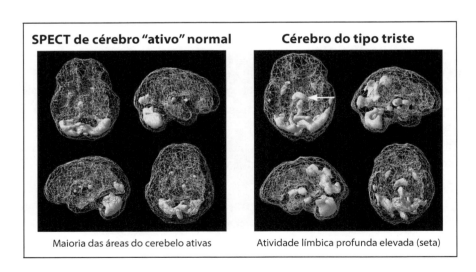

SPECT de cérebro "ativo" normal — Maioria das áreas do cerebelo ativas

Cérebro do tipo triste — Atividade límbica profunda elevada (seta)

O SAMe é um suplemento nutricional que pesquisas demonstraram ser eficiente em casos de depressão e dor. É importante destacar que existe clara ligação com a dor física e a depressão, na qual o SAMe parece ajudar, assim como o antidepressivo Cymbalta (duloxetina). Quando o cérebro límbico se combina ao cérebro compulsivo, as intervenções de serotonina parecem ser as mais eficientes.

TIPO 5: O CÉREBRO ANSIOSO

Pessoas com esse tipo de cérebro lutam contra sentimentos de ansiedade ou nervosismo. Com frequência, sentem-se tensas, em pânico e estressadas, e tendem a prever o pior. Geralmente, evitam conflitos e vivem com um sentimento de angústia e de que algo ruim vai acontecer. Vemos, com frequência, excesso de atividade na área do fundo do cérebro, onde ficam os gânglios basais.

Doreen se sentia ansiosa a maior parte do tempo. Estava sempre esperando que algo ruim acontecesse, e tinha dores de cabeça e problemas no estômago frequentes. A maconha a ajudava a relaxar, mas também lhe causava problemas de memória. Ela tentara remédios antidepressivos, mas logo teve a sensação de que estava se tornando dependente deles, uma sensação que odiava. O SPECT de Doreen mostrou excesso de atividade nos gânglios basais. Essa parte do cérebro está envolvida na definição do nível de ansiedade de uma pessoa. Quando há atividade demais ali – muitas vezes devido a níveis baixos de uma substância química chamada GABA –, as pessoas costumam ter ansiedade e bastante tensão física.

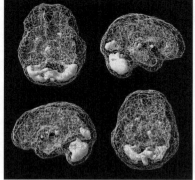

SPECT de cérebro "ativo" normal

A maioria das áreas do cerebelo ativas

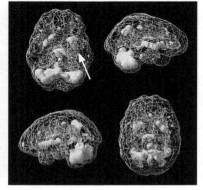

Cérebro do tipo ansioso

Atividade alta nos gânglios basais (seta)

Tranquilizando o cérebro de Doreen com meditação e hipnose, além de uma combinação de B6, magnésio e GABA, ela se sentiu mais calma e mais relaxada, e notou grande aumento de sua energia.

TIPO 6: O CÉREBRO DO LOBO TEMPORAL

Os lobos temporais – embaixo de suas têmporas e atrás de seus olhos – estão envolvidos com memória, aprendizado, processamento de emoções, linguagem (ouvir e ler), interpretação de sinais sociais, estabilidade do humor e controle de temperamento. Problemas nos lobos temporais, muitas vezes decorrentes de uma lesão cerebral prévia, podem levar a problemas de memória, dificuldade de aprendizado, de encontrar as palavras certas numa conversa, de interpretar pistas sociais, instabilidade no humor e problemas de temperamento. Problemas nos lobos temporais são muito comuns em casos de depressão resistente.

Aos 25 anos, Beth nos procurou depois de sua quarta tentativa de suicídio. Tinha problemas de depressão e temperamento desde criança. Seu humor oscilava muito e ela nunca podia prever como se sentiria. Quando tinha 3 anos, Beth caiu num lance de escada e ficou inconsciente, mas só por um momento. Tomara muitos antidepressivos diferentes, sem sucesso. Seu SPECT cerebral mostrou claros problemas no lobo temporal esquerdo. Há muitos anos temos visto que problemas nessa parte do cérebro estão associados a pensamentos obscuros, maus, horríveis, destrutivos, incluindo pensamentos suicidas e homicidas. Nenhum dos medicamentos que ela tomara era específico para ajudar a estabilizar seus lobos temporais.

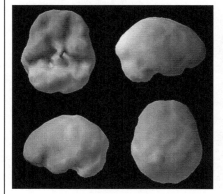

SPECT de cérebro normal

Atividade plena, equilibrada, simétrica

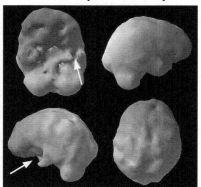

Cérebro do tipo lobo temporal

Lobo temporal esquerdo baixo (setas)

Tenho verificado que remédios para convulsões são particularmente úteis a esse tipo de cérebro. Além disso, equilibrar o açúcar no sangue ajuda muito, fazendo pequenas refeições quatro ou cinco vezes por dia, assegurando-se de ter uma boa noite de sono e eliminando o açúcar. Com essa combinação de tratamentos, o humor de Beth se estabilizou e ela conseguiu permanecer fora do hospital e voltar para a faculdade.

TIPO 7: O CÉREBRO TÓXICO

Nesse tipo de cérebro, vemos uma baixa atividade geral. Há muitas causas potenciais para esse tipo de cérebro, incluindo:

- Abuso de drogas ou álcool
- Toxinas ambientais, como mofo, tintas ou solventes
- Quimioterapia ou radiação no passado
- Infecções cerebrais, como meningite ou encefalite
- Falta de oxigênio, como em casos de estrangulamento, quase afogamento ou apneia do sono
- Envenenamento por metal pesado, como chumbo, ferro ou mercúrio
- Anemia
- Hipotireoidismo

Pacientes que têm esse padrão com frequência se sentem deprimidos ou tristes, têm baixa energia e são mentalmente confusos e cognitivamente deficientes.

Will nos procurou por causa de uma depressão resistente e confusão mental. Procurara outros psiquiatras e tentara inúmeros remédios. Sentia-se sem esperança, impotente e inútil. As deias suicidas eram recorrentes e sua família estava extremamente preocupada com ele. Parecia muito mais velho do que seus 63 anos. Seu SPECT cerebral mostrou uma atividade geral baixa.

Este é o padrão clássico que vemos num cérebro tóxico. Encontrei-me com Will e sua esposa. Ele disse – e ela confirmou – que não bebia nem usava drogas. Nossos primeiros esforços precisavam ser direcionados a encontrar o motivo pelo qual ele tinha um cérebro de aparência tão tóxica. Depois de muitos exames de laboratório e ambientais, descobrimos que ele trabalhava num escritório onde havia muito mofo. O escritório sofrera uma enchente um ano antes de ele ficar deprimido. Outros colegas de trabalho também sofriam de deficiência cognitiva.

SPECT de superfície de cérebro normal	SPECT de superfície de cérebro tóxico, de Will
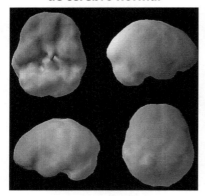	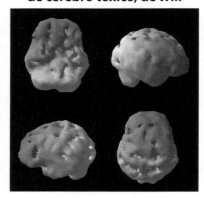
Atividade plena, equilibrada, simétrica	Atividade geral reduzida

O primeiro passo para tratar esse tipo de cérebro é eliminar as toxinas. Se a pessoa está bebendo ou usando drogas, é preciso parar com isso para curar. Se existe mofo no ambiente, é preciso eliminá-lo totalmente para a pessoa poder voltar a trabalhar. Se existe uma anemia grave ou hipotireoidismo, é essencial tratar isso. Se existe uma perda de oxigênio por causa de quimioterapia ou radiação, então sabemos qual é o culpado e podemos iniciar diretamente a reabilitação do cérebro.

TIPO 8: O CÉREBRO DO ESTRESSE PÓS-TRAUMÁTICO

Pessoas que tiveram um trauma emocional às vezes desenvolvem padrões de estresse no cérebro por toda a vida, especialmente se tinham cérebros vulneráveis quando os eventos traumáticos aconteceram. Nos SPECTs vemos que o cérebro assume um padrão específico. Nós o chamamos de padrão diamante-mais, porque nos exames o padrão aparece no formato de um diamante:

- Maior atividade no giro cingulado anterior, no alto do diamante (pensamentos negativos)
- Maior atividade no sistema límbico profundo, na parte de baixo do diamante (sentimentos de tristeza)
- Maior atividade nos gânglios basais dos dois lados do diamante (ansiedade)
- Maior atividade no lado de fora do lobo temporal direito (esta é a parte "mais" do padrão diamante-mais), onde achamos que algumas lembranças traumáticas são armazenadas.

SPECT de cérebro "ativo" normal	Cérebro do estresse pós-traumático
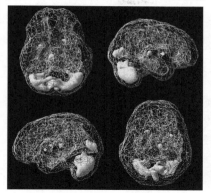	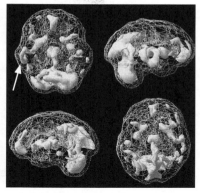
A maioria das áreas ativas no cerebelo, na parte de trás do cérebro	Padrão diamante-mais (a seta aponta para o lobo temporal direito)

Os exames mostram um padrão em que parece que o trauma ou os traumas ficam presos no cérebro.

Frank, de 66 anos, era CEO de uma grande empresa. Ele nos procurou porque sua memória era fraca e ele lutava contra ansiedade, depressão e uso excessivo de álcool. Sua esposa lhe dera um ultimato para obter ajuda, caso contrário, se divorciaria dele. Frank negou ter tido qualquer trauma emocional em sua história. Sua tomografia mostrava o padrão diamante-mais. A hiperatividade em seu cérebro nos ajudou a entender por que ele bebia tanto. Ele estava tentando apagar o incêndio em seu cérebro, que o fazia se sentir terrível. Mas o álcool o deixava irritadiço, e sua mulher estava quase saturada do estresse crônico que ele lhe transmitia. A visão do padrão diamante me levou a fazer perguntas direcionadas sobre traumas antigos. De novo, ele negou. Persistente como sou, repeti as mesmas perguntas. Ele continuava dizendo não. Quando trouxe a esposa ao meu consultório, perguntei a ela. Ela olhou para o marido e disse:

"Frank tem uma relação ruim com o pai."

"Por que isso?", perguntei a Frank.

"No início, quando ganhei muito dinheiro, comprei uma casa para minha mãe, mas não para meu pai, e desde então ele guarda rancor de mim."

"Por que você só fez isso por sua mãe?"

"Quando eu era pequeno e vivia na parte pobre de Chicago, meus pais se separaram e fui criado por minha mãe. Meu pai não estava presente. Mas minha mãe era viciada em drogas e muitas vezes não estava em casa. Quando eu era um jovem adulto, ela se livrou do vício e quis ajudá-la a ficar bem."

"E você não tem nenhum trauma emocional em seu passado?", disse eu, perguntando a mim mesmo como ele poderia esquecer os anos em que foi criado sem um pai e por uma mãe que abusava de drogas. Minha nossa, como o cérebro pode bloquear a dor; é, de fato, um órgão dissimulado.

Foi nesse momento que o rosto de Frank mudou e ele começou a chorar. Ele esquecera todos os momentos em que sua mãe não voltara para casa, em que fora deixado sozinho, em que pensara que ela estava morta ou em que ela trazia homens que para ele eram muito assustadores. Frank estava tomado por um trauma que nunca processara, e esse trauma ainda existia, destruindo e bloqueando seu cérebro emocional. Seu cérebro hiperativo lhe causava dor emocional e ele usava o álcool para tentar apagar os incêndios no cérebro. É claro que o álcool lhe causava uma série de outros problemas e o deixava mais distante daqueles que amava.

Para acalmar o padrão diamante-mais e erradicar os traumas emocionais do passado observados nas tomografias com frequência encaminhamos as pessoas a um tratamento psicológico especial chamado dessensibilização e reprocessamento por meio de movimentos oculares, ou EMDR (sigla em inglês para *eye movement desensitization and reprocessing*). Anos atrás, publiquei um estudo sobre o uso de EMDR em seis policiais que desenvolveram reações pós-traumáticas após se envolverem em tiroteios. Depois de oito a dez sessões, seus cérebros estavam mais calmos e todos voltaram a trabalhar. Também levamos as pessoas a empreender todas as estratégias de longevidade e saudáveis para o cérebro relacionadas neste livro.

É comum ter mais de um dos oito tipos de cérebros relacionados acima. Se isso acontece com você, trabalhe no tipo mais doloroso e depois nos outros. Você também pode participar de nossa comunidade on-line, em www.theamensolution.com, para aprender mais sobre seu cérebro e o que fazer com padrões combinados. Além disso, quando as pessoas lutam contra problemas resistentes, um SPECT cerebral pode oferecer valiosas informações adicionais.

ERRADIQUE OS PNAs

Uma das técnicas que ajudou bastante Chris a se curar do luto foi a terapia do PNA, ou aprender a não acreditar em cada pensamento estúpido que passava pela cabeça dela, que aprendeu a desafiar e questionar os pensamentos negativos que corriam em seu cérebro. Nas Amen Clinics, chamamos isso de aprender a matar os PNAs. Quando não são tratados, os PNAs – esses pensamentos negativos que surgem em sua cabeça automaticamente e aparentemente do nada – roubam sua felicidade, atormentam você e podem literalmente torná-lo velho, gordo, deprimido e débil mental.

O exercício seguinte para matar PNAs é tão simples que você pode ter dificuldade para acreditar em o quanto são potentes, mas eles podem mudar toda a sua vida. Seu sofrimento diminui e sua saúde e felicidade melhoram. Diversas pesquisas verificaram que essa técnica é tão eficiente e potente quanto medicamentos antidepressivos.

INSTRUÇÕES PARA A TERAPIA DO PNA

1. Sempre que você se sentir triste, irritado, nervoso ou descontrolado, desenhe duas linhas verticais numa folha de papel e divida-a em três colunas.

2. Na primeira coluna, escreva os PNAs que passam pela sua cabeça.

3. Na segunda coluna, identifique o tipo de PNA. Terapeutas geralmente descrevem nove tipos diferentes de PNA (veja a tabela a seguir).

4. Na terceira coluna, responda com atrevimento, corrija e elimine os PNAs. Você sabia dar respostas atrevidas a seus pais quando era adolescente? Eu era excelente nisso. Você precisa aprender a fazer o mesmo com as mentiras que diz a si mesmo.

PNA	Tipo de PNA	Elimine o PNA
Nunca mais serei feliz.	Vidência	Estou triste agora, mas logo estarei melhor.
Sou um fracasso.	Rotulação	Tive êxito em muitas coisas.
A culpa é sua!	Culpar	Preciso enxergar minha parte no problema.
Eu deveria ter feito melhor.	Repreender-se	Aprenderei com os erros e farei melhor da próxima vez.
Estou velho.	Rotulação	Estou ficando mais jovem a cada dia.

> **Resumo dos nove tipos diferentes de PNA**
>
> 1. Pensar sempre: Pensamentos que generalizam demais uma situação e geralmente começam com palavras como *sempre*, *nunca*, *todo mundo*, *toda vez*
> 2. Focar no negativo: Isso ocorre quando você foca apenas no que está dando errado numa situação e ignora tudo que pode ser interpretado como positivo
> 3. Vidência: Prever o futuro de maneira negativa
> 4. Ler a mente: Acreditar, sem nenhum fundamento, que você sabe o que a outra pessoa pensa, embora ela não tenha lhe dito
> 5. Pensar com seus sentimentos: Acreditar em seus sentimentos negativos sem sequer questioná-los
> 6. Repreender-se: Pensar em palavras como *deveria*, *preciso*, *devo* ou *tenho que*
> 7. Rotulação: Pôr um rótulo negativo em si mesmo ou nos outros
> 8. Personalização: Levar acontecimentos inócuos para o lado pessoal
> 9. Culpar: Culpar outras pessoas pelos problemas de sua vida

O TRABALHO: OUTRA TÉCNICA

Outra técnica de matar o PNA que ensino a todos os meus pacientes é chamada de Trabalho. Foi desenvolvida por minha amiga Byron Katie e muito bem-explicada em seu livro *Loving What Is*. Katie, como é chamada por seus amigos, descreveu sua própria experiência de sofrer com uma depressão suicida. Ela era uma jovem mãe, mulher de negócios e esposa no deserto alto da Califórnia. Ficou seriamente deprimida aos 33 anos. Durante dez anos, afundou cada vez mais em autorrejeição, raiva e desespero, alimentando constantes pensamentos de suicídio e paranoias. Nos últimos dois anos, muitas vezes não conseguia sair do quarto e cuidar de si mesma e de sua família. Até que, numa manhã de 1986, sem mais nem menos, Katie acordou num estado de espanto, transformada pela percepção de que quando acreditava em seus pensamentos, sofria, mas quando os questionava, não sofria. O grande insight de Katie foi de que não é a vida ou as outras pessoas que fazem com que a gente se sinta deprimido, zangado, estressado, abandonado e desesperado: são os nossos pensamentos que fazem a gente se sentir assim. Em outras palavras, vivemos num inferno que nós mesmos criamos, ou vivemos num paraíso que nós mesmos criamos.

Katie desenvolveu um método simples de investigar para questionar nossos pensamentos. Consiste em escrever qualquer pensamento que esteja nos importunando – ou qualquer pensamento em que estejamos julgando outras pessoas –, fazendo a nós mesmos quatro perguntas, e em seguida fazendo uma inversão. O objetivo não é o pensamento positivo, mas sim o pensamento preciso. As quatro perguntas são:

1. O que estou pensando é verdade?
2. Posso saber com absoluta certeza que isso é verdade?
3. Como reajo quando acredito nesse pensamento?
4. Quem eu seria sem esse pensamento? Ou, dizendo de maneira diferente, como eu me sentiria se não tivesse esse pensamento?

Depois de responder às quatro perguntas, pegue o pensamento original, que está causando seu sofrimento, inverta-o completamente e pergunte a si mesmo se o oposto dele não é verdadeiro ou até mais verdadeiro do que ele mesmo. Em seguida, pegue o pensamento invertido e aplique a si mesmo e à outra pessoa (se outra pessoa estiver envolvida no pensamento).

Eis um exemplo: o marido de Rosemary há 34 anos morreu de câncer. Rosemary era diretora de minha faculdade e somos amigos há muitos anos. Depois da morte de John, ela ficou muito triste e sozinha. Eu a ajudei a superar parte de seu luto. Dois anos depois da morte de John, ela quis começar a namorar de novo. Adorava ter um relacionamento íntimo. Mas me disse: "Ninguém jamais vai querer uma mulher de 75 anos." Então fizemos o Trabalho sobre esse pensamento. Primeiro, fiz a ela esta série de perguntas:

1. É verdade que ninguém jamais vai querer uma mulher de 75 anos? "Sim", disse ela. "Sou velha demais para namorar."

2. Você pode saber com certeza *absoluta* que é verdade que ninguém jamais vai querer uma mulher de 75 anos? "Não", disse ela. "É claro que não posso saber isso com certeza."

3. Como você se sente quando tem o pensamento "Ninguém jamais vai querer uma mulher de 75 anos"? "Eu me sinto triste, sem esperança, chateada com Deus e tomada por minha solidão", respondeu ela.

4. Quem você seria ou como se sentiria se não tivesse o pensamento "Ninguém jamais vai querer uma mulher de 75 anos"? "Bem, eu me sentiria muito mais feliz, mais otimista. Eu me sentiria como costumo ser", disse ela.

Em seguida, eu a persuadi a inverter o pensamento original "Ninguém jamais vai querer uma mulher de 75 anos". Qual seria o oposto? "Alguém vai querer uma mulher de 75 anos." Está bem, qual dos dois é mais verdadeiro? "Não sei", disse ela, "mas se eu agir como se ninguém fosse me querer, então ninguém vai me querer." Depois de nosso exercício, Rosemary começou a namorar de novo.

Um ano depois ela conheceu Jack. Quando me encontrei pela primeira vez com Rosemary e Jack, senti como se estivesse com dois jovens de 15 anos que haviam acabado de se apaixonar. Eles se casaram no ano seguinte e em breve vão comemorar cinco anos de casamento.

Todos nós precisamos de uma maneira de corrigir nossos pensamentos. Pense no que teria acontecido com Rosemary se ela não tivesse matado os PNAs que estavam lhe roubando a felicidade e a alegria. Ela teria morrido como uma velha solitária. Tenho visto essas quatro perguntas mudarem radicalmente a vida das pessoas. Elas podem fazer o mesmo por você.

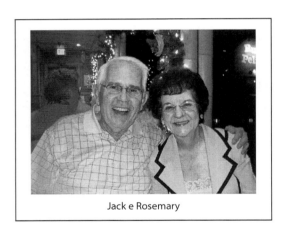

Jack e Rosemary

ADOTE UMA ATITUDE POSITIVA PARA O ENVELHECIMENTO

Leroy "Satchel" Paige superou a discriminação racial para conseguir jogar na Major League Baseball como pitcher aos 42 anos. Depois de uma carreira que atravessou a casa dos 40 anos, ele entrou para o Hall da Fama do Beisebol em 1971. Quando lhe perguntaram sobre sua proeza numa idade em que a maioria dos jogadores está aposentada há muito tempo, Paige respondeu perguntando: "Quantos anos você teria se não soubesse quantos anos tem?" Excelente pergunta.

Pesquisas mostram que pessoas com atitudes positivas, otimistas, em relação ao envelhecimento, vivem mais do que aquelas que têm uma visão negativa, pessimista – em média, mais de sete anos.

O quanto essa atitude é poderosa? No livro *Counter Clockwise*, Ellen Langer escreve: "Simplesmente ter uma atitude positiva fez muito mais diferença do que qualquer outro ganho obtido com uma redução da pressão arterial ou do colesterol, que tipicamente aumentam a perspectiva de vida em mais ou menos quatro anos. Supera também os benefícios de exercitar-se, de manter o peso apropriado e de não fumar, que, pelo que se verifica, acrescentam de um a três anos."

Afugentar os PNAs é vital para se recuperar de uma perda e dos estresses da vida, mas o modo como você pensa, especificamente, sobre o envelhecimento pode também ser uma capacidade de prolongar a vida. Visualizar-se feliz, ocupado e saudável quando você ficar mais velho é um exercício maravilhoso que pode acrescentar anos à sua vida.

MUDE SUA IDADE AGORA: VINTE DICAS CEREBRAIS PARA AJUDÁ-LO A VENCER O ESTRESSE, O LUTO E A DEPRESSÃO

1. Ao passar por um estresse, um luto ou uma depressão, muita gente fica tentada a se automedicar com álcool, sem perceber que o álcool é um depressivo! Ele torna você insensível aos sentimentos bons e curativos da conexão e empatia com os outros, que o ajudam a superar o luto e a dor. O excesso de álcool apenas retarda e multiplica a dor. Diga não ao álcool e sim a um caminho de cura saudável.

2. Como a perda afeta muito o cérebro e o corpo, ter uma atitude "radical" para ficar saudável pode ajudar você, assim como ajudou Chris e Gerald. Ficar radicalmente saudável dá ao cérebro e ao corpo algo positivo a que se lançar e oferece recompensas positivas, emocional e fisicamente.

3. O custo de cuidar de alguém por muito tempo é altíssimo para aquele que cuida. Lembre-se de "nutrir aquele que nutre" e de aprender a arte

de cuidar radicalmente de si próprio. Se você não se reabastecer enquanto cuida dos outros, pode ser que não esteja ali para servi-los por muito tempo. Deixe que outras pessoas ajudem você e tire um tempo para caminhar, ler alguma coisa inspiradora, ver um filme divertido ou dar um cochilo sem culpa.

4. Aproveite a dica de Chris e não deixe de levar consigo algo nutritivo para comer ou beber. Amêndoas e nozes são petiscos ótimos e fáceis de carregar e deixar em seu carro, sua maleta ou sua bolsa. "Trate a si mesmo como um bom pai ou uma boa mãe trataria um filho para não acabar em algum lugar com fome, com sede e irritado", principalmente durante um estresse ou uma perda.

5. Não deixe que uma perda ou tragédia tornem você uma pessoa unidimensional, totalmente definida por sua perda. Você é uma pessoa que passou por uma grande tristeza e sobreviveu, sim. E é uma pessoa com dons, talentos e muita compaixão para compartilhar. Honre a memória de seu ente querido cuidando de sua saúde e vivendo uma vida plena e rica de benevolência.

6. Quando você começa a se sentir ansioso ou perturbado, pode ser que esteja lidando com PNAs. Aprenda a desenvolver um farejador interno para reconhecer e eliminar essas criaturas incômodas.

7. Questione seus pensamentos. Uma das melhores maneiras de eliminar PNAs é questionar constantemente seus pensamentos negativos. Sempre que você se sentir triste, irritado, nervoso ou descontrolado, escreva seus pensamentos negativos, pergunte a si mesmo se eles são realmente verdadeiros e comece a dar respostas atrevidas a eles. Você não precisa acreditar em todo pensamento que tem. Este exercício pode ajudar a mudar sua perspectiva de negativa para positiva em segundos, e com a prática começará a se tornar automático.

8. A depressão circunstancial é parte normal do luto. O tempo, as lágrimas, aproximar-se de outras pessoas e cuidar de si mesmo são coisas que normalmente aliviam a dor. Mas o luto complicado ou depressão crônica, que deixa você com pensamentos suicidas ou incapaz de lidar com a situação muitos meses depois, precisa ser tratado como uma emergência

médica. Procure ajuda para esse tipo de sofrimento imediatamente. Em nossas clínicas, ajudamos muitas pessoas que estão "presas no luto" com recursos maravilhosos.

9. Conforme Chris observou, há muita coisa na vida sobre a qual não temos controle algum. Isso é ainda mais motivo para assumir o comando daquilo que você *pode* controlar, ou seja, sua saúde e sua felicidade, principalmente depois de um revés ou uma tristeza. Ame a si mesmo e cuide de seu cérebro alimentando-se bem, saindo para fazer boas caminhadas ou para correr e falando palavras gentis para si mesmo.

10. Como o luto é extenuante, pode ser que sua primeira reação a convites de amigos seja dizer não. Procure dizer sim com mais frequência, repelindo o desejo automático de se isolar. Estar com pessoas afetuosas e pacientes é curativo para um cérebro tomado pelo luto. Sair de casa também dá ao seu cérebro "intervalos" muito necessários para escapar da tristeza e deixar remoer as mágoas.

11. O cérebro pode ficar focado demais na pessoa que você perdeu, excluindo outras que precisam de você. Quando o luto é recente, tente separar um tempo específico, todos os dias, para focar e pensar na pessoa que você perdeu: um diário, chorar, rezar ou o que quer que você precise fazer. Depois, largue isso e volte sua mente para os outros que precisam que você esteja plenamente presente para eles. Pratique a arte de "estar aqui agora".

12. Não subestime o poder resultante de uma mudança para melhor em sua dieta e de acrescentar exercícios físicos e alguns suplementos inteligentes para o cérebro (como vitamina D e óleo de peixe), capazes de recuperar rapidamente um estado de ânimo baixo. Sentir-se melhor propicia motivação. Quando seu ânimo melhora, depois de cuidar de seu cérebro e de seu corpo, você é cativado pelo sentimento.

13. Se você tem um cérebro do tipo impulsivo, mais dopamina ajuda. Dietas ricas em proteína e com pouco carboidrato tendem a ajudar, assim como exercícios físicos e certos medicamentos ou suplementos estimulantes, como chá verde e L-tirosina. Suplementos ou medicamentos calmantes podem tornar esse tipo de cérebro pior.

14. Se você tem um cérebro do tipo compulsivo, pode ser que tenha muita dificuldade de afastar pensamentos negativos dolorosos. A serotonina é calmante para esse tipo de cérebro. Os exercícios físicos aumentam a serotonina, assim como certos suplementos, como 5-HPP ou St. John's Wort.

15. Se você tem um cérebro do tipo impulsivo-compulsivo, pode ser que impulsivamente procure algo que não é saudável e depois, compulsivamente, fique "preso" a fazer sempre a mesma coisa. Você precisa aumentar a serotonina e a dopamina. Uma combinação de exercícios com um suplemento calmante, como 5-HTP (para aumentar a serotonina) e chá verde (para aumentar a dopamina), pode ajudar a equilibrar o cérebro naturalmente.

16. Se você tem um cérebro do tipo triste ou mal-humorado, tende a se sentir deprimido, o que também pode fazer você se sentir todo dolorido e letárgico. Para esse tipo de cérebro recomendamos exercícios, uma dose alta de óleo de peixe (6g) e certos suplementos, como SAMe, para ajudar a melhorar o humor e a energia e reduzir a dor.

17. Se você tem um cérebro do tipo ansioso, pode se sentir tenso, nervoso e desconfortável. Exercícios, meditação, hipnose e uma combinação de vitamina B_6, magnésio e GABA podem ajudar.

18. Se você tem o cérebro do lobo temporal, pode ser que tenha problemas de memória, dificuldade de aprendizado, humor instável, pensamentos obscuros e/ou problemas de temperamento. Medicamentos para convulsões, juntamente com um equilíbrio do açúcar no sangue e um bom sono, geralmente ajudam.

19. Se você tem um cérebro do tipo tóxico, pode ser que sofra com confusão mental, falta de energia e deficiência cognitiva. Duas causas comuns são abuso de álcool ou drogas e toxinas ambientais. Elimine as toxinas e inicie um programa saudável para o cérebro.

20. Aumentar os níveis de ômega 3 (encontrado em peixe ou óleo de peixe) e vitamina D ajudam a neutralizar o desânimo.

8

ANTHONY, PATRICK, NANCY E MAIS SOBRE REVERSÃO DE DANOS CEREBRAIS

MELHORE SEU CÉREBRO, MESMO QUE VOCÊ TENHA FEITO MAL A ELE

Substituí uma parte de mim que se esvaíra lentamente.
– FRED DRYER

AD: O MATADOR DE NOTRE DAME

Em julho de 2007, Anthony Davis me procurou como paciente na Amen Clinic. Estava preocupado com os problemas cognitivos que via em outros jogadores profissionais de futebol americano aposentados.

AD, como ele é chamado pela maioria das pessoas que o conhecem, está no Hall da Fama do futebol americano universitário por seus tempos na Universidade do Sul da Califórnia. É chamado de o Matador de Notre Dame porque em 1972 marcou seis posses de bola contra a Universidade de Notre Dame. Os estudantes dessa universidade o odiavam tanto que puseram seus retratos espalhados pelo chão do campus, para passarem por cima dele. Em 1974, ele marcou mais quatro posses de bola contra a Notre Dame.

AD ouvira falar de nós e pensou que talvez pudéssemos ajudá-lo. Aos 54 anos, seu cérebro dava a impressão de que ele tinha 85. Mostrava claras evidências de trauma cerebral no córtex pré-frontal e no lobo temporal esquerdo. Há vinte anos o trabalho nas Amen Clinics é reabilitar cérebros. Temos demonstrado repetidamente que o cérebro tem a capacidade de se recuperar depois de um trauma e que, quando mudamos ou melhoramos os cérebros das pessoas, mudamos suas vidas. O caso de AD não era exceção. Eu lhe receitei um grupo de suplementos para aprimorar o cérebro que incluía óleo de peixe de boa qualidade, um multivitamínico e um suplemento mineral abrangentes e suplementos para aumentar o fluxo sanguíneo e os níveis de neurotransmissores no cérebro. Vários meses depois AD me disse que se sentia melhor e tinha mais foco, mais energia e uma memória melhor. Decidi fazer uma nova tomografia em janeiro de 2008. Esse exame mostrou significativa melhora do fluxo sanguíneo e da atividade.

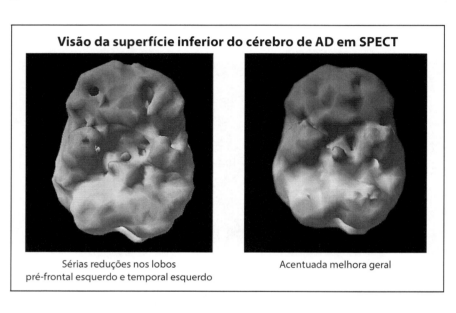

Visão da superfície inferior do cérebro de AD em SPECT

Sérias reduções nos lobos pré-frontal esquerdo e temporal esquerdo

Acentuada melhora geral

Através de minha relação com Anthony, conheci outros jogadores da NFL em atividade e aposentados, e ele foi o impulso para nosso estudo em larga escala sobre lesões cerebrais e reabilitação cerebral em jogadores profissionais de futebol americano. Na época, a NFL ainda dizia que não sabia que o esporte causava danos cerebrais a longo prazo, mas nunca fizera estudos para provar isso, de um jeito ou de outro. Eu e meus colegas resolvemos enfrentar isso. Até hoje, examinamos e tratamos de 115 jogadores ativos e aposentados. Foram encontradas claras evidências de danos cerebrais em quase todos eles.

A parte mais animadora que vimos em nosso estudo é que a recuperação e a melhora da função são possíveis, mesmo que os danos cerebrais tenham ocorrido décadas antes, o que aconteceu com a maioria de nossos jogadores. Deles, 70% mostraram significativa melhora em seus SPECTs e testes neuropsicológicos. Depois de nossas cinco primeiras tomografias seguintes, descobrimos que nosso grupo de suplementos inicial não era forte o suficiente

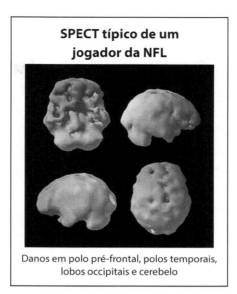

SPECT típico de um jogador da NFL

Danos em polo pré-frontal, polos temporais, lobos occipitais e cerebelo

para os danos cerebrais que havíamos visto. Isso nos levou a desenvolver um segundo grupo de suplementos, que fez uma diferença muito mais substancial, principalmente nosso óleo de peixe e nossa fórmula Brain and Memory Power Boost.

COMPONENTES DO PROGRAMA DE REABILITAÇÃO DE CÉREBROS DA NFL PARA REVERSÃO DE DANOS CEREBRAIS

Para ajudar a reverter os danos cerebrais dos jogadores da NFL e facilitar a recuperação e melhorar a função de seus cérebros integramos os seguintes componentes na reabilitação:

Educação sobre a saúde do cérebro
- Parar de fazer coisas que danificam o cérebro
- Começar a fazer coisas que ajudam o cérebro

Educação sobre a nutrição mais adequada
Grupo de perda de peso para aqueles que precisavam
Exercícios de coordenação
Suplementos naturais, incluindo óleo de peixe e Brain and Memory Power Boost

Para os jogadores que estavam deprimidos ou com problemas de demência, fizemos mais. Atuei como psiquiatra de muitos deles ou como consultor de seus médicos. Para muitos, receitei antidepressivos naturais, como SAMe, porque isso ajuda a diminuir a dor. Quando os suplementos não eram fortes o bastante, receitei medicamentos. Vários jogadores optaram também por fazer uma terapia com oxigênio hiperbárico (HBOT, na sigla em inglês), que, conforme temos visto, melhora o fluxo sanguíneo para o cérebro e também o neurofeedback. Com o passar dos anos, fiquei impressionado com a capacidade da HBOT de aumentar o fluxo sanguíneo para cérebros danificados. Eu e o Dr. Paul Harch, um dos maiores especialistas do mundo em HBOT, fizemos um estudo com quarenta soldados que haviam sofrido lesões cerebrais causadas por dispositivos explosivos improvisados (DEIs) no Iraque e no Afeganistão. Utilizamos SPECTs antes e depois, bem como dados de testes neuropsicológicos. Os resultados foram incrivelmente semelhantes aos que vimos em nossos jogadores da NFL. Primeiro, o neurofeedback usa eletrodos para medir a atividade elétrica no cérebro; depois, terapeutas ensinam os pacientes a modificá-la. Seguem-se cinco exemplos.

ROY

Roy Williams nos procurou aos 73 anos. Ele pertence a uma família com três gerações na NFL. Jogou no San Francisco 49ers. Seu filho Eric jogou no Dallas Cowboys e seu neto Kyle, no Seattle Seahawks. Os resultados dos testes cognitivos de Roy para atenção, raciocínio e memória estavam dentro dos parâmetros normais, mas ele estava bem acima do peso, com 151kg, o que era demais para seus 2m de altura. Seu SPECT mostrou uma atividade cerebral geral reduzida.

Quando contei a Roy sobre as pesquisas que relatam que quando seu peso aumenta o tamanho de seu cérebro diminui, consegui sua atenção. Quando acrescentei que o encolhimento do cérebro está associado ao envelhecimento, ele entendeu e disse que queria fazer o que fosse preciso para ter um cérebro mais jovem. Roy dirige um negócio muito bem-sucedido, em que ajuda famílias a transferir suas riquezas para as gerações seguintes, portanto, não estava gostando muito de ter um cérebro menor e mais velho.

Roy eliminou seus hábitos nocivos ao cérebro e adotou uma série de hábitos novos. Quando voltou para refazer os exames, alguns meses depois, havia perdido 13,6kg. Mais espantoso, porém, era o fato de que seus resultados para atenção, memória e raciocínio haviam melhorado. Seu cérebro estava rejuve-

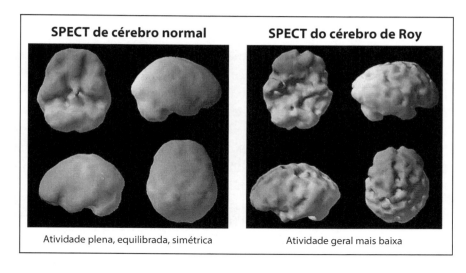

SPECT de cérebro normal	SPECT do cérebro de Roy
Atividade plena, equilibrada, simétrica	Atividade geral mais baixa

nescendo! Além disso, sua esposa disse que agora ele tinha a energia de uma pessoa de 40 anos, o que de início a irritara, mas agora isso mudou. Com o passar do tempo, as ideias de nosso programa a conquistaram e ela perdeu peso também.

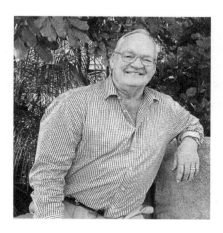
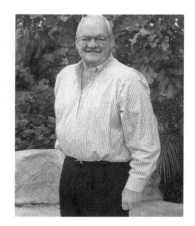

MARVIN

Marvin Fleming é outro exemplo de como um cérebro seriamente lesado pode se recuperar. Ele foi o primeiro jogador da história da NFL a participar de cinco Super Bowls. Jogou na ponta de linha do Green Bay Packers durante 12 anos e depois no Miami Dolphins, incluindo a temporada perfeita do Dolphins em 1972. Tinha 67 anos quando nos procurou, e seu cérebro estava com problemas. Marvin é uma das pessoas mais simpáticas que tivemos o privilégio de ajudar. É divertido, atencioso e sempre procura maneiras de melhorar.

Quando lhe perguntei se havia tido alguma lesão cerebral, ele disse que não. Lesões cerebrais são uma causa comum de envelhecimento precoce e disfunção cognitiva. O cérebro é muito macio, mais ou menos da consistência da manteiga. E o crânio é muito duro, com muitos sulcos ósseos acentuados. Pensei comigo mesmo: "Ele jogou na ponta de linha durante 12 temporadas da NFL, como pode *não* ter tido uma lesão cerebral!" Então o pressionei. Marvin parecia se orgulhar muito de si mesmo, porque não se lembrava de algum dia ter levado um golpe forte na cabeça, ficar inconsciente, ver estrelas ou ficar confuso no campo de futebol, como aconteceu com quase todos os nossos 115 jogadores. Mas insisti. Havia examinado o cérebro dele e vi que mostrava evidências claras de lesão cerebral. Perguntei sobre outras potenciais causas de lesão na infância, na adolescência e fora do futebol, como em acidentes de carro, quedas ou brigas. Ele continuava dizendo não. Faço isso há muito tempo, já havia visto milhares de tomografias como a de Marvin e sabia das coisas.

"Está bem, Marvin, pela última vez, e então vou lhe deixar em paz: você está me dizendo que não se lembra de um acidente de carro, uma briga, uma queda ou um momento em que estava jogando futebol e bateu a cabeça com tanta força que isso causou mudanças em sua consciência ou em seu processo de raciocínio?"

O que aconteceu em seguida em meu consultório é tão comum que virou piada nas Amen Clinics. Pergunte dez vezes aos pacientes se eles já tiveram uma lesão cerebral e aqueles que de início dizem não poderão acabar se lembrando de várias ocasiões em que perderam a consciência ou sofreram acidentes de carro sérios. Nossa diretora de pesquisa, Kristen Willeumier, ph.D., estava na entrevista com Marvin e me lançou um olhar de quem sabia das coisas.

O rosto de Marvin mudou. O hemisfério direito de seu cérebro teve uma experiência de memória repentina e isso estava estampado em seu rosto. "Sinto muito ter mentido para o senhor, Dr. Amen. Quando eu estudava na Universidade de Utah, estávamos indo de Utah para a Califórnia na neve, nosso carro derrapou numa estrada montanhosa e caímos de uma altura de mais de 40m, no leito de um rio. Fiquei inconsciente e meus amigos tiveram que me puxar para fora do carro para que eu não me afogasse."

Eu me perguntei como alguém esquece um acontecimento tão dramático. Mas já vi isso acontecer muitas vezes em meu trabalho. Pegue todas as pancadas na cabeça que ele deu e recebeu no futebol, mais o acidente de carro, mais qualquer outra coisa da qual ele não se lembrava e não é de admirar que seu cérebro parecesse estar com sérios problemas.

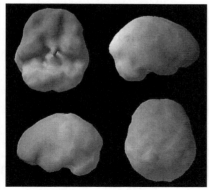
SPECT de cérebro normal

Atividade plena, equilibrada e simétrica

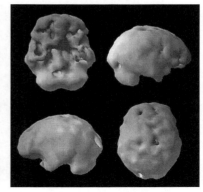
SPECT do cérebro de Marvin

Atividade geral reduzida num padrão de trauma cerebral

Todos os nossos jogadores também passaram por muitos testes cognitivos. Os testes cognitivos gerais de Marvin não eram bons. O que ele tinha a seu favor era uma grande personalidade e disposição para fazer as coisas que eu e a Dra. Willeumier pedimos.

Pedimos a Marvin para perder peso (ele era um "açucarólatra" que comia glacê diretamente da lata, sem o bolo). Também lhe demos um multivitamínico, uma dose elevada de óleo de peixe, Brain and Memory Power Boost (nosso suplemento especialmente criado para aprimorar a função cerebral) e HBOT para estimular a oxigenação do cérebro, e o fizemos exercitar-se mais.

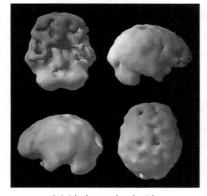
SPECT anterior do cérebro de Marvin

Atividade geral reduzida

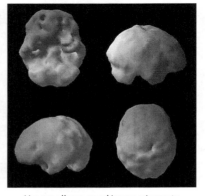
SPECT do cérebro de Marvin após o tratamento

Uma melhora geral impressionante

Dois anos depois, seu cérebro parece incrivelmente mais jovem, assim como ele próprio. Marvin perdeu 9kg, e os resultados de seus testes cognitivos melhoraram até 300%.

Geralmente, o cérebro fica menos ativo e menos eficiente com a idade. O de Marvin, assim como os de muitos jogadores da NFL aposentados que estudamos, ficou mais ativo e mais eficiente.

FRED

Temos dezenas de excelentes testemunhos e e-mails de nossos jogadores. Um de meus favoritos é o de Fred Dryer, o famoso ponta de linha de defesa do Los Angeles Ram que mais tarde se tornou ator e astro da televisão no famoso programa *Hunter*.

"Com os suplementos, e certamente com as sessões de neurofeedback, substituí uma parte de mim que se esvaíra lentamente", disse ele. "É muito estranho descrever a sensação, mas durante o programa notei uma energia mental e uma 'velocidade' de raciocínio e cognição que 'reconheci' que havia perdido!

"Fazer um esporte de contato durante muitos anos causou tantos danos cumulativos que isso me hipnotizou de modo a não notar a lenta perda progressiva da função cerebral. Só quando comecei a 'alimentar' meu cérebro de suplementos e, ao mesmo tempo, fazer sessões de neurofeedback foi que comecei a notar o quanto havia perdido de minha função cerebral. Quem me dera eu tivesse conhecimento dessa ciência-tecnologia quando estava jogando futebol americano profissional. Isso teria me ajudado a prevenir tudo o que foi perdido ao longo dos anos."

CAM

Aos 34 anos, Cam Cleeland era um de nossos mais jovens jogadores aposentados da NFL. Jogou no New Orleans Saints, no New England Patriots e no St. Louis Rams. Apresentou-se para nossos estudos porque estava lutando contra depressão, irritabilidade, frustração, estresse elevado, pensamentos obsessivos, problemas de memória e problemas conjugais.

Cam fora diagnosticado com um total de oito concussões – três na faculdade e cinco na vida profissional. Seu SPECT mostrou claros danos cerebrais, e seu Microcog (um teste da função neuropsicológica) apresentou reduções significativas de função cognitiva geral, velocidade de processamento de informações, atenção, memória e processamento espacial.

Depois de oito meses em nosso programa de reabilitação do cérebro, Cam relatou que se sentia muito melhor e notava significativas melhoras em sua atenção, clareza mental, memória, humor, motivação e nível de ansiedade. Sentia que sua raiva estava mais controlada e que estava convivendo melhor com seus filhos pequenos.

Seu SPECT mostrou acentuada melhora nas áreas de seus lobos temporais (memória e estabilidade do humor), córtex pré-frontal (atenção e discernimento) e cerebelo (velocidade de processamento). Seu Microcog também apresentou grande melhora.

CAPITÃO PATRICK CAFFREY

Quando foi destacado no Afeganistão, em 2008, o capitão Patrick Caffrey – um oficial de engenharia de combate – estava em meio à introdução de novos veículos especialmente blindados. Estes são os veículos que nossos soldados utilizam hoje em dia. "Sabíamos uma coisa sobre eles", disse o capitão. "Eles podiam suportar uma explosão enorme e você conseguia sair dali ileso, ou pelo menos era o que pensávamos."

Uma das muitas tarefas do Segundo Batalhão do Sétimo Pelotão de Engenharia de Combate dos Fuzileiros Navais era realizar a limpeza de rotas – a dura missão de levar detectores de minas e outros equipamentos de detecção especiais por estradas repletas de minas e DEIs. Sua missão era encontrá-los e retirá-los das estradas para que a logística, os comboios e a infantaria pudessem se locomover livremente.

Na época, o capitão Caffrey nada sabia sobre lesões cerebrais traumáticas, embora tivesse sofrido cinco ou seis concussões em sua vida, em esportes ou outras circunstâncias. Em sua ignorância, ele disse a um de seus sargentos: "Será que sou maluco por *querer* de certa forma uma explosão? Quer dizer, não me ferir, apenas sofrer uma explosão e sair dali andando." O sargento disse que havia pensado a mesma coisa – isso deve ser coisa de fuzileiro naval. Mal sabiam eles que estariam juntos no mesmo veículo durante mais de uma explosão. Para Patrick, essa lembrança redefine a máxima "Tenha cuidado com o que você deseja".

Antes de deixar o Afeganistão, o capitão Caffrey enfrentou três explosões, nas quais sofreu concussões. Mas achou que estava bem. Afinal de contas, pensou, muitos outros estavam bem pior do que ele. Porém, sua personalidade estava começando a mudar. Ele se tornou propenso a explosões de raiva, algo novo para ele. Ao chegar em casa, as mudanças se tornaram mais pronunciadas. Nas palavras de Patrick: "Eu estava mais irritadiço do que nunca, tinha dores de cabeça intensas, dificuldade de focar e me concentrar (particularmente ouvir o que as pessoas diziam), problemas de memória e dificuldade de dormir. Eu era grosseiro e desagradável com as pessoas, e o pior de tudo é que eu não sabia o quanto havia mudado."

Patrick decidiu fazer SPECT nas Amen Clinics, em Newport Beach, Califórnia. "Cara, eu subestimei o valor de realmente olhar o cérebro quando se tem um problema cerebral!", disse ele.

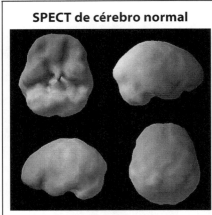

SPECT de cérebro normal

Atividade plena, equilibrada e simétrica

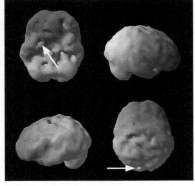

SPECT do cérebro de Patrick

Atividade reduzida no lobo temporal direito e no lobo occipital esquerdo

Vimos o dano em seu lobo temporal direito, o que explicava as mudanças comportamentais e cognitivas, as dores de cabeça, a redução da capacidade de focar e se concentrar e os problemas de memória.

Patrick foi então submetido a um regime simples de suplementos naturais, cujo alvo eram seus problemas cerebrais específicos. Ele disse: "Senti uma diferença incrível imediatamente. Eu me senti com a mente mais afiada e mais focado do que nunca!" Como servi no Exército dos Estados Unidos durante dez anos, primeiro como soldado recrutado e depois como médico das Forças Armadas, tenho simpatia por soldados; com a ajuda de Patrick, espero permitir que mais militares, homens e mulheres, tenham a ajuda de que precisam.

O QUE TUDO ISSO SIGNIFICA PARA VOCÊ

Mas por que você deveria se importar com os cérebros desses gladiadores aposentados? Se podemos melhorar os cérebros de jogadores da NFL aposentados que sofreram milhares de pancadas em suas cabeças, imagine o benefício que você pode obter com um programa saudável para o cérebro, mesmo que não o venha tratando muito bem. Cumprir um programa inteligente para o cérebro pode literalmente retardar, e em alguns casos reverter, o processo de envelhecimento.

Temos visto pessoas se recuperando de danos cerebrais, infecções no cérebro, derrames, perda de oxigênio, abuso de substâncias e exposições a tóxicos. Os SPECTs nos dão uma noção do tamanho da reserva que o cérebro tem e de o quanto é possível melhorar.

Eis um programa inteligente para o cérebro pessoal com o objetivo de retardar o envelhecimento e reverter danos cerebrais:

1. Pare de fazer qualquer coisa que prejudique seu cérebro. Jogar futebol americano em qualquer idade não é inteligente para o cérebro. Eu adorava o jogo, mas o jogo não gosta de nós.

2. Concentre suas energias em atividades inteligentes para o cérebro, como as relacionadas neste livro. Uma dieta saudável, bons exercícios, novos aprendizados, desenvolver uma comunidade de pessoas saudáveis e por aí adiante.

3. Perca peso se necessário.

4. Tome suplementos simples diariamente para garantir que você obtenha os nutrientes de que precisa. Recomendo a todos os meus pacientes tomar um multivitamínico e óleo de peixe, bem como conhecer e otimizar seus níveis de vitamina D.

5. Se houve um dano, considere tomar esses suplementos, que recuperam o cérebro:

    - Ginkgo e vimpocetina para aumentar o fluxo sanguíneo
    - Acetil-L-carnitina e huperzina A para estimular o neurotransmissor acetilcolina
    - Fosfatidilserina para ajudar as membranas das células nervosas
    - N-acetilcisteína (NAC) e ácido alfalipoico como antioxidantes

    Reúno esse grupo de nutrientes em nosso suplemento nutricional Brain and Memory Power Boost, que receitamos a nossos jogadores da NFL aposentados. Mas, para ser claro, usamos esse suplemento juntamente com todo o programa, o que é a maneira mais inteligente de utilizar qualquer suplementação.

6. Considere o HBOT para aumentar o fluxo sanguíneo para o cérebro se tiver havido um trauma. Você pode aprender mais sobre o HBOT em www.hbot.com.

7. Considere o neurofeedback para ajudar a estabilizar os padrões de disparo de células nervosas no cérebro. O biofeedback, em geral, é uma técnica de tratamento que utiliza instrumentos para medir respostas fisiológicas no corpo de uma pessoa (como temperatura da mão, atividade de glândulas sudoríparas, frequência respiratória, pressão arterial e padrões de ondas cerebrais). Os instrumentos alimentam, então, os pacientes com informações sobre esses sistemas orgânicos, que, assim, podem aprender a alterá-los. No neurofeedback, usando eletrodos colocados no couro cabeludo, as quantidades de padrões de ondas cerebrais específicas são medidas em todo o cérebro.

Existem cinco tipos de padrões de ondas cerebrais:

- As *ondas delta* (1-4 ciclos por segundo), que são muito lentas, observadas principalmente durante o sono
- As *ondas teta* (5-7 ciclos por segundo), que são lentas, observadas quando se sonha acordado e durante estados de relaxamento
- As *ondas alfa* (8-12 ciclos por segundo), observadas durante estados de relaxamento
- As *ondas SMR* (*ritmo sensório-motor*) (12-15 ciclos por segundo), observadas durante estados de relaxamento focado
- As *ondas beta* (13-24 ciclos por segundo), que são rápidas, observadas durante estados de concentração ou de trabalho mental

Pesquisadores verificaram que as pessoas podem aprender a alterar seus estados de onda cerebral por meio de treinamento. Antes de o neurofeedback ser feito em nosso consultório, as pessoas geralmente fazem um SPECT ou um eletroencefalograma quantitativo (EEGq) para orientar o tratamento. Em nossos jogadores da NFL aposentados vemos, com frequência, uma atividade excessiva de ondas lentas (delta e teta) e muito pouca atividade de ondas rápidas (beta) na parte da frente do cérebro. Muitos de nossos atletas pensaram no neurofeedback como uma ida à uma academia de ginástica para exercitar suas mentes e acharam que isso ajudou muito.

RAY E NANCY: UMA HISTÓRIA DE ESPERANÇA CONTÍNUA

Ray White nos procurou para participar de nosso estudo da NFL. Ele jogara como *linebacker* do San Diego Chargers no início dos anos 1970. Parte de sua motivação para fazer parte de nosso estudo era o fato de que sua esposa, Nancy, havia sido diagnosticada pouco tempo antes com demência do lobo frontotemporal e ele queria que a avaliássemos também. Estava chateado com o médico que fizera o diagnóstico, porque este lhe dissera que dentro de um ano ela não o reconheceria mais.

Quando avaliamos Ray, ele apresentou evidências de trauma cerebral, assim como quase todos os nossos jogadores aposentados, além de excesso de peso. Os resultados das tomografias de Nancy foram um desastre. Ela tinha uma atividade seriamente reduzida na parte da frente de seu cérebro, coerente com o diagnóstico de demência do lobo frontotemporal.

A sessão de feedback, durante a qual mostrei a eles suas tomografias, foi bastante comovente para Ray e Nancy, e para mim também. Já tínhamos experiências que mostravam que podíamos ajudar Ray, mas não se conhece qualquer tratamento eficiente para demência do lobo frontotemporal. Minha tendência em casos como o de Nancy é fazer tudo o que pudermos para retardar ou reverter o processo de demência. E, certamente, isso nem sempre funciona. Nesse caso, eu disse a Ray e Nancy que era crucial iniciar imediatamente um programa saudável para o cérebro, comer direito, parar com as bebidas alcóolicas, tomar suplementos e exercitar-se, e recomendei a Nancy o HBOT e o neurofeedback. Disse também a Ray que ele precisava começar a perder peso.

Dez semanas depois, eles retornaram, para sua primeira consulta de acompanhamento.

Eu estava uma pilha de nervos no dia em que eles voltaram. Uma hora antes, descobrira que meu trabalho com SPECT fora criticado numa revista médica de psiquiatria por dois médicos da Universidade do Sudoeste do Texas. Eu não estava chateado por outros médicos criticarem meu trabalho, àquela altura, estava acostumado com isso. O que me incomodava era o fato de o editor da revista permitir que pessoas escrevessem mentiras sobre mim sem antes me mostrar os artigos. Achei aquilo antiético. Eu acabara de desligar o telefone depois de uma conversa exaltada com o editor quando a Dra. Willeumier me entregou o boletim de acompanhamento de Nancy. Eu estava tão transtornado que tremia, o que havia acontecido talvez outras duas vezes em minha vida adulta. Na época, eu estava recebendo cinco médicos do Canadá que estavam aplicando nosso trabalho com SPECT em seus pacientes. Eu tinha que me recompor.

Respirei fundo dez vezes e disse a mim mesmo para focar. Quando me acalmei, abri o boletim de Nancy e não acreditei no que vi. Sua tomografia de acompanhamento mostrava uma melhora incrível. Mostrei aos médicos visitantes, que ficaram impressionados. Coloquei o exame no monitor de computador grande em meu escritório. Estava claro que em dez semanas o cérebro de Nancy havia melhorado.

Ela havia seguido todas as minhas recomendações para comer direito, tomar seus suplementos e eliminar o álcool, e fizera quarenta sessões de oxigênio hiperbárico e 16 sessões de neurofeedback. Havia se recuperado significativamente. Sua memória e sua função cognitiva estavam melhores, ela estava se arrumando mais e cuidando mais de sua casa. Ray brincou que tínhamos de ir mais devagar, porque, senão, logo ela estaria mais inteligente do que ele. Além disso, Ray perdera 13kg! Disse que sua motivação era ajudar sua mulher. Se fizesse tudo o que sugeríamos, ela faria também. Eles fariam isso como um casal. Às vezes, motivação é uma questão de amor. Ray amava Nancy.

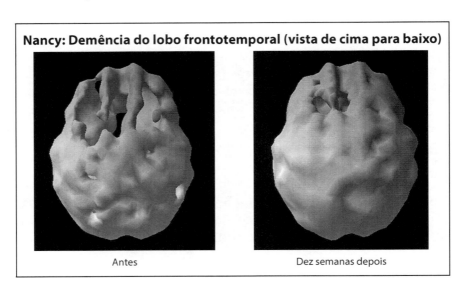

Nancy: Demência do lobo frontotemporal (vista de cima para baixo)

Antes — Dez semanas depois

Notei que sempre que meu trabalho é criticado há um caso ou uma série de casos que me mantêm centrado na importância dele. É engraçado como isso acontece.

Essas tomografias foram feitas no início de fevereiro e em maio de 2010. No momento em que escrevo isto, tenho visto Nancy a cada dois meses desde então; agora, 18 meses depois, Nancy mantém os ganhos que obteve. Ela já fez quase duzentas sessões de terapia com oxigênio hiperbárico e continua com seus suplementos e o neurofeedback. Alimenta-se de maneira saudável, permanece afastada do álcool, surfa três ou quatro vezes por semana, vai à academia de ginástica e recentemente começou a fazer aulas de canto. Tenho profunda admiração por esse casal. Sei também que esse programa não funcionará para todas as pessoas diagnosticadas com demência. Nem todo mundo tem um cérebro que reagirá e nem todo mundo tem condições financeiras de fazer todos os tratamentos que Nancy fez. Mas acredito sinceramente que devemos aplicar essas técnicas em muito mais pessoas para recuperá-las tanto quanto possível. Sei que se fosse minha esposa ou minha mãe eu recomendaria exatamente o mesmo programa.

MUDE SUA IDADE AGORA: VINTE DICAS PARA REVERTER DANOS CEREBRAIS

1. Sempre que um dano cerebral estiver presente, tenha a sensibilidade de perceber a urgência para consertar ou otimizar o cérebro.

2. O envelhecimento do cérebro, por si só, reduz o fluxo sanguíneo para o órgão. Conforme envelhecemos, nosso cérebro se torna mais vulnerável e, portanto, mais necessitados de proteção.

3. Use imagens do cérebro e testes neuropsicológicos para entender as vulnerabilidades e deficiências específicas no cérebro. Você não pode mudar o que não mede.

4. Pare imediatamente de fazer qualquer coisa que prejudique seu cérebro.

5. Entre imediatamente em um programa saudável para o cérebro.

6. Lesões na cabeça ocorridas no passado – desde uma queda no playground aos 5 anos de idade até uma concussão durante um esporte, além de acidentes de carro – podem alterar seu cérebro. Procure se lembrar da história de seu cérebro desde a infância: houve alguma mudança

em seu humor ou comportamento depois de algum trauma cerebral, ainda que pequeno? Anote isso. Se houve, pode ser que você queira considerar algumas ações para reabilitação do cérebro aqui discutidas.

7. Quando houver problema de comportamento, emoção ou memória, não deixe de perguntar dez vezes a si mesmo se uma lesão cerebral no passado pode ser parte do problema.

8. Ansiedade, depressão, problemas de atenção, obsessões, problemas de memória, problemas de humor e falta de energia são apenas alguns sintomas que podem estar relacionados a uma concussão ou lesão cerebral no passado.

9. Uma descoberta surpreendente durante nosso estudo da NFL, e nas tomografias cerebrais realizadas para esse estudo, foi que era comum haver uma atividade menor no cerebelo. Esta é uma área localizada na parte posterior e inferior do cérebro, e é o centro de coordenação cerebral. As melhores atividades para aprimorar o cerebelo são dança, tênis de mesa, malabarismo, escrita à mão com letra cursiva e caligrafia.

10. Se seu filho ou sua filha vai praticar um esporte de contato, apesar dos perigos, pesquise sobre o programa de treinamento e defenda medidas para proteger o cérebro. Setenta e cinco por cento das lesões cerebrais acontecem durante a prática de esportes. Os programas escolares de futebol americano podem eliminar muitas lesões e concussões cerebrais limitando a quantidade de contatos da cabeça com o corpo durante treinamentos semanais. Graças a pesquisas como as nossas e à divulgação de concussões, mais escolas estão atentas à segurança do cérebro nos esportes.

11. Muitas pessoas que faziam ginástica ou praticavam esportes em nível elevado na juventude têm seus músculos transformados em gordura quando desistem dos exercícios físicos intensos. O excesso de peso, por si só, pode causar diminuição da função cognitiva. Lembre-se: "Quando o peso aumenta, o tamanho do cérebro diminui." Um regime saudável para perda de peso pode melhorar o funcionamento do cérebro.

12. A apneia do sono com frequência acompanha a obesidade. Como pode aumentar a possibilidade de demência, precisa ser tratada. Perder peso ajuda, mas pode ser que você queira também fazer um estudo de seu sono e consultar um especialista em sono.

13. A boa notícia é que você pode reverter o processo de envelhecimento do cérebro e até reduzir lesões cerebrais com um programa inteligente, mesmo que o dano cerebral tenha ocorrido décadas antes.

14. A base da reabilitação do cérebro inclui melhor nutrição, exercícios físicos, exercícios de coordenação especial, aulas para perder peso (se necessário) e suplementos como óleo de peixe e nosso especialmente criado Brain and Memory Power Boost.

15. Muitos de meus pacientes optaram por fazer HBOT, o que, conforme vimos, aumenta o fluxo sanguíneo para o cérebro. Com o passar dos anos, fiquei impressionado com a capacidade do HBOT de aumentar o fluxo sanguíneo para cérebros danificados. Se você sofreu um dano cerebral no passado, pode ser que queira considerar a realização de algumas sessões numa câmara de HBOT, disponíveis hoje em muitas cidades.

16. Também usamos o neurofeedback para reverter danos cerebrais com grande sucesso; isso envolve o uso de eletrodos para medir a atividade elétrica no cérebro. Com prática e o treinamento, podemos ensinar a nossos clientes como modificar a atividade de seus cérebros e alterar as ondas cerebrais para melhor.

17. Os exercícios da Brain Gym podem ajudar na reabilitação do cérebro.

18. Suplementos para aprimorar o cérebro podem ser úteis àqueles que trabalham na reparação e melhora de capacidades cognitivas. Alguns deles são o ginkgo e a vimpocetina, para aumentar o fluxo sanguíneo; acetil-L-carnitina e huperzina A, para estimular o neurotransmissor acetilcolina; fosfatidilserina, para ajudar as membranas das células nervosas; e NAC e ácido alfalipoico, como antioxidantes. (Eu reúno esse grupo de suplementos em nosso Brain and Memory Power Boost.)

19. Mesmo que você não tenha tratado seu cérebro muito bem, temos visto que muitas pessoas podem recuperar a função cerebral com um programa inteligente.

20. A melhor hora de começar a reverter danos cerebrais é *agora*!

9
A HISTÓRIA DOS DOIS RICKS

Crie sua própria rede de boas influências para uma melhora em conjunto

*Quando amigos conscientes melhoram sua saúde,
a saúde de seus amigos melhora também.*

Rick Cortez é o artista gráfico que torna meus programas na televisão pública tão bonitos. Nós nos conhecemos há anos. Rick é um homem de 31 anos muito talentoso, trabalhador e amável. Como eu o conheço há sete ou oito anos, notei que seu peso foi aumentando até ele chegar a 158kg. Eu o incentivei a ficar saudável, mas não adiantou muito. Até que, semanas depois de eu gravar meu mais recente especial para a televisão pública, ele me escreveu a carta abaixo:

Dr. Amen,

Gostaria que o senhor soubesse de uma mudança animadora em minha vida desde a gravação de seu novo especial para a televisão pública. Nas cinco ou seis semanas desde a gravação ao vivo, perdi 13kg, e continuo emagrecendo.

Na época da gravação, eu estava pesando mais de 158kg. A fast-food era a base de minha dieta, e as porções eram sempre grandes. Apesar da grande quantidade de comida que ingeria diariamente, eu tinha regularmente desejos de comer mais da mesma coisa. Eu adorava a "onda" que resultava de um cheeseburger duplo no jantar e um sorvete de sobremesa.

Para falar a verdade, eu não esperava uma mudança de vida depois de seu programa. Eu me conhecia muito bem — impulsivo, nenhuma força de vontade e nenhuma resistência...

Mas dias depois da gravação de seu programa, Marco, um colega de trabalho, decidiu seguir uma das Soluções que o senhor oferecia: "Influencie outras pessoas a serem mais magras, mais inteligentes e mais felizes..." Ele me perguntou se podia me ajudar a criar um estilo de vida saudável, de acordo com os princípios que o senhor apresentava.

Marco me mostrou, então, umas fotos antes e depois de um amigo dele que perdera mais peso do que eu esperava perder (68kg). A chave para essa perda de peso contínua era uma mudança de estilo de vida, e não uma dieta de gordura.

Aquilo era tudo o que eu precisava. De repente, já não era impossível, era inevitável — eu sabia que perderia esse peso.

Dentro de mais ou menos um ano estarei em meu peso ideal. Mas não tenho pressa — estou adorando chegar lá!

Obrigado por inspirar meu colega. No meu caso, isso fez toda a diferença.

Rick

A última vez que vi Rick ele havia perdido 44kg!

De acordo com Rick, Marco é um cara que gosta de ver os outros terem êxito, então, mais ou menos uma semana depois da gravação final de meu especial ele disse a Rick, casualmente: "Ei, eu e você podemos nos propor a perder peso. O que você acha de tentarmos a Solução Amen juntos? Quer experimentar?" Rick não tinha nada a perder, exceto quase 70kg, então topou. "Ter um amigo que checava meu progresso todos os dias, às vezes por dois ou três minutos, fez *toda* a diferença para me manter motivado."

Ele já passou da metade do caminho para chegar ao peso que quer perder, e não apenas parece dez anos mais novo como há uma leveza em seu andar e um sentimento óbvio de autoconfiança que irradia dele. O que é tão inspirador para mim é o efeito dominó de influência que aconteceu simplesmente porque um amigo incentivou outro. Uma pessoa perdeu 68kg e inspirou o amigo de Rick, Marco. Marco se aproximou de Rick e agora ambos estão colhendo os benefícios do apoio mútuo. Agora Rick está inspirando sua família, seus colegas de trabalho e todos que estão lendo esta história aqui. Não mudamos se permanecemos isolados. Precisamos um do outro.

Numa visita recente, Rick contou um pouco mais sobre sua jornada. "Eu me lembro que o peso começou a aumentar depois que saí de casa (e deixei a comida saudável de minha mãe) para fazer a faculdade e descobri a fast-food, as altas horas da noite e um estilo de vida sedentário. No ensino médio, eu praticava esportes, mas o curso que escolhi e a carreira que segui exigiam muitas horas em frente à tela do computador. Sou um grande fanático por filmes também, então, em vez de caminhar ou fazer exercícios físicos, depois de um dia de trabalho, eu jantava um cheeseburger duplo e sentava para assistir a um filme com meio litro de sorvete Ben & Jerry's. Você sabia que aquilo tem mil calorias? Ganhei todo esse peso com aumentos de 5 a 10kg a cada ano."

Rick continuou a contar sobre perda de energia e sobre a vontade e a capacidade de se movimentar. Ele começou a fazer caminhadas e a dançar com a esposa encantadora com quem está casado há quatro anos (e que *adora* dançar!). Contratou um treinador pessoal durante uma tentativa séria de perder peso, mas ficou ainda mais faminto, e o esforço feito para a quantidade de quilos perdida não parecia valer a pena. Ele se acomodou num estado de angústia estável em termos de saúde. "Geralmente sou um cara alegre, mas nessa área eu simplesmente havia aceitado a derrota", admitiu Rick.

POR QUE PRECISAMOS UM DO OUTRO

Por que você iria querer recrutar outras pessoas para participar de seus esforços para parecer e se sentir mais jovem? Porque elas o ajudarão a persistir nos inevitáveis momentos vulneráveis. Existe vitória em números e em apoio regular. Você pode encontrar amigos, membros da família, colegas de trabalho para se reunir, ou ingressar em nossa comunidade na internet, em www.theamensolution.com.

Não posso enfatizar isso o bastante: o apoio social é um dos elementos cruciais do sucesso! Muitos estudos mostram que relações positivas fortalecem a saúde e a longevidade, enquanto a falta de conectividade social está associada a depressão, declínio cognitivo e morte precoce. *Em um estudo com mais de trezentas mil pessoas pesquisadores verificaram que a falta de relações fortes aumentava em 50% o risco de morte prematura por todas as causas! O risco para a saúde de estar socialmente desconectado é comparável a fumar 15 cigarros por dia e é uma ameaça maior à sua longevidade do que ser obeso e não se exercitar.*

O que torna as conexões sociais positivas tão eficazes? Pesquisadores verificaram que fazer parte de uma comunidade conectada ajuda a aliviar o estresse crônico, que contribui para a obesidade, problemas de memória, doenças cardíacas, problemas intestinais, desequilíbrio de insulina e um sistema imunológico fraco. Quando você está num grupo de pessoas que se cuidam mutuamente e confiam umas nas outras, os hormônios redutores do estresse têm níveis altos. As mulheres, que costumam se reunir para falar, conversar e se unir, muitas vezes sentem uma espécie de paz eufórica depois de algum tempo juntas. Estudos mostram que a oxitocina, hormônio da confiança, é liberada quando as mulheres trocam ideias e criam vínculos. O amor saudável entre pessoas é um remédio que ajuda você a viver mais. Outro benefício de relações sociais saudáveis é que quando seus pensamentos ficam negativos, ou deixam de ser razoáveis, os amigos e familiares saudáveis lhe dão um feedback realista, positivo. Sem um feedback apropriado das outras pessoas, somos mais suscetíveis a acreditar em pensamentos negativos, o que contribui para a depressão e a piora da saúde.

O TIPO DE COMPANHIA QUE VOCÊ TEM

Quem convive com você também é importante. Você precisa ser seletivo, porque as pessoas afetam seu cérebro, seu humor e sua saúde física. Diversos estudos relatam que se você convive com pessoas que não são saudáveis, os hábitos delas tendem a ser contagiosos. Um estudo publicado na *New England Journal of Medicine* verificou que um dos fatores mais relacionados à disseminação de uma doença são as pessoas com as quais você convive. O estudo utilizou informações fornecidas por mais de 12 mil pessoas que haviam participado de um estudo sobre coração envolvendo várias gerações e coletadas entre 1971 e 2003. Mostrou que, se uma pessoa tinha um amigo que ficava obeso, tinha 57% mais probabilidades de ficar obesa também. Esse número subia para 171% quando os dois amigos se identificavam como grandes amigos. A amizade era, aparentemente, a correlação mais forte: não importava o quanto os amigos moravam longe um do outro, uma vez que a distância geográfica revelava ser um fator desprezível. A influência de irmãos também tinha grande importância, aumentando em 40% as chances de ficar obeso se um irmão ou irmã era obeso.

O estudo destaca o efeito da rede de relações sociais sobre problemas de saúde e faz uma observação importante: nossa saúde é bastante influenciada por muitos fatores, sendo um deles os modelos que estão à nossa volta. A forte influência da amizade funciona nos dois sentidos. *Pesquisadores verificaram também que quando pessoas são conscientizadas em relação à saúde e se tornam mais saudáveis, a saúde de seus amigos também melhora.* Levando a sério as informações deste livro, você pode influenciar toda a sua rede de amigos e familiares. Se você mostra o caminho para uma saúde melhor em seu círculo de amigos, eles também podem se beneficiar. O autor do estudo disse: "As pessoas são conectadas e, portanto, a saúde delas também está conectada." As pessoas podem se conectar para melhorar suas vidas por meio de grupos de caminhada, grupos de culinária saudável, grupos de meditação, de novos aprendizados e assim por diante. Quando você convive com pessoas focadas na saúde, sua probabilidade de fazer o mesmo é muito maior.

Quando você influencia outras pessoas a serem saudáveis, os dois lados saem ganhando. Isso ajuda você e os outros. Quando ficamos emocionalmente saudáveis como indivíduos, nossas relações melhoram; a mesma coisa acontece com nossa saúde física. Se ficamos fisicamente saudáveis, isso tende a contagiar e nossas relações melhoram, ao ficarmos mais ativos, nos alimentarmos melhor, nos sentirmos bem e parecermos mais jovens. Que presente bom para receber, dar e compartilhar!

> Um grande estudo sueco com pessoas de 75 anos ou mais concluiu que o risco de demência era menor entre aquelas que tinham uma variedade de contatos gratificantes com amigos e parentes.

A IGREJA, OS NEGÓCIOS, A ESCOLA, O HOSPITAL E A FAMÍLIA SÃO SEUS AMIGOS OU CÚMPLICES?

Você sabia que a Cleveland Clinic, um hospital conhecido por sua tecnologia inovadora no campo da medicina, tem um dos maiores McDonald's do mundo por metro quadrado em suas dependências? Isso não lhe parece um óbvio conflito de interesses? Quando eu estava começando a escrever este livro, acompanhei minha mulher a uma consulta a seu endocrinologista. Ele tinha tigelas de doces e biscoitos na sala de espera. Então deixe-me entender direito. Pessoas doentes vão ao médico, ou a uma clínica médica de renome, e são convidadas a comer de graça alimentos que as tornam mais doentes? Inacreditável! Ao longo da última década, quando meu trabalho se concentrou mais na ligação entre as saúdes física e emocional, percebi que muitas escolas, negócios e igrejas podem fazer um trabalho muito melhor para ajudar as pessoas às quais servem.

Em agosto de 2010, fui a uma igreja perto de minha casa com minha família e disse à minha mulher que guardaria lugar para nós enquanto ela levava nossa filha à igreja das crianças. Quando eu caminhava em direção ao santuário, eis o que vi:

Donuts à venda para angariar fundos para caridade
Bacon e salsicha cozinhando numa grelha
Cachorros-quentes sendo preparados para depois do culto

Quando encontrei um banco para sentar, o pastor estava falando sobre o festival de sorvete que a igreja realizara na noite anterior.

Fiquei tão frustrado que, quando minha mulher me encontrou na igreja, eu estava digitando em meu celular — o que ela absolutamente odeia —, e ela me deu aquela olhada que só sua esposa pode lhe dar: *Por que você está com essa coisa na igreja?* Então, lhe mostrei o que estava escrevendo:

> *Vá à igreja... coma donuts... bacon... salsicha... cachorros-quentes... sorvete. Eles não têm a menor ideia de que estão enviando as pessoas para o céu mais cedo!*

Em quase todos os lugares para onde olhamos há evidências de que muitas instituições de nossa sociedade — incluindo nossas escolas públicas, igrejas e salas de espera de médicos —, embora bem-intencionadas, estão nos fazendo mal com a comida que oferecem. Tem de haver um jeito melhor. Igrejas, negócios, escolas, hospitais e todas as nossas outras instituições sociais têm o potencial de exercer influências positivas fortes em nossa saúde e nos conectar com o tipo de rede de apoio que leva ao êxito. Temos que fazer mais para que isso aconteça.

Para mim, a igreja era o lugar óbvio para começar. Durante aquele culto, rezei para que Deus me usasse para ajudar a mudar espaços de oração. A casa de Deus, não importa a religião, não devem ser um lugar que favoreça doenças.

Duas semanas depois o pastor Steve Komanapalli, da Igreja Saddleback, telefonou-me. Saddleback é uma das maiores igrejas dos Estados Unidos, com cerca de trinta mil membros e dez igrejas no sul da Califórnia. O pastor Steve é assistente pessoal de Rick Warren. Warren é o pastor superior de Saddleback e autor de *Uma vida com propósitos*, que já vendeu mais de 35 milhões de exemplares no mundo. Na eleição presidencial de 2008, o pastor Warren e a Igreja Saddleback realizaram um fórum civil com os senadores John McCain e Barack Obama. O pastor Warren também fez a oração no discurso de posse, em 2009, e foi capa da revista *Time* com o título "O líder religioso mais poderoso dos Estados Unidos ganha o mundo". Sua influência positiva tem ultrapassado limites eclesiásticos e políticos.

Steve perguntou se eu podia conversar com o pastor Warren sobre uma nova iniciativa da Igreja Saddleback chamada Década do Destino. A equipe estava criando um plano de dez anos para tornar a igreja saudável fisicamente, emocionalmente, cognitivamente, financeiramente e, ainda, em termos vocacionais e de relações. Será que eu poderia colaborar na iniciativa de ajudar as pessoas da Saddleback a ter um cérebro e um corpo melhores?

Fiquei um pouco espantado com a rapidez com que minha prece feita duas semanas antes estava sendo atendida. Steve marcou uma hora para eu conversar com Rick.

Achei o pastor Warren cordial e simpático. Ele era risonho, mas tinha um objetivo sério: ajudar os paroquianos (incluindo ele próprio) a ficarem mais saudáveis em todos os níveis. Se isso funcionasse em Saddleback, ele esperava exportar o plano para igrejas do mundo inteiro (Saddleback está ligada a quatrocentas mil igrejas no planeta), assim como fizera com iniciativas anteriores. Para aumentar a saúde de sua congregação, o pastor Warren reunia uma equipe de especialistas. Já havia recrutado médicos conhecidos e os autores de best-sellers Mehmet Oz (cirurgião cardíaco) e Mark Hyman (especialista em medicina funcional). Esperava que eu oferecesse orientação sobre a saúde do cérebro. Eu lhe disse: "Conte comigo! Seu pedido é uma resposta às minhas orações sobre a necessidade de mudar as igrejas." Sou cristão desde pequeno. Fui criado na Igreja Católica, fui coroinha, ajudava em missas quando era um jovem soldado no Exército dos Estados Unidos e estudei em uma faculdade cristã e em uma escola de medicina cristã. Eu me sentia em casa com o projeto.

Durante nossa conversa, o pastor Warren perguntou: "Há alguma coisa que eu possa fazer para lhe agradecer por nos ajudar?" Eu estava me preparando para gravar meu especial para a televisão pública *The Amen Solution — Thinner, Smarter, Happier with Dr. Daniel Amen* e perguntei se ele podia reunir uma plateia para um ensaio. "Sem problema", disse ele, e marcamos uma data na semana seguinte. O pastor Warren perguntou se poderia me entrevistar depois que o ensaio terminasse e usar isso para dar início à parte sobre saúde do programa Década do Destino. Concordei prontamente.

No dia da gravação, fui me encontrar com o pastor Steve em frente ao centro de mídia. Sua origem era o leste da Índia e sua pele tinha cor de café com leite. Seu olhar era amável e seu riso, fácil. Gostei dele de imediato. Tinha 1,73m, porém pesava mais de 130kg, e eu esperava que meu trabalho o ajudasse a ficar saudável.

A comida no camarim era horrível. Havia barras de chocolate, refrigerantes, muffins e salgadinhos. Perguntei a Steve se eles estavam tentando matar os pastores com a comida que serviam. Ele riu e disse: "Se você acha isso ruim, eu dirijo um grupo masculino de estudos sobre a Bíblia no sábado de manhã e dou aos homens costeletas grelhadas como recompensa por aprenderem versículos da Bíblia." Eu estava começando a entender por que Deus atendera às minhas preces. Com a mentalidade vigente de atrair ou recompensar seus paroquianos com comida de má qualidade, aquilo era como uma trombose gigante à espera para acontecer. Também pude ver que mudar essa mentalidade *não* seria fácil.

O auditório foi um excelente lugar para o ensaio de meu novo programa, que a plateia adorou. Depois, encontrei o pastor Warren, um homem bem grande, tanto em estatura quanto em peso. Eu estava no meio de nosso estudo da NFL, portanto, acostumado a ficar ao lado de pessoas com mais de 1,90m de altura e mais de 130kg, mas Rick não parecia saudável nem vibrante. Parecia cansado e doente.

Quando nos sentamos para a entrevista, Rick começou me fazendo três perguntas, uma atrás da outra. Uma delas era sobre meu trabalho com TDAH (agora suas perguntas disparadas rapidamente faziam sentido). Conversamos sobre estresse e sobre como uma exposição maior ao hormônio do estresse cortisol faz a gordura aumentar em sua barriga e mata células nos principais centros de memória do cérebro.

Ele me perguntou, então, sobre a síndrome do dinossauro, sobre a qual eu falara em meu novo programa. Eu mostrara um slide que dizia:

Síndrome do Dinossauro
Corpo grande. Cérebro pequeno. Torna-se extinto.

"Aquilo me chamou a atenção", disse Rick. "Você pode explicar um pouco mais?"

"Claro", respondi. "'Síndrome do Dinossauro' é um termo que criei depois de ler uma pesquisa do Dr. Cyrus Raji, da Universidade de Pittsburgh, que relatava que quando seu peso aumenta, o tamanho físico de seu cérebro diminui. Os pesquisadores verificaram que quando as pessoas tinham um IMC entre 25 e trinta, o que é considerado sobrepeso, tinham um volume cerebral 4% menor e seus cérebros pareciam oito anos mais velhos do que os de pessoas saudáveis. Quando as pessoas tinham um IMC acima de trinta, enquadradas como obesas, tinham um volume cerebral 8% menor; e o cérebro delas parecia ter sessenta anos a mais que o cérebro de uma pessoa saudável. Num estudo posterior feito por meu grupo de pesquisa nas Amen Clinics, publicado na revista *Nature Obesity*, verificamos que quando o peso de uma pessoa aumentava, a função no córtex pré-frontal (CPF), a parte mais ponderada do cérebro humano, diminuía."

"É por isso que meus sermões estão ficando mais longos?", brincou Rick.

A plateia riu, e então passamos para o tema da motivação.

"Qual é sua motivação?", perguntei a Rick. "Por que você está tendo essa nova iniciativa?"

Sua resposta foi precisa:

"Quero que os próximos dez anos sejam os melhores dez anos tanto para mim quanto para a igreja ficarmos saudáveis."

Em seguida, falamos sobre sua dieta. Ele disse espontaneamente:

"Só tenho fome a partir das 14 horas. Posso jejuar até o meio-dia todos os dias da semana, mas depois meu apetite chega e como grandes quantidades de comida até tarde da noite."

"Você tem que parar com esse padrão de alimentação", disse eu. "Estudos e mais estudos têm mostrado que pessoas que tomam o café da manhã têm uma probabilidade maior de perder peso e mantê-lo. Comendo regularmente você mantém o açúcar no sangue mais estável ao longo do dia. O açúcar estável no sangue impede a ansiedade. Ajuda não apenas a perder peso, como também seu foco, sua memória e sua capacidade de tomar decisões."

A entrevista foi divertida e agradável até esse ponto. Mas, então, pareceu tomar um rumo estranho. Rick me pediu para dar à plateia algumas dicas sobre a saúde do cérebro.

"Isso não é mágica, é simples matemática", disse eu. "Se você quer ser saudável, não pode comer calorias demais, e as calorias que escolhe precisam ser de boa qualidade. Senão seu corpo e seu cérebro entram em falência. Eu lhe enviei um e-mail algum tempo atrás dizendo que se você realmente quisesse tornar a igreja saudável poderia começar pondo calorias e conteúdo nutricional na comida que serve em Saddleback. Como você não respondeu, imaginei que não havia gostado muito da ideia."

Foi aí que Rick pareceu ficar irritado comigo.

"Li seu e-mail e pensei: 'Ah, sim, esta é uma ótima ideia... Vou me tornar um maníaco por saúde. A Gestapo da comida em Saddleback.'"

"Esta é uma das melhores coisas que você pode fazer por sua igreja", respondi. "Mas você tem que acreditar, num nível emocional verdadeiro, no conceito de que se você come demais não está sendo um bom administrador de seu corpo. Posso ver que podemos fazer uma pequena terapia sobre esse tema."

"Mas construímos essa igreja com donuts!", reagiu ele.

Agora eu estava horrorizado. Isso ajudava a explicar a nova pesquisa da Northwestern University segundo a qual pessoas que participam com frequência de cultos religiosos têm uma probabilidade significativamente maior de ficar obesas quando chegam à meia-idade. É evidente que as tradicionais reuniões em que cada um leva um prato, das festas de sorvete, dos cafés da manhã com panquecas, dos jantares com espaguete e dos donuts para fazer as pessoas ficarem mais tempo na igreja não são boas para o cérebro, o corpo ou a alma. Quando seu cérebro está doente, sua alma não está em seu melhor estado. Temos que ser criativos com atividades sociais alternativas e alimentos mais saudáveis em nossas igrejas.

Saí da entrevista me sentindo confuso. Rick estava pedindo ajuda, mas, ao mesmo tempo, parecia resistir a isso, da mesma maneira que muitos viciados dos quais tratei reagem quando confrontados com a verdade. "Isso é um processo", disse a mim mesmo. "Seja paciente."

O PLANO DANIEL PARA MUDAR A SAÚDE DO MUNDO POR MEIO DAS IGREJAS

Ao longo dos três meses seguintes, a equipe, eu e os outros médicos desenvolvemos o Plano Daniel, assim chamado por ser este o nome do profeta do Antigo Testamento que se recusou a comer a comida ruim do rei.

No primeiro capítulo do livro de Daniel (1:3-16) ele e seus três amigos escravizados, Sidrac, Misac e Abdênago, juntamente com outro jovem, receberam ordens para comer a rica comida e o vinho provenientes da cozinha do rei. Daniel e seus amigos estavam determinados a não se corromper comendo os alimentos finos e bebendo o vinho. Daniel pediu permissão ao funcionário do rei para não consumir aquela comida inaceitável. Mas o funcionário do rei implorou a Daniel para fazer o que lhe fora pedido, para que não fosse decapitado por não cumprir as ordens de alimentar Daniel e os amigos, que pareciam malnutridos.

Então Daniel fez um desafio ao funcionário: "Por favor, teste-nos durante dez dias com uma dieta de vegetais e água. Ao fim dos dez dias, veja como estaremos em comparação aos outros jovens que estão comendo a comida do rei. Então, tome sua decisão à luz do que você vir."

O funcionário aceitou o desafio e os testou durante dez dias. Ao fim dos dez dias, Daniel e seus três amigos pareciam mais saudáveis e mais bem-nutridos do que os jovens que estavam comendo o que fora designado pelo rei. Então, depois disso, o funcionário do rei os alimentou apenas com vegetais, em vez da comida e do vinho oferecidos aos outros. Deus deu a esses quatro homens uma capacidade incomum de entender cada aspecto da literatura e da sabedoria. Daniel e seus amigos tinham uma aparência melhor que a dos outros e eram mais inteligentes do que eles.

O Plano Daniel é um programa de 52 semanas, com grupos pequenos, para tornar a igreja saudável. Os grupos pequenos são o molho secreto da Igreja Saddleback, cujos membros se reúnem semanalmente, durante uma ou duas horas, na casa de alguém ou em um restaurante, para estudar um tema específico, como, por exemplo, um livro da Bíblia. São o molho secreto pois o apoio social e comunitário é um ingrediente crucial para qualquer mudança de verdade. Você não consegue fazer isso sozinho. Esses grupos pequenos aumentam o compromisso e o aprendizado e oferecem incentivo permanente e apoio emocional. Saddleback tem cerca de cinco mil grupos pequenos, e o plano era usar esse formato para maximizar os resultados e ajudar a igreja a ficar mais saudável. O profeta Daniel tinha seu grupo de pessoas que pensavam da mesma forma e o apoiavam, e você também deve tê-lo.

> Pesquisas mostram que, na terceira idade, as pessoas com uma atividade social mais intensa têm um quarto da quantidade de declínio mental observado naquelas que não são nem um pouco socialmente ativas.

Em novembro e dezembro, o pastor Warren conversou bastante com sua igreja sobre o Plano Daniel. Em 12 de dezembro, com a minha presença e a de minha mulher no culto, Rick disse à congregação que os procuraria para ficarem saudáveis em 1º de janeiro. Mas, em seguida, disse algo que me deixou completamente perplexo.

"Mas, de hoje até 1º de janeiro, comam o que quiserem!"

Olhei para minha mulher, incrédulo.

"Ele realmente disse isso?", perguntei. Se eu tivesse um tomate, poderia ter jogado nele. Para uma mudança verdadeira acontecer o novo comportamento não pode ocorrer em algum momento no futuro. Precisa começar agora.

Logo depois do culto, eu e Rick tivemos uma conversa sobre o comentário. Quase imediatamente ele entendeu a ideia.

"Então você está dizendo que o que eu fiz foi como dizer a um jovem que está prestes a se casar que ele deve dar algumas últimas escapadas antes de se amarrar."

"Você fez isso", disse eu. "Se as pessoas querem seriamente mudar, *agora* é a melhor hora para começar, e não amanhã, segunda-feira ou 1º de janeiro."

No Natal, comprei para Rick a primeira edição da parábola *The Great Divorce*, de C.S. Lewis, um livro maravilhoso sobre mudanças duradouras. Destaquei a seguinte passagem: "O processo gradual de nada adianta... O momento presente contém todos os momentos." Para uma mudança ocorrer, você precisa percebê-la como uma urgência, *neste exato momento*. É por isso que muita gente decide ficar saudável depois de ter um ataque cardíaco ou de receber um diagnóstico de câncer. Minha esperança para você é de que não precise de uma crise para começar a ficar saudável e de que o valor de evitar uma crise seja uma motivação emocional suficiente.

O início oficial do Plano Daniel foi em 15 de janeiro de 2011, com um grande encontro na Igreja Saddleback. Foi um evento imensamente popular e a igreja teve que impedir a entrada de milhares de pessoas. O entusiasmo era palpável. Havíamos criado um currículo inteligente para o cérebro e 9.200 pessoas se inscreveram para participar de nossa pesquisa. Nesse dia, Rick estava pesando 132kg. Por ocasião de nosso terceiro encontro, em outubro, Rick perdera 22kg e 25cm de cintura, parecia mais saudável e... dez anos mais novo! Ele disse à congregação que seus segredos incluíram:

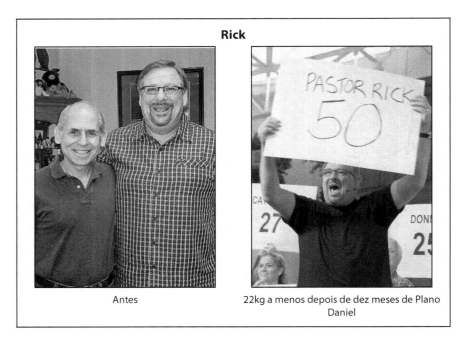

Rick

Antes | 22kg a menos depois de dez meses de Plano Daniel

1. Focar em sua motivação todos os dias e decidir ver a saúde física e emocional como uma disciplina espiritual. Com frequência ele repetia esse

versículo do Novo Testamento: "Não sabeis que o vosso corpo é um templo do Espírito Santo, que habita em vós, proveniente de Deus? Vós não sois de vós mesmos; fostes comprados por bom preço. Portanto, glorificai a Deus no vosso corpo". (1 Coríntios 6:19-20)

2. Manter um diário sobre a comida, para saber o que ele estava pondo em sua boca. Ele disse que era um bom chamado para despertar.

3. Beber água durante o dia.

4. Dormir bem. Quando nos conhecemos, Rick passava um ou dois dias da semana acordado a noite inteira, sem dormir um momento sequer. Ele não sabia que isso era um problema, mas pesquisas sugerem que quando as pessoas têm menos de seis horas de sono por noite o fluxo sanguíneo para o cérebro é menor, o que significa mais ansiedade e mais decisões ruins. Outras pesquisas sugerem que a privação do sono leva as pessoas a ser otimistas de maneira não realista e a adotar comportamentos de maior risco. Parecer e sentir-se mais jovem é crucial para focar em ter um sono suficiente, o que geralmente significa mais de sete horas por noite.

5. Consumir calorias de boa qualidade. Rick descartou a junk food e focou em comer apenas alimentos de boa qualidade. Disse à congregação que eliminou os quatro pós brancos: cocaína (ele estava brincando), açúcar, farinha refinada e sal. Cortou os donuts de sua dieta e começava o dia com um café da manhã saudável. Fazia refeições menores ao longo do dia. Parou de beber calorias (principalmente refrigerantes) e de usar adoçantes artificiais, e cortou o pão de sua dieta, já que este se transforma imediatamente em açúcar no sangue. Comendo dessa maneira, conteve sua ansiedade. Ele também começou a comer mais devagar, a saborear mais a comida e a se sentir satisfeito mais rapidamente.

6. Fazer exercícios regulares, o que incluía levantar peso e trabalho cardiovascular. Ele manteve uma constância muito maior com seu treinador.

7. Tomar suplementos simples, como um multivitamínico, óleo de peixe e vitamina D.

8. Prestar contas semanalmente a seu grupo.

Todos os componentes foram necessários para o plano funcionar, e são necessários para você parecer e se sentir mais jovem. Mas foram os pequenos grupos que se revelaram o molho secreto para fazer a coisa realmente funcionar. Quando você faz esse programa com outra pessoa, com sua família, ou com um grupo de pessoas da igreja, do trabalho ou de sua comunidade, o processo de cura ganha muito mais força.

Não tenho a menor dúvida de que, com um grupo de apoio e o programa descrito neste livro, você também pode fazer isso.

Sempre que estou na paróquia da Saddleback, ouço uma história após a outra sobre como a vida das pessoas mudou com o uso dos princípios deste livro num formato de grupo pequeno, em que as pessoas se reúnem semanalmente para apoiar umas às outras. As pessoas me dizem:

"Perdi 10kg (ou 20kg, ou 40kg, ou 50kg, ou 70kg)."

"Meus exames estão com resultados muito melhores!"

"Adeus, dor de cabeça! É incrível. Eu estava tomando analgésicos controlados quase todo dia, e agora estou há mais de duas semanas sem qualquer dor ou comprimido!"

"Minhas roupas estão mais folgadas e estou podendo voltar a usar as velhas."

"Meu cabelo grisalho está recuperando a cor... quem diria?"

"Meu humor está muito mais estável e positivo."

"Minha asma diminuiu."

"Com a eliminação de açúcar, farinha, sal e alimentos processados, raramente tenho qualquer ansiedade e passei a comer quantidades menores de alimentos ricos em nutrientes."

"Meu marido também perdeu 11kg!"

"Terminei a quimioterapia. Todo mundo está impressionado com a quantidade de energia que tenho e com a rapidez com que meu cabelo está voltando. Estou correndo com um amigo que é dez anos mais novo e não tem câncer. (Ele não está no plano.)"

"Minha pele está ótima; é impressionante como ficou mais macia."

"Estou sem comer trigo há seis semanas, e não tive mais refluxo ácido."

"Noventa e oito por cento de minhas dores de cabeça à noite desapareceram. Acordo com a cabeça boa, e não confusa."

"Não tenho dor no corpo, nas articulações nem nos músculos pela manhã."

"Parei de tomar meus remédios para pressão... e estou trabalhando para largar meus remédios para diabetes tipo 2 e colesterol."

"Sou diabético. Agora o açúcar no meu sangue está incrivelmente melhor do que quando eu tomava insulina. Não estou tomando nada agora."

"Tenho sentido menos dor por causa da artrite."

"Perdi 7cm de cintura e 10cm de quadril."

"Estou com a pele do rosto mais macia e saudável, e com menos acne."

"Tenho menos sintomas de TPM."

"Gosto da aventura de descobrir novos alimentos, de preparar refeições novas e experimentar coisas novas em restaurantes."

"Meus níveis de triglicerídeos diminuíram; minha dor nas articulações diminuiu pelo menos 90% e não estou mais tomando remédios que me fazem mal! Ah, e posso brincar com meus netos!"

"É estranho dizer isso na igreja, mas minha vida sexual melhorou muito!"

O MOLHO SECRETO NA PRÁTICA

Esta é uma tarde de domingo e Cindy — trabalhadora, mãe de quatro crianças pequenas e recém-sobrevivente de um câncer — está na cozinha cercada de amigas. Todas elas trabalham em horário integral e decidiram ficar saudáveis juntas. A casa está repleta de aromas deliciosos e sons de crianças alegres ao fundo. Está claro que essas mulheres estão se divertindo ao prepararem, juntas, refeições saudáveis para a semana inteira que elas têm pela frente. Uma amiga está fazendo pequenas tortas para o café da manhã, saudáveis para o cérebro e nutritivas, em forminhas que serão aquecidas nas próximas manhãs movimentadas na escola e no trabalho. As tarefas — comprar os alimentos, planejar o cardápio, cozinhar e guardar as refeições — são divididas entre as mulheres de acordo com suas preferências. O que antes era um esforço enorme para essas mães solteiras e trabalhadoras, agora é diversão, e o tempo que elas economizam juntando seus esforços para fazer as refeições lhes dá um tempo livre muito necessário para descansar e ficar com os filhos.

Durante seu tratamento de câncer, Cindy tomou esteroides e engordou 10 ou 15kg, que seu corpo não conseguiu eliminar. Na verdade, ela ainda não conseguiu desintoxicar seu corpo de todos os remédios que tomou em seu tratamento de câncer. Como Cindy e suas amigas já não estão de dieta, mas sim num estilo de vida saudável para o cérebro, ela agora está consumindo alimentos que ajudam seu corpo a se curar. Seu peso está diminuindo, sua energia está retornando e ela está sentindo a velha Cindy voltar a viver. Mas Cindy diria que é a camaradagem que faz toda a diferença — não apenas ajudando a adotar uma nova maneira de se alimentar, mas também a manter as mudanças. Além disso, as mulheres se encontram para caminhar e conversar toda semana, incentivando umas às outras espiritual e emocionalmente.

Dee Eastman, amiga das Amen Clinics há mais de uma década e diretora do Plano Daniel em Saddleback, contou com entusiasmo a história de Cindy, assim como muitas outras, semelhantes. Conforme você sabe agora, o apoio em forma de equipes ou grupos é algo importante para seu êxito, se você pretende parecer e se sentir mais jovem. As pesquisas deixam claro que as pessoas raramente mudam quando sozinhas; isso tende a acontecer com mais frequência em grupos pequenos.

Dee comentou que esperava ver as pessoas perderem peso e seus corpos ficarem mais em forma, mas observa: "Fiquei literalmente boquiaberta com a quantidade de benefícios extras à saúde que estavam surgindo e sendo relatados em tão pouco tempo. Em apenas três meses as pessoas que logo mergulharam de cabeça, que fizeram suas análises de sangue e seguiram o programa, começaram a ver resultados de exames de laboratório radicalmente melhores. Muitas conseguiram largar os remédios para pressão arterial e colesterol. Outras relataram que conseguiam dormir a noite inteira sem precisar da ajuda de soníferos." Ela está vendo com seus próprios olhos o que tenho dito há anos: "Comida é remédio." (Para mais sobre isso, reveja o Capítulo 2.) Além dos resultados laboratoriais melhores, Dee está ouvindo relatos sobre redução de depressão, ansiedade e irritabilidade. Ela admite que mudanças tão impressionantes — num espectro amplo — não teriam ocorrido sem o molho secreto do apoio mútuo por meio de grupos pequenos e grupos de apoio on-line.

Eis algumas observações sobre a dinâmica positiva para mudanças que Dee observou acontecendo porque amigos apoiavam amigos para ficar saudáveis e funcionalmente mais jovens.

A saúde é incorporada com criatividade às visitas e reuniões sociais. Um grupo ativo e formado por várias gerações (um dos casais tem 79 anos) se encontra para caminhar e conversar três vezes por semana e ainda se encontra aos sábados, numa academia de ginástica local, para fazer um treinamento em circuito. Quando caminham ou se exercitam, eles casualmente trocam receitas e dicas de culinária, bem como outras alegrias e dificuldades da vida. Eles estão descobrindo que é possível se relacionar e ficar saudável ao mesmo tempo.

As curas interna e externa caminham de mãos dadas, principalmente em uma cultura de apoio em grupo. Há uma mulher que quase havia desistido da vida e encontrou refúgio e incentivo num grupo. Ela tinha 1,57m de altura e pesava mais de 130kg. Mergulhou fundo no objetivo de ficar saudável, sentindo-se amparada pelos planos nutricional e de exercícios, apoiada por seus novos amigos. Não apenas perdeu 18kg (é a primeira vez em vários anos que tem menos de 130kg), como também está se curando emocionalmente enquanto melhora fisicamente. (Isso leva a pensar na possibilidade de terapeutas fazerem aconselhamentos enquanto caminham, em vez de ficarem sentados com seus clientes!) Os exercícios têm ajudado a diminuir sua depressão com boas doses de endorfina, um bom fluxo sanguíneo e uma boa composição do corpo. E, nas palavras de Dee, o fato de ela ser "abraçada por uma comunidade carinhosa" está curando seu coração e sua alma. Os seres humanos foram criados e programados para crescer melhor em comunidade — emocional, espiritual e fisicamente.

Grupos de apoio saudáveis criam um ambiente seguro para ser honesto consigo mesmo e com os outros. Dee atribui a Rick Warren a atitude de mostrar o caminho ao ser verdadeiramente vulnerável. "Foi realmente libertador quando o pastor Rick admitiu: 'Eu saí dos trilhos com minha saúde. Tenho me concentrado em salvar o mundo, mas negligenciado meu corpo físico. Agora, tenho 40kg para perder.'" Rick também lembra com frequência a seus congregados que eles não precisam passar por nada sozinhos. Ele faz parte de um grupo pequeno que o está incentivando e lhe cobrando responsabilidades, assim como acontece com o restante da igreja.

Grupos podem criar mudanças no tipo de alimentação em situações sociais. Uma vez por semana, um grupo se encontra em um restaurante saudável conhecido para apreciar uma refeição nutritiva. As pessoas estão levando alimentos saudáveis para o cérebro para lanchar em encontros e eventos. Um grupo está planejando uma festa em que cada membro levará seu prato favorito saudável para o cérebro, juntamente com a receita e informações nutricionais.

Estudos mostram que adultos jovens com sobrepeso e obesos, e que mantinham mais contatos sociais com pessoas que tentavam perder peso, tinham maior probabilidade de querer perder peso. O incentivo e a aprovação em contatos sociais contribuem para essa associação, dizem pesquisadores.

DICAS PARA O SUCESSO DE GRUPOS PEQUENOS

Debbie Eaton é especialista em grupos pequenos. Ela supervisiona centenas de grupos pequenos de Saddleback, e faz isso há muito anos. Ela nos oferece algumas dicas para fazer com que esses grupos tenham êxito. Pode ser que você queira considerá-las ao ingressar em um grupo de apoio, ou ao criá-lo, para começar a implementar esse programa em sua vida.

MUITA RESPONSABILIDADE E MUITO INCENTIVO

Os problemas em grupos quase sempre ocorrem quando um desses aspectos está em desequilíbrio. O excesso de responsabilidade sem muito incentivo leva a pessoa a se sentir desencorajada ou a achar que os membros do grupo estão forçando um perfeccionismo. Muito incentivo sem um equilíbrio na pressão exercida leva os grupos a estagnar, e não a ampliar ou crescer.

PAIXÃO COMPARTILHADA

É importante que aqueles que ingressam em seu grupo compartilhem uma paixão pelo bem-estar físico. Os grupos pequenos muitas vezes funcionam melhor quando dois bons amigos convidam outras pessoas que conhecem, de modo que já haja alguma ligação ali. Talvez você tenha um bom amigo que esteja ao seu lado nessa jornada para a saúde. Se vocês dois conseguem pensar em um ou dois outros amigos que querem muito perder peso, sentir-se bem e rejuvenescer, o grupo pode se formar e se expandir rápida e organicamente.

TAMANHO IMPORTA

Um grupo de apoio de tamanho ideal tem de oito a dez pessoas. Se for maior do que isso os introvertidos podem se fechar, e os extrovertidos tomam conta. Além disso, depois que o número de pessoas passa de dez, elas começam a pensar que o grupo agora está tão grande que se faltarem de vez em quando sua ausência vai passar despercebida. As pessoas se tornam menos firmes e menos responsáveis. Por outro lado, se um grupo é pequeno demais, com o tempo pode estagnar e parecer defeituoso e estagnado. Não há personalidades suficientes ou experiências amplas o bastante para manter a dinâmica ativa e vibrante.

Se seus propósitos são menores e mais específicos — exercitar-se regularmente ou verificar sua nutrição com um treinador diariamente, por exemplo —, pode ser que bastem apenas um ou dois amigos comprometidos, como no caso de Rick e Marco.

COMECE TENDO LIMITES EM MENTE

Geralmente, é melhor se comprometer com um grupo por um período determinado. Você pode experimentar começar com um compromisso de seis semanas e depois renová-lo, se o grupo estiver funcionando bem para todos.

Além dessas ideias, eis outras duas, fundamentadas em pesquisas e relacionadas a grupos de apoio bem-sucedidos.

A PROXIMIDADE AJUDA

A Igreja Willow Creek, outra das maiores igrejas dos Estados Unidos, percebeu que seus grupos pequenos não estavam ajudando as pessoas a se sentir e permanecer conectadas em suas vidas reais. Só muito recentemente, quando a Willow Creek começou a formar comunidades de bairro (chamadas Grupos de Mesa), com reuniões várias vezes por semana, foi que as pessoas começaram novamente a cuidar, compartilhar, lutar, crescer e criar vínculos. Portanto, leve em conta a conveniência e a localização para fazer as reuniões acontecerem mais facilmente. No caso de Rick Cortez, ter um parceiro para prestar contas no trabalho foi conveniente para que um checasse o outro antes de um dia de trabalho ou no intervalo do almoço. Vizinhos podem ser ótimos parceiros de caminhada ou corrida. Quando você simplifica ao máximo a reunião, sua probabilidade de realizá-la é maior.

SER GUERREIRO UM PARA O OUTRO

Você precisa ser implacável com sua saúde e um guerreiro para a saúde daqueles que ama. Pesquisas mostram que quando membros do grupo são complacentes entre si, a ponto de aceitar muito facilmente os retrocessos ou ter empatia demais por estes, a dinâmica do grupo muda. Sem querer, o grupo passa a apoiar mais aqueles que fazem corpo mole... e ocorre uma deterioração da saúde. Pacientes às vezes me perguntam por que sou tão direto e não aceito simplesmente as desculpas. Não sou assim naturalmente, acredite ou não. Por natureza, adoraria ser o cara do meio-termo, da moderação em tudo, do "apenas tente dar o melhor de si". Mas a verdade é que isso não ajuda, não é afetuoso e não é de seu melhor interesse. Você já teve um amigo interessado o bastante para não conversar bobagens? Este sou eu. Se eu deixasse o pastor Rick continuar a dizer às pessoas para comer o que quisessem, teríamos iniciado o plano amanhã, e como o amanhã nunca chega, sua congregação continuaria doente e seguindo em direção a uma morte precoce. Vamos criar um movimento juntos. Isso pode começar apenas com você e alguns amigos.

A história seguinte é sobre o uso do molho secreto do apoio firme em casamentos e famílias, para que você possa deixar um legado de alegria e saúde para seus filhos e netos.

PASTOR STEVE: DEIXANDO UM LEGADO MELHOR

Você se lembra do pastor Steve Komanapalli? Quando o avaliamos em nossa clínica, ele fez um SPECT. Seu cérebro não estava saudável e mostrava baixa atividade no CPF, a parte do cérebro envolvida no discernimento e no controle de impulsos. Em testes cognitivos, seus resultados também foram ruins, principalmente na área da atenção. Ele tomava vários remédios para diabetes, hipertensão e problemas de colesterol. Em sua primeira consulta, não pôde sentar-se no sofá, por causa de seu peso. Quando conheci Steve, ele e sua esposa, Nicole, estavam esperando a primeira filha, Karis. Gostei muito de Steve, então tive que ser direto com ele. Ele não podia comer seu bolo de chocolate (nem suas costeletas grelhadas, seus frangos fritos, suas pizzas volumosas e seu refrigerante tamanho gigante) *e* ter saúde e longevidade também. Não podia comer sem limites e deixar um legado positivo para a geração seguinte. Eu lhe disse que se não levasse sua saúde a sério um padrasto criaria Karis, porque ele morreria. Ele queria realmente que Nicole e Karis enfrentassem suas doenças e sua morte precoces?

Mais ou menos na mesma época, ele teve uma conversa com Nicole, durante a qual ela lhe disse: "Se você morrer de algo evitável e me deixar criando sua filha sem você, vou chorar sua perda, mas ficarei profundamente decepcionada por você não ter nos amado o suficiente para tornar sua saúde uma prioridade. Ficarei realmente magoada por você não ter posto seu bem-estar e as necessidades de sua família acima de seu apetite." Essas duas conversas deram início à escalada de Steve para a saúde.

Steve se tornou um dos líderes do plano para o campus da Saddleback. "Comecei a ver que o maior impacto sobre a maneira como me sinto vem daquilo que ponho em minha boca", disse Steve ao descrever um de seus muitos momentos de insight. Um mês depois de mudar sua alimentação, seu colesterol e seus triglicerídeos haviam diminuído e chegado a um nível normal. Agora ele está jogando tênis de mesa, um de meus jogos preferidos para aprimorar o cérebro. Quando jogado bem, bombeia sangue para o seu coração. E no caso de Steve, era compatível com seu tamanho. Quando tem fome, Steve come frutas e nozes, e descobre que se satisfaz com uma pequena quantidade, diferentemente do ciclo interminável de ansiedade e fome que a comida de má qualidade perpetua.

Depois de cinco meses no plano, Steve perdeu quase 16kg e 10cm de cintura. Seus números de saúde melhoraram radicalmente:

- Os triglicerídeos caíram de 385 para 63
- O colesterol caiu de 200 para 130
- O HDL (colesterol bom) aumentou de 22 para 46
- O açúcar no sangue caiu de 128 para 89
- A hemoglobina glicada (um marcador de diabetes) diminuiu de 7,2 (anormal) para 5,7 (normal)
- Ele parou de tomar seus remédios para pressão arterial e colesterol!

O SPECT seguinte de Steve mostrou notável melhora em seu CPF, e seus resultados em atenção melhoraram incrivelmente. O cérebro, o corpo e a mente estavam significativamente mais jovens apenas cinco meses depois de iniciado o programa. Steve é abençoado por ter uma esposa que o ama bastante para desafiá-lo e apoiá-lo. Às vezes, o melhor molho secreto está bem no seu quintal, ou olhando para você do outro lado da mesa de jantar.

SPECT do cérebro de Steve antes

Muitas áreas de baixa atividade

SPECT do cérebro de Steve depois

Atividade geral melhor

> Estudos mostram que pessoas que vivem relacionamentos afetuosos tendem a viver mais, em parte porque ajudam a monitorar a saúde umas das outras.

A história de Saddleback e suas estatísticas são incrivelmente positivas. Nos primeiros cinco meses, a igreja perdeu um total de nove toneladas — 7,68% entre os participantes de nossa pesquisa. Uma redução de 5% no peso corporal reduz o risco de diabetes em 58%. Oitenta por cento de nossos participantes disseram que estavam obedecendo ou obedecendo muito ao programa. Oitenta por cento disseram que era fácil ou muito fácil cumpri-lo. Cinquenta e cinco por cento estavam fazendo-o juntamente com outra pessoa da família e 80% disseram que haviam começado a fazer mais exercícios físicos.

Porém, são as histórias individuais que tocam seu cérebro e o inspiram a mudar. São as pessoas reais por trás dos números que me fazem sorrir. Outro dia, fiz uma caminhada em Balboa Island, perto de minha casa, em Orange County, e fui parado por várias pessoas que caminhavam e me reconheceram da televisão pública. Um casal que havia incorporado esses princípios às suas vidas perdera 27kg junto. Em todos os lugares aonde vou encontro pessoas que manifestam sua gratidão pelo modo como esses conhecimentos as levaram a ter uma vida melhor.

É absolutamente importante saber quais são as chaves para ficar saudável; mas o molho secreto que faz funcionar e durar, e acrescenta diversão e motivação ao processo, é fazer isso junto com alguém. Pegue um amigo ou um membro da família para fazer esse programa com você. Vocês dois ficarão melhores.

CRIE SUA PRÓPRIA REDE DE BOAS INFLUÊNCIAS

A história dos dois Ricks é sobre usar os recursos em suas relações para se tornar e permanecer saudável. Estou em um grupo de apoio profissional comandado por meu amigo Joe Polish. Em uma reunião recente, ele nos deu um exercício sobre o poder das redes de contato, que gentilmente me permitiu compartilhar com você. Chamado "Crie Sua Própria Rede de Boas Influências", o exercício permite a você prosperar e se manter no caminho para seus objetivos. Pesquisas demonstram que relações fortes estão associadas a saúde, felicidade e sucesso. A saúde de seu grupo de parceiros é um dos indicadores mais fortes de sua saúde e longevidade. Este exercício ajudará você a criar e manter sua própria rede de contatos.

QUAIS SÃO SEUS OBJETIVOS DE SAÚDE?
(SEJA ESPECÍFICO)

1. _____
2. _____
3. _____
4. _____
5. _____

ESCREVA OS NOMES DE CINCO PESSOAS QUE PODEM AJUDÁ-LO A ALCANÇAR SEUS OBJETIVOS E APOIAR SEUS ESFORÇOS PARA TORNAR-SE E PERMANECER SAUDÁVEL.

1. _____
2. _____
3. _____
4. _____
5. _____

QUAL É A SABEDORIA QUE ELAS TÊM (CONSELHOS SOBRE SAÚDE, COMPANHEIRO DE EXERCÍCIOS, APOIO ETC.)?

1. _____
2. _____
3. _____
4. _____
5. _____

COMO VOCÊ PODE AJUDÁ-LAS? RETRIBUIR É UM INGREDIENTE CRUCIAL PARA FAZER UMA REDE DE BOAS INFLUÊNCIAS FUNCIONAR.

1. _____
2. _____
3. _____
4. _____
5. _____

COMO ELAS PODEM AJUDAR VOCÊ? SEJA ESPECÍFICO (CAMINHAR JUNTO UMA VEZ POR SEMANA, COMPARTILHAR RECEITAS SAUDÁVEIS ETC.).

1. _____
2. _____
3. _____
4. _____
5. _____

Reserve algum tempo toda semana para fazer contato com cinco pessoas de sua rede de boas influências, seja pessoalmente, por telefone, e-mail ou SMS. Se você fizer esse exercício, começará a criar uma excelente rede de contatos que o ajudará a ter uma aparência melhor e uma vida mais saudável e mais longa. Embora seja muito simples, esse exercício também é potente. Mantenha sua rede de boas influências constantemente atualizada e procure apoiar os outros em seus esforços para usar o cérebro para mudar a idade. Você estará apoiando a si próprio nesse processo.

MUDE SUA IDADE AGORA: VINTE DICAS PARA UMA MELHORA EM CONJUNTO

1. O molho secreto para a saúde do cérebro e a longevidade é fazer *junto*. Comece a fazer uma lista de pessoas que ajudarão você e vice-versa. Somos mais fortes quando usamos mais de um cérebro bom ao mesmo tempo.

2. De acordo com C. S. Lewis, em sua pequena parábola *The Great Divorce*, "O processo gradual de nada adianta... O momento presente contém todos os momentos". Agora é a hora de ficar bem, e não em alguma data indeterminada no futuro. Escolha pessoas para se juntar a você que estejam dispostas a ficar saudáveis *agora*!

3. Comece cada dia focando em seus objetivos e planejando como cumpri-los, e depois compartilhe isso com seu companheiro de prestação de contas. Pequenas checagens diárias são bastante motivadoras.

4. Você precisa dormir para ficar saudável! Dormir é um ingrediente crucial para o êxito da longevidade. Tenha como foco oito horas de sono por noite para estimular a função cerebral e persistir. Incentive seus amigos a fazer isso também.

5. Você é um amigo ou um cúmplice? Escreva os nomes de cinco pessoas com as quais você passa a maior parte do tempo. Você está apoiando os esforços delas para ficarem saudáveis (você é amigo delas)? Ou está apoiando os maus hábitos (você é cúmplice delas)?

6. Combine uma alimentação saudável com suas amizades. Prepare refeições e petiscos saudáveis para a semana, com seus amigos; compartilhe receitas e ideias para reduzir calorias e melhorar a nutrição; leve alimentos saudáveis e deliciosos para festas e encontros.

7. Exercite-se regularmente com um parceiro ou um grupo de amigos. Ajuda se você puder tornar isso conveniente caminhando com pessoas que moram por perto, ou fazendo exercícios em conjunto na academia de ginástica antes ou depois de seus encontros regulares.

8. Crie no Facebook um grupo de amigos comprometidos em checar o que cada um fez naquele dia para incorporar exercícios à sua rotina.

9. Incorpore exercícios a rotinas sociais. Faça uma caminhada com amigos após o jantar, saia com alguém para jogar tênis antes do almoço, vá de bicicleta para eventos sociais.

10. Crie lembranças agradáveis na cozinha com sua família de maneiras mais saudáveis. Por exemplo, em vez de fazer biscoitos com açúcar, deixe as crianças decorarem suas minipizzas ou suas esculturas "artísticas" de frutas ou vegetais (com pedacinhos de frutas ou vegetais e palitos de dente).

11. Lembre a seus filhos e a seu cônjuge que o que eles põem na boca afeta o modo como eles se sentem. Ofereça à sua família muitos alimentos atraentes e saborosos que nutrem seus cérebros e corpos.

12. Determine-se a criar um legado saudável para a sua família. Isso começa com você mostrando o caminho. Priorize tempo para brincadeiras, jardinagem ou para fazer compras em feiras orgânicas. E prepare refeições saudáveis em conjunto.

13. Garanta que em seu grupo de apoio, seja este formado por duas ou dez pessoas, exista um bom equilíbrio de muita prestação de contas e muito incentivo. Sejam guerreiros com a saúde uns dos outros.

14. Planeje com antecedência quando for jantar fora — seja num encontro romântico, numa reunião social ou em qualquer outra ocasião —, pesquisando os restaurantes saudáveis de seu bairro. Ou forme um grupo de jantar em que vocês se revezem recebendo uns aos outros para deliciosas refeições saudáveis para o cérebro.

15. Crie uma rede de boas influências usando o modelo deste capítulo: contatando cinco pessoas que você acha que vão se dispor a apoiar umas às outras no desenvolvimento de novos hábitos saudáveis.

16. Passe mais tempo com pessoas saudáveis e, com isso, torne-se parecido com as pessoas com as quais convive a maior parte do tempo. Os hábitos saudáveis são contagiosos!

17. Comprometa-se a "influenciar outras pessoas a serem mais magras, mais inteligentes, mais felizes e mais jovens". Seja paciente com o processo delas, mas coerente com seus novos comportamentos. Incentive cada passo que é dado numa direção positiva.

18. "Diga a verdade com amor" a alguém cuja saúde preocupa você. Para a esposa de Steve, que tinha um amor incondicional por ele, não foi fácil desafiá-lo a mudar. Mas, ao fazer isso, ela o presenteou com muitos mais anos saudáveis e felizes juntos.

19. Crie um objetivo de grupo para celebrar o êxito *em conjunto*. Rick Cortez gosta de dançar com sua mulher. Outros grupos optam por participar de corridas de 5km em conjunto, e alguns sobem uma montanha para comemorar.

20. Considere a possibilidade de ingressar em uma comunidade de apoio na internet. Criamos o site comunitário Amen Solution [em inglês] (www.theamensolution.com) para oferecer justamente essa oportunidade. Estou ali como seu "treinador virtual de cérebro", juntamente com outras pessoas que escolheram a mesma jornada para um estilo de vida saudável para o cérebro.

10

DANIEL E AS IMAGENS DO SPECT CEREBRAL

O QUE VOCÊ NÃO SABE ESTÁ ROUBANDO SEU CÉREBRO

*Amaldiçoo você para que saiba de uma verdade
na qual ninguém mais acredita.*
– Maldição romena

Desde o momento em que tive meu cérebro mostrado numa tomografia pela primeira vez, em 1991, desenvolvi uma inveja do cérebro. Eu já havia examinado os cérebros de dezenas de pacientes quando decidi fazer minha própria tomografia, aos 37 anos. Quando vi sua aparência tóxica e acidentada, soube que ele não estava saudável. Durante toda a minha vida tenho sido uma pessoa que raramente bebe álcool, nunca fumei e nunca usei drogas ilegais.

Então, por que meu cérebro parecia tão mal?

Antes de eu realmente entender a saúde cerebral tive muitos hábitos ruins para o cérebro discutidos neste livro. Joguei futebol americano durante o ensino médio e em várias ocasiões minha cabeça doeu ao levar uma pancada. Comia muita fast-food, vivia tomando refrigerante e com frequência dormia quatro ou cinco horas por noite. Trabalhava feito um louco, não me exercitava muito e carregava 13kg a mais, que teimavam em não ir embora com a força do pensamento.

Minha tomografia mais recente, aos 52 anos, mostrou um cérebro muito mais saudável e muito mais jovem do que 15 anos atrás, o que geralmente não acontece no processo de envelhecimento. *Em geral, os cérebros se tornam cada vez menos ativos com a idade.*

Por que minha tomografia tinha uma aparência melhor? Vendo as tomografias de outras pessoas e comparando-as à minha, desenvolvi uma "inveja do cérebro" e quis ter um cérebro melhor.

As imagens do SPECT cerebral mudaram tudo em minha vida. Ajudaram-me a sair da escuridão, tanto em minha vida pessoal quanto profissional.

FORA DE MINHA ESCURIDÃO PESSOAL

Antes de fazer uma tomografia eu jamais pensara na saúde física de meu cérebro, apesar de ter sido o melhor aluno de neuroanatomia em minha escola de medicina, ter concluído cinco anos de residência e me tornado psiquiatra, tanto geral quanto para crianças e adolescentes, com certificação em conselho.

Por exemplo, eu não tinha a menor ideia de que:

- Estar acima do peso afetava negativamente a saúde de meu cérebro
- Alimentos ricos em gordura e açúcar atuavam nos centros de vício de meu cérebro
- Borrifar substâncias químicas de limpeza num boxe de chuveiro fechado era uma ideia estúpida, porque isso era tóxico para meu cérebro
- Dormir menos de seis horas por noite reduzia o fluxo sanguíneo para o cérebro. Eu raramente dormia mais de cinco.
- O estresse crônico de trabalhar muitas horas estava fazendo mal às células dos centros de memória de meu cérebro
- Estar perto da fumaça de cigarro dos outros prejudicava os vasos sanguíneos de meu cérebro
- Beber um litro de refrigerante diet cafeinado – o que não era raro para mim antes do SPECT – restringia bastante o fluxo sanguíneo para o meu cérebro

Em suma, coisas que eu não conhecia estavam me fazendo mal. E não apenas um pouco mal. Conforme aprendi analisando mais de setenta mil SPECTs de pessoas que estavam sofrendo, *ter um cérebro pouco saudável combinava com decisões pouco saudáveis e uma vida subotimizada.*

Antes de minha primeira tomografia, eu não tinha a menor ideia de que podia realmente mudar a saúde de meu cérebro mudando meus hábitos. Achava que alguns de meus problemas cognitivos – como não me lembrar de nomes ou perder a concentração e ficar esquecido – eram apenas parte normal do processo de envelhecimento. Afinal de contas, eu agora tinha 37 anos. Todos os dias eu tomava dezenas de decisões sem saber o que estava realmente fazendo com o meu cérebro.

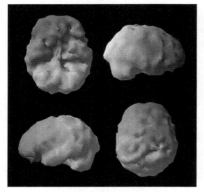

Meu SPECT não muito saudável aos 37 anos

Padrão acidentado, de aparência tóxica

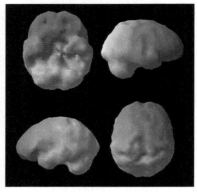

Meu SPECT muito mais saudável aos 52 anos

Padrão mais pleno, mais equilibrado e mais saudável

À medida que aprendi sobre imagens cerebrais e saúde do cérebro, botei em prática todos os princípios mais importantes deste livro. Comecei a me exercitar mais, melhorei minha nutrição, passei a dormir mais, a monitorar meu sangue com mais frequência e a tomar suplementos direcionados para a saúde do cérebro.

Com o passar do tempo, o ato de examinar SPECTs me levou a olhar de maneira diferente cada aspecto de minha vida pessoal, até mesmo o modo como eu via o mundo.

- Assistir a esportes de contato definitivamente não era muito divertido. Percebi que quando assistia a boxe ou futebol americano estava vendo danos cerebrais em processo. Estava testemunhando cérebros de atletas sendo arruinados, o que, por sua vez, arruinaria suas vidas. Continuo completamente perplexo com os motivos pelo qual as artes marciais mistas (MMA, na sigla em inglês) são legais. Será que as comissões atléticas sabem que a demência pugilista foi descrita pela primeira vez em 1929, e que essas lutas são tão ruins, ou piores, do que o boxe? Os atletas são repetidamente chutados ou atingidos na cabeça por joelhadas.
- Quando eu assistia ao telejornal e via desastres naturais, imaginava quantos sobreviventes desenvolveriam padrões de traumas emocionais ou disfunções cerebrais secundárias decorrentes do estresse crônico.
- Quando eu lia histórias sobre soldados que voltavam da guerra com lesões cerebrais causadas por artefatos explosivos improvisados, ficava

horrorizado com o fato de as Forças Armadas não fazerem rotineiramente tomografias cerebrais para avaliar o estado da função cerebral deles e não fazerem um esforço eficiente para reabilitá-los imediatamente. Fui médico da infantaria alistado e depois psiquiatra do Exército, e sabia que nossos soldados mereciam os melhores cuidados possíveis.
- Quando eu lia histórias sobre pessoas que cometiam crimes terríveis, como assassinato, em vez de julgá-las, como é muito fácil fazer, eu me perguntava se elas tinham cérebros defeituosos. Posteriormente, publiquei artigos profissionais sobre nosso trabalho com assassinos.
- O SPECT mudou os hábitos em minha família, porque eu queria que minha mulher, meus filhos e meus netos tivessem os benefícios de uma vida saudável para o cérebro. Se você namorava uma de minhas filhas por mais de quatro meses, fazia uma tomografia. Eu queria saber como estava a saúde dos cérebros dos jovens.

O SPECT definitivamente deixou clara a "falta de saúde" de meu cérebro e, à medida que adquiri mais experiência com esse exame, percebi que, mudando meus hábitos, era possível melhorar a saúde geral do cérebro e, com isso, mudar minha vida. Tenho um desejo ardente de tornar meu cérebro melhor. De certa forma, eu me apaixonei pela saúde dele. A vasta experiência que estava adquirindo com as tomografias de pacientes antes e depois do tratamento me convenceu ainda mais de que nossos hábitos aceleram o processo de envelhecimento – ou podem desacelerá-lo.

ABRINDO A PORTA PARA SAIR DA ESCURIDÃO PROFISSIONAL

Quando fui pela primeira vez a uma palestra sobre as imagens do SPECT cerebral, em 1991, eu vinha avaliando e tratando de pacientes psiquiátricos há quase uma década, sem o benefício de qualquer imagem de cérebro. Muitas vezes, sentia-me no escuro em relação ao que fazer por meus pacientes, embora tivesse muito treinamento e competência certificada. Sempre que eu via uma pessoa mais velha deprimida ou reclamando de problemas de memória, ou alguém que abusava de uma substância e resistia a tratamentos, ou um adolescente agressivo, ou um casal que não conseguia se entender, saber o que fazer por eles era como jogar dados. Eu fazia o que havia treinado para fazer, como dar um medicamento estimulante a uma criança com TDAH ou um antidepressivo a um paciente deprimido, e às vezes isso funcionava. Mas, com frequência, tornava o paciente muito pior, às vezes homicida ou suicida.

Eu me sentia como se estivesse jogando dardos no escuro. Às vezes, acertava. Outras vezes, feria pessoas.

E passei muito tempo ansioso, sabendo que estava praticando uma ciência muito suave na melhor das hipóteses. Muitas vezes, eu me perguntava até que ponto meus colegas de medicina – cardiologistas, ortopedistas, neurocirurgiões e gastroenterologistas – eram capazes de diagnosticar e tratar seus pacientes se não podiam ver imagens dos órgãos que causavam os problemas.

Para mim, tudo mudou profissionalmente depois de assistir à minha primeira palestra sobre imagens do SPECT cerebral em um hospital no norte da Califórnia, onde eu era diretor do programa de diagnóstico duplo, que cuidava de pacientes psiquiátricos que também tinham problema de abuso de substâncias. (*Diagnóstico duplo* é uma referência a pacientes com dois problemas, como distúrbio bipolar e alcoolismo. Os distúrbios de humor e os vícios, por exemplo, caminham muitas vezes de mãos dadas.) Desde o momento em que pedi o primeiro SPECT para um paciente, foi como se eu recebesse óculos para ver o que estava acontecendo no cérebro. Adeus voos cegos e suposições. É claro que um SPECT nem sempre faz uma grande diferença nos cuidados com o paciente, mas ajudou tanto em meus primeiros dez casos que fui completamente conquistado. Seguem-se vários exemplos:

- Matilda, 69, fora diagnosticada com mal de Alzheimer, mas não tinha o padrão de Alzheimer no SPECT, que já fora descrito na literatura médica em 1991. Sua tomografia era mais coerente com depressão. Sua memória foi recuperada quando tratei de sua depressão.
- Sandy, 44, tinha um perfil clínico coerente com TDAH (atenção de curta duração, distração, desorganização, procrastinação e problemas de controle de impulsos), mas recusava o tratamento. Quando viu as evidências de TDAH em sua tomografia, começou a chorar e disse: "Você quer dizer que isso não é culpa minha", e concordou imediatamente em experimentar a medicação. Os remédios fizeram uma diferença incrível em sua vida e em seu casamento. Eu achava que já sabia seu diagnóstico, mas a tomografia ajudou a fazer com que *ela* acreditasse.
- Geraldine, 72, era suicida e sofria de depressão resistente. Em sua tomografia ela tinha dois derrames enormes no lado direito de seu cérebro que não haviam sido detectados. Saber sobre os derrames nos ajudou a entender melhor sua depressão e nos ajudou também a impedir um possível terceiro derrame, que poderia matá-la.

- Chris, 12, estava hospitalizado pela terceira vez por causa de explosões de violência. Ele consultara um psicanalista em Napa Valley que desconfiava que o problema podia estar em sua relação com a mãe. Sua tomografia mostrou com muita clareza um problema no lobo temporal esquerdo, uma área abaixo da têmpora direita e atrás do olho esquerdo. Essa área com frequência é associada à violência. Quando submetido a uma medicação contra convulsões, seu comportamento normalizou e, em seguida, ele progrediu num ambiente de escola pública. Sem a tomografia, estava a caminho de morar numa instituição, seguindo um programa de tratamento em internação, ou de ser preso.
- Sherrie, 52, fora diagnosticada com transtorno bipolar, mas se recusava a tomar a medicação. Estava hospitalizada pela terceira vez por ouvir vozes vindas das paredes de sua casa. Tentara desconectar todas as ligações elétricas de sua casa para se livrar das vozes. Depois de ver as anormalidades em sua tomografia, aceitou o tratamento e melhorou rapidamente.
- Ken, 59, estava abusando de álcool e cocaína, o que ele negava. Depois de ver sua tomografia, desenvolveu inveja do cérebro, parou completamente de usar drogas e adotou um estilo de vida saudável para o cérebro. Um ano depois, seu cérebro estava incrivelmente melhor.
- Sara, 42, e Will, 48, haviam fracassado várias vezes em terapias conjugais. Quando fizeram tomografias, Sara tinha um cérebro que mostrava obsessão (atividade em excesso na parte da frente do cérebro), enquanto Will tinha um cérebro que mostrava TDAH (muito pouca atividade na parte da frente do cérebro). Com tratamentos apropriados para equilibrar individualmente seus cérebros, o casamento deles melhorou bastante.
- Ted, 17, fracassara no ambiente de tratamento em internação. Sofria de várias tendências impulsivas e criminosas. No SPECT, estava faltando a parte anterior esquerda do cérebro, o que significa que não havia fluxo sanguíneo algum para essa região. Soube-se que ele caíra de um lance de escadas quando tinha 4 anos, ficara inconsciente durante meia hora e ninguém se lembrava da lesão ou achava que esta poderia estar envolvida em seu comportamento difícil.
- Christina, 62, fora diagnosticada com síndrome da fadiga crônica. Seu primeiro médico disse que ela tinha depressão e um transtorno de personalidade e a enviou para mim. Em sua tomografia havia um claro

padrão tóxico, coerente com infecção cerebral. Ela estava deprimida e tinha uma personalidade conturbada porque o órgão que controla o humor e a personalidade estava danificado, o que mudou completamente o plano de tratamento e nossa conduta com Christina.

Em poucos meses, o SPECT mudou completamente o modo como eu praticava a medicina. Como eu podia praticá-la sem imagens? Como eu sabia o que estava acontecendo nos cérebros de meus pacientes se não os via? Minha ansiedade com meus pacientes diminuiu e meu entusiasmo pela psiquiatria aumentou. Minha eficiência e confiança também aumentaram. Eu estava mais disposto a assumir casos complexos e resistentes a tratamentos.

- Para tratar com eficácia os pacientes, eu sabia que era essencial ver seus cérebros antes de tentar mudá-los. *Você não pode mudar o que não mede.*
- O SPECT me ajudou a fazer diagnósticos mais completos para meus pacientes e a não deixar de fazer descobertas importantes, como uma lesão na cabeça ocorrida no passado, infecções e exposição a tóxicos.
- O SPECT me ajudou a ser mais direcionado em meus tratamentos. Por meio do trabalho com imagens aprendi que doenças como TDAH, ansiedade, depressão, vícios ou obesidade não são problemas únicos ou simples no cérebro; são doenças que têm muitos tipos, e o tratamento precisa ser direcionado para o tipo específico de cérebro, e não para um diagnóstico geral, como depressão.
- O SPECT tornou-me consideravelmente mais cauteloso ao receitar certos medicamentos ou ao usar vários medicamentos, porque estes muitas vezes se mostravam tóxicos nas tomografias. Tive que ser mais responsável no uso de remédios.
- O SPECT me levou a usar mais tratamentos naturais, que muitas vezes são eficientes e se mostram menos tóxicos nas tomografias.
- O SPECT me ajudou a romper a negação de pessoas que abusam de substâncias. É difícil você dizer que não tem um problema quando está diante de uma tomografia que mostra toxicidade.
- O SPECT reduziu o estigma, ainda muito comum nas doenças psiquiátricas, porque os pacientes veem que seus problemas são médicos, e não morais.
- O SPECT aumentou a obediência dos pacientes aos tratamentos, porque eles queriam ter cérebros melhores.

- O SPECT me levou a trabalhar com os pacientes para retardar, e em muitos casos reverter, o processo de envelhecimento do cérebro.

Com o passar do tempo, o trabalho com imagens me levou a criar um serviço para a saúde do cérebro disponibilizado a nossos funcionários nas Amen Clinics e em outras organizações. A saúde coletiva dos cérebros de seus funcionários é o bem mais importante de seu negócio. Levou-me também a trabalhar para criar igrejas saudáveis para o cérebro, como estou fazendo com o Plano Daniel na Igreja Saddleback. Ajudou-me até a mudar a cultura de nossos esportes, conforme evidenciado em meu trabalho com jogadores de futebol americano em atividade ou aposentados, que demonstrou níveis muito altos de trauma cerebral.

Por meio de nosso trabalho com imagens temos conseguido ver quais são os fatores que prejudicam o cérebro bem como aqueles que ajudam. Sem olhar diretamente o modo como o cérebro funciona, estamos apenas supondo o que há de errado com nossos pacientes e cometendo erros demais. Como você saberia sobre a saúde de seu cérebro sem vê-lo?

QUANDO VOCÊ DEVE PENSAR EM FAZER UM SPECT?

Penso no SPECT como um radar. Nossa clínica em Newport Beach é muito próxima do Orange County/Aeroporto John Wayne. Nos dias de sol, o piloto não precisa de radar para aterrissar o avião, porque pode ver a pista. Mas nos dias de chuva o radar é uma ferramenta essencial para aterrissar com segurança. Da mesma forma, quando o quadro clínico está claro, a tomografia não é necessária. Mas para casos que não são claros ou são resistentes a tratamentos, o SPECT pode fornecer informações úteis, capazes até de salvar vidas.

Susan, 47, procurou-me por causa de uma depressão resistente. Consultara outros seis médicos e tentara dez medicamentos diferentes. Sofria de grave depressão, ataques de pânico, dores de cabeça, tontura e tremores. Todos a estavam tratando como um caso de psiquiatria, mudando seu medicamento antidepressivo e a incentivando a continuar com a psicoterapia, que não tinha efeito algum sobre seu estado. Ela estava se sentindo sem esperança e suicida, embora tivesse uma grande família afetuosa, um marido que a apoiava e três filhas adolescentes que adorava.

Seu SPECT tinha péssima aparência. Mostrava acentuada queda na atividade geral, um padrão coerente com casos de infecção ou exposição a toxinas.

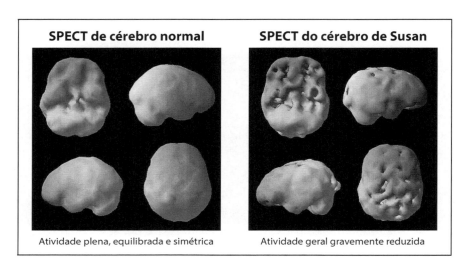

SPECT de cérebro normal — Atividade plena, equilibrada e simétrica

SPECT do cérebro de Susan — Atividade geral gravemente reduzida

Depois de uma série de exames descobrimos que Susan tinha a doença de Lyme, para a qual poderia receber um tratamento eficiente. A visão de suas tomografias me levou a fazer perguntas mais abrangentes, que acabaram me levando ao diagnóstico certo. Com o passar do tempo e uma ampla reabilitação cerebral, ela melhorou. Mais tarde, Susan me disse que a tomografia salvou sua vida. Antes de ver os danos em seu cérebro, ela se sentia sem esperança e impotente. Ver que seu problema era médico, e não moral, fez uma grande diferença para ela psicologicamente. E também apontou a direção certa para sua equipe médica. Muitas vezes, quando as pessoas não melhoram, os médicos diagnosticam um problema "psiquiátrico" ou de personalidade. Como saberíamos se não olhássemos?

Com o passar dos anos, ficou claro para mim que o custo de ter um problema cerebral tratado de maneira ineficaz é muito mais alto do que o de uma tomografia.

Nossa experiência mostra que um número maior de companhias de seguro está começando a pagar pelo SPECT, principalmente por motivos como problemas de memória, demência e lesão cerebral traumática. De início, as empresas de seguro tendem a recusar novos procedimentos, especialmente para casos de saúde mental. Mas negar o SPECT a pacientes cujos tratamentos podem claramente se beneficiar desse exame é uma violação da Lei Paul Wellstone e Pete Domenici de Paridade de Saúde Mental e Equidade de Vício (a Lei da Paridade), de 2008, que não permite às companhias de seguro discriminação contra pacientes por problemas de saúde mental. Essas empresas precisam oferecer a mesma cobertura que oferecem para procedimentos médicos. Tanto o American College of Radiology quanto a Sociedade Europeia de Medicina Nuclear (ESNM, na sigla em inglês) publicaram diretrizes para o uso de SPECT em uma série de indicações relevantes para problemas de saúde mental, como declínio cognitivo, demência e lesão cerebral traumática. As diretrizes da ESNM também se referem especificamente à utilidade do SPECT para a avaliação de distúrbios psiquiátricos. Uma análise recente de 2.711 recomendações práticas em cardiologia, por exemplo, verificou que apenas 11% destas se baseavam em evidências de mais de um exame clínico controlado qualquer, enquanto 48% se baseavam simplesmente em opiniões de especialistas, em estudos de casos ou naquilo que era feito comumente na prática. Da mesma forma, uma análise de 2011 por trás das diretrizes práticas da Infectious Diseases Society of America verificou que 14% das recomendações se baseavam em um nível elevado de evidências científicas. A medicina, na maioria dos lugares, ainda é claramente uma arte, não uma ciência exata.

Aplicar um nível mais elevado de evidências científicas ao SPECT para problemas de saúde mental do que a outros procedimentos médicos cobertos por seguros é uma violação da Lei da Paridade. A Lei da Paridade afirma: "As limitações de tratamento aplicáveis a benefícios de distúrbios de saúde mental ou de uso de substâncias não são mais restritivas do que as limitações de tratamento predominantes aplicadas a benefícios médicos e cirúrgicos cobertos pelo plano (ou cobertura), e não existe qualquer limitação de tratamento separada que seja aplicável apenas em relação a benefícios de distúrbios de saúde mental ou de uso de substâncias."

O QUE POSSO FAZER SE NÃO POSSO FAZER UMA TOMOGRAFIA?

Sei há bastante tempo que muitas pessoas não podem fazer uma tomografia, seja por causa do custo ou porque elas não estão próximas de um local que realiza o exame. Meus livros são traduzidos para trinta línguas, e se você lê um deles na China ou no Brasil, é possível que não possa fazer uma tomografia. Por isso, com base em milhares de tomografias, desenvolvemos uma série de questionários que ajudam as pessoas a prever o que suas tomografias *poderiam* mostrar se elas pudessem fazê-las. Depois, com base nas respostas, damos sugestões sobre maneiras de pensar em ajudar o cérebro com certos suplementos naturais, medicamentos ou exercícios. Para casos menos complicados, esse questionário tem provado ser surpreendentemente preciso, geralmente coincidindo muito bem com o que vemos nas tomografias. Os questionários (em inglês) podem ser encontrados na internet em www.amenclinics.com ou www.theamensolution.com, e são usados por profissionais de saúde mental do mundo inteiro. É claro que você sempre deve falar com seu profissional de saúde ao considerar opções de tratamento.

SEJA UM GUERREIRO DO CÉREBRO PARA VOCÊ MESMO E PARA AQUELES QUE VOCÊ AMA

As imagens do SPECT cerebral também me ensinaram que tenho de ser um "guerreiro do cérebro" para minha saúde. Ninguém fará isso por mim. Na verdade, outras pessoas tentarão roubar a saúde de seu cérebro em busca de ganhos monetários: "Você quer a porção maior de batata de frita por apenas alguns centavos a mais?" Você estaria sendo sábio tornando-se um guerreiro para a saúde de seu cérebro.

- Seja um guerreiro do cérebro estimulando-o a aumentar radicalmente a qualidade e a coerência de suas decisões.
- Seja um guerreiro do cérebro trabalhando sempre para ser mais consciencioso e atento em relação à sua saúde.
- Seja um guerreiro do cérebro protegendo seu cérebro de lesões e toxinas.
- Seja um guerreiro do cérebro dizendo não àquelas pessoas em sua vida que tentam lhe empurrar porções maiores, refil, ajuda extra ou uma quantidade de comida maior do que aquela que você precisa para manter o corpo e o cérebro saudáveis.
- Seja um guerreiro do cérebro alcançando e mantendo um peso de nível saudável.
- Seja um guerreiro do cérebro comendo apenas alimentos que fazem bem a você, em vez de tornar as empresas alimentícias mais lucrativas.
- Seja um guerreiro do cérebro dormindo o tempo de que você precisa.
- Seja um guerreiro do cérebro aumentando sua resistência e sua força por meio de exercícios físicos inteligentes.
- Seja um guerreiro do cérebro fazendo exercícios mentais constantes e tendo novos aprendizados.

- Seja um guerreiro do cérebro tratando de distúrbios como TDAH, ansiedade, depressão e outros problemas de saúde mental. Comece com tratamentos naturais se isso fizer sentido.
- Seja um guerreiro do cérebro matando os PNAs (pensamentos negativos automáticos) que roubam sua felicidade e envelhecem você.
- Seja um guerreiro do cérebro desenvolvendo uma prática regular de redução do estresse.
- Seja um guerreiro do cérebro reabilitando seu cérebro se este foi lesado ou se você o tem tratado mal até agora.
- Seja um guerreiro do cérebro tomando suplementos simples para dar a seu cérebro os nutrientes de que ele precisa.
- Seja um guerreiro do cérebro formando sua rede de apoio com pessoas que sejam boas influências. A saúde das pessoas com as quais você convive é importante para sua saúde.
- Seja um guerreiro do cérebro conhecendo seus números importantes, como pressão arterial, nível de vitamina D e hemoglobina glicada, para assegurar que eles estejam num parâmetro saudável.
- Seja um guerreiro do cérebro dando o benefício da saúde do cérebro a seus filhos, netos, parentes e amigos.
- Seja um guerreiro do cérebro mantendo sua criança interna sob controle!

MUDE SUA IDADE AGORA: VINTE DICAS CEREBRAIS PARA MELHORAR SUA VIDA A PARTIR DA ANÁLISE DO SPECT CEREBRAL

1. A inveja do cérebro resulta muitas vezes da experiência de ver o SPECT de seu próprio cérebro. Quando vi minha tomografia pela primeira vez, em 1991, percebi que, embora nunca usasse droga alguma, bebesse raramente e nunca fumasse, meu cérebro precisava de ajuda. Eu quis um cérebro mais saudável. Determine-se a fazer o que puder para dar a si mesmo o melhor cérebro possível, porque, quando ele funciona direito, você funciona direito.

2. Os cérebros geralmente se tornam menos ativos com a idade. Mas não necessariamente. Com um programa inteligente para ele, você pode reverter o processo de envelhecimento de seu cérebro.

3. Quando troquei meus hábitos ruins para o cérebro por hábitos bons, a idade de meu cérebro retrocedeu. Com o passar dos anos, vi evidências disso em meus SPECTs: meu cérebro parece funcionalmente mais jovem hoje do que há 15 anos. Vi isso acontecer com os resultados de nossos clientes. Você também pode reduzir a idade funcional de seu cérebro ao se determinar a substituir os hábitos ruins para o cérebro pelos bons.

4. Muitas coisas "inesperadas" podem prejudicar seu cérebro, como ficar acima do peso, comer muito açúcar, usar produtos químicos domésticos sem ventilação apropriada, ter menos de sete horas de sono, trabalhar demais, estar em um ambiente de fumantes e beber refrigerantes diet. Pequenas mudanças ao longo do tempo podem resultar em grandes melhoras na função cerebral.

5. Antes de tomar consciência da saúde do cérebro eu achava que alguns problemas cognitivos – como não se lembrar de nomes ou perder a concentração e ficar esquecido – eram parte normal do processo de envelhecimento. Aos 37 anos! Em qualquer idade, não se lembrar de nomes ou perder a concentração ou ficar esquecido é sinal de problema.

6. Ter um cérebro pouco saudável combina com decisões pouco saudáveis e uma vida subotimizada.

7. Você não pode mudar o que não mede.

8. Ver um SPECT de seu cérebro ou de alguém que você ama aumenta a compreensão e a compaixão. Uma pessoa que tem um cérebro que está falhando está de fato lidando com uma deficiência emocional e cognitiva. Merece ajuda e compaixão, e não condenação. Se o cérebro está equilibrado, a tendência é ter um comportamento melhor.

9. O SPECT não mente. Se alguém nega os danos que está causando ao próprio cérebro por beber demais, usar drogas ou tentar esconder o vício, essa tomografia muitas vezes serve de estímulo para procurar uma reabilitação, procurar os Alcoólicos Anônimos ou simplesmente tomar uma decisão de parar de uma vez por todas de causar danos ao cérebro.

10. Se você quer ter uma vida longa com sua mente intacta, é crucial tornar-se um guerreiro do cérebro para sua saúde. Ninguém fará isso por você. Você tem que assumir a custódia da saúde de seu cérebro. Comece formando sua rede de apoio com pessoas que sejam boas influências. A saúde das pessoas com as quais você convive é importante para sua saúde.

11. Seja um guerreiro do cérebro chegando a um peso de nível saudável e mantendo-o. Coma alimentos que fazem bem a você, exercite-se regularmente e dê a seu cérebro suprimentos para nutri-lo bem.

12. Seja um guerreiro do cérebro dormindo o tempo que você precisa, lidando com a apneia do sono, tomando suplementos benéficos ao sono, como melatonina e GABA, para ter uma boa noite de sono, e se utilizando de rotinas que induzem ao sono ao se preparar para dormir.

13. Seja um guerreiro do cérebro desenvolvendo uma prática regular de redução do estresse, com meditação, respirar profundamente ou fazer preces contemplativas. Mate os PNAs que roubam sua felicidade e o envelhecem.

14. Seja um guerreiro do cérebro protegendo-o de danos e toxinas. Comece um programa de reabilitação saudável para o cérebro se você o prejudicou ou sofreu algum tipo de dano cerebral.

15. Seja um guerreiro do cérebro com exercícios mentais constantes e novos aprendizados. Mantenha intacta sua curiosidade infantil e sua abertura a novos conhecimentos para permanecer com a mente e o coração jovens.

16. Seja um guerreiro do cérebro sendo um exemplo de boa saúde física e mental para sua família e seus amigos. Transmita incentivo!

17. Um verdadeiro sinal de amor-próprio é o modo como você cuida de seu cérebro e de seu corpo. Se não está cuidando, por que não está fazendo isso? Você merece!

18. Sucesso gera sucesso. Quando você faz as coisas certas, com o passar do tempo elas se tornam cada vez mais fáceis.

19. A qualidade de sua vida é determinada pela soma de todas as suas decisões na vida. Com um cérebro melhor, você tem muito maior probabilidade de tomar decisões mais acertadas e melhorar acentuadamente tudo em sua vida.

20. Mesmo tendo sido mau para seu cérebro, você pode literalmente melhorá-lo. E quando faz isso, melhora tudo em sua vida.

APÊNDICE

SUPLEMENTOS NATURAIS
Melhore o cérebro e prolongue a vida

Tomar suplementos apenas – sem assumir o controle sobre sua dieta, seus exercícios, seus pensamentos, seu grupo de amigos e seu ambiente – é um desperdício de dinheiro. Você precisa fazer o programa inteiro para que isso funcione. Mas tenho visto casos em que suplementos usados em conjunto com um plano inteligente para o cérebro fazem significativa diferença.

Vou começar explicando os prós e os contras do uso de suplementos naturais para aprimorar a função cerebral. Para começar, com frequência eles são eficientes. Geralmente, têm muito menos efeitos colaterais do que a maioria dos medicamentos controlados, e são bem menos caros. Além disso, você nunca precisa dizer a uma empresa de seguro que os toma. Por pior que isso possa parecer, o uso de remédios controlados pode afetar as condições de seu seguro. Conheço muita gente que teve o seguro negado ou teve que pagar um preço mais alto pelo seguro por tomar certos medicamentos. Se existem alternativas naturais, vale a pena considerá-las.

Mas suplementos naturais também têm seu próprio conjunto de problemas. Embora tendam a ser menos caros que os medicamentos, eles podem ser mais caros para você, porque geralmente não são cobertos por seguros. Muita gente não tem consciência de que suplementos naturais podem ter efeitos colaterais e precisam ser usados com critério. Só porque é "natural" não significa que seja inócuo. O arsênico e o cianureto são naturais, mas isso não significa que sejam bons para você. Por exemplo, o St. John's Wort, um de meus antidepressivos naturais favoritos, pode causar sensibilidade ao sol e também reduzir a eficácia de vários medicamentos, como pílulas anticoncepcionais. Ah, ótimo! Ficou deprimida, tomou St. John's Wort comprado na mercearia e agora está grávida quando não queria estar. Isso pode não ser bom.

Uma das maiores preocupações com os suplementos naturais é a falta de controle de qualidade. Existe uma variação entre as marcas, então, você precisa encontrar aquelas nas quais confia. Outra desvantagem é que muita gente recebe orientação de um atendente adolescente numa loja de alimentos saudáveis, que pode não ter as melhores informações. Mas, mesmo levando em conta os problemas, vale a pena considerar os benefícios dos suplementos naturais, principalmente se você pode obter informações criteriosas, baseadas em pesquisas.

Todo dia, eu pessoalmente tomo um punhado de suplementos, que, acredito, fazem significativa diferença em minha vida. Eles ajudaram a mudar a saúde de meu cérebro, minha energia e os resultados de meus exames em laboratório. Muitos médicos dizem que se você tem uma dieta equilibrada não precisa de suplementos. Adoro o que o Dr. Mark Hyman escreveu em seu livro *The Ultramind Solution: Fix Your Broken Brain by Healing Your Body First*: se as pessoas "comem alimentos silvestres, frescos, orgânicos, locais, não modificados geneticamente, cultivados em solos virgens ricos em minerais e nutrientes, que não foram transportados por longas distâncias e armazenados durante meses antes de serem consumidos [...] e trabalham e vivem ao ar livre, respiram apenas ar fresco e não poluído, bebem apenas água pura e limpa, dormem nove horas à noite, movimentam o corpo, todos os dias e estão livres de fatores estressantes crônicos e de exposição a toxinas ambientais", então, pode ser que elas não precisem de suplementos. Como vivemos em uma sociedade de ritmo acelerado, em que escolhemos os alimentos com pressa, deixamos de fazer refeições, comemos guloseimas cheias de açúcar, compramos comida processada e consumimos alimentos submetidos a tratamento químico, todos nós podemos receber uma pequena ajuda de um suplemento multivitamínico/mineral.

SUPLEMENTOS DA AMEN SOLUTION

Nas Amen Clinics, fazemos nossa própria linha de suplementos, a Amen Solution, que levou mais de uma década para ser desenvolvida. Desenvolvi essa linha porque queria que meus pacientes e minha família tivessem acesso a suplementos da melhor qualidade produzidos com base em pesquisas. Quando comecei a recomendar suplementos a meus pacientes, eles iam ao supermercado, à farmácia ou a uma loja de alimentos saudáveis e deparavam com tantas opções que não sabiam o que ou como escolher. Esse dilema era agravado pela variação do nível de qualidade entre as diferentes marcas.

Outro motivo pelo qual desenvolvi minha própria linha é o fato de as Amen Clinics serem procuradas por um grande número de pessoas com TDA. Percebi que, se não tomassem seus suplementos, ao saírem pela porta elas se esqueceriam de tomá-los ou adiariam, e na consulta seguinte não teriam começado.

Pesquisas mostram os benefícios terapêuticos do uso de suplementos para manter o humor, sono e a memória saudáveis. Recomendo muito que, antes de comprar um suplemento, você consulte um profissional de saúde familiarizado com suplementos nutricionais para determinar aqueles que poderão ser mais eficientes para você, e em que dosagens. Nosso site (www.amenclinics.com) contém links para a literatura científica sobre muitos suplementos diferentes relacionados à saúde do cérebro, para que você, como consumidor, possa se informar plenamente sobre os benefícios e riscos envolvidos. Por favor, lembre-se de que os suplementos podem ter efeitos fortes sobre o corpo e que é preciso cautela ao combiná-los com medicamentos controlados.

TRÊS SUPLEMENTOS PARA TODO MUNDO

Existem três suplementos que geralmente recomendo a *todos* os meus pacientes, porque são cruciais para uma função cerebral ótima: um multivitamínico, óleo de peixe e vitamina D.

Multivitamínicos. De acordo com estudos recentes, mais de 50% dos americanos não comem pelo menos cinco porções de frutas e vegetais por dia, o mínimo necessário para você obter a nutrição de que precisa. Recomendo a todos os meus pacientes tomar um complexo multivitamínico/mineral de boa qualidade todos os dias. Em um editorial da *Journal of the American Medical Association*, pesquisadores recomendaram vitaminas diariamente a todas as pessoas, porque isso ajuda a prevenir doenças crônicas. Além disso, pessoas com dificuldade para controlar o peso muitas vezes não têm dietas saudáveis e apresentam deficiências de vitaminas e nutrientes. Ademais, pesquisas sugerem que pessoas que tomam um multivitamínico têm um DNA de aparência mais jovem.

Um estudo feito em 2010 pela Northumbria University, na Inglaterra, testou os efeitos de multivitamínicos sobre 215 homens com idades entre 30 e 35 anos. No estudo duplo-cego, controlado com placebo, os homens tiveram seu desempenho mental testado e foram solicitados a classificar a si próprios em termos de saúde mental geral, estresse e humor. No início da experiência, não houve diferenças significativas entre o grupo do multivitamínico e o grupo do placebo. Quando os participantes voltaram a ser examinados, pouco mais de um mês depois, o grupo do multivitamínico relatou uma melhoria do humor e mostrou um desempenho mental melhor, o que ajudava os participantes a serem mais felizes e mais inteligentes! Além disso, esse grupo relatou maior sensação de vigor, redução do estresse e menos fadiga mental depois de cumprir tarefas mentais.

Pesquisadores da Northumbria realizaram outro estudo controlado com placebo para testar os efeitos de multivitamínicos sobre 81 crianças saudáveis, com idades entre 8 e 14 anos. Eles verificaram que as crianças que tomaram multivitamínicos tiveram melhor desempenho em dois dos três testes de atenção. E concluíram que os multivitamínicos têm o potencial de melhorar a função cerebral de crianças saudáveis.

O NeuroVite Plus é a marca que produzimos nas Amen Clinics. Contém um conjunto completo de nutrientes saudáveis para o cérebro. A dose completa é de quatro cápsulas por dia, e contém:

- Vitamina A e níveis altos de Bs, além de C, D (2.000 UI), E e K2
- Minerais, incluindo zinco, cobre, magnésio, selênio, cromo, manganês, cálcio e magnésio
- Nutrientes para o cérebro – ácido alfalipoico, acetil-L-carnitina e fosfatidilserina
- Nutrientes equivalentes a:
  - 1 maçã (quercetina)
  - 1 tomate (licopeno)
  - 1 porção de espinafre fresco (luteína)
  - 1 porção de brócolis (concentrado de sementes de brócolis)
  - 2l de vinho tinto (resveratol, sem o álcool)
  - 1 xícara de mirtilo (pterostilbene)
- Uma dose completa de probiótico estabilizado

Óleo de peixe. Há anos venho escrevendo sobre os benefícios dos ácidos graxos ômega 3, encontrados em suplementos de óleo de peixe. Pessoalmente, tomo um suplemento de óleo de peixe todos os dias, e recomendo a *todos* os meus pacientes fazer o mesmo. Quando você olha a montanha de evidências científicas, é fácil entender por quê. Pesquisas mostram que os ácidos graxos ômega 3 são essenciais para a saúde máxima do cérebro e do corpo.

Por exemplo, de acordo com pesquisadores da Harvard School of Public Health, níveis baixos de ácidos graxos ômega 3 são das principais causas evitáveis de morte e têm sido associados a doenças cardíacas, derrames, depressão, comportamento suicida, TDA, demência e obesidade. Também existem provas científicas de que os níveis baixos de ácidos graxos ômega 3 têm influência no abuso de substâncias.

Posso dizer a você que a maioria das pessoas – a não ser que elas foquem no consumo de peixes ou estejam tomando suplementos de óleo de peixe – tem níveis baixos de ômega 3. Sei disso porque nas Amen Clinics fazemos um exame em pacientes em que medimos os níveis sanguíneos de ácidos graxos ômega 3. Antes de começar a oferecer esse exame aos pacientes, testei-o em meus funcionários, em vários membros da família e, é claro, em mim mesmo. Quando os resultados de meu exame chegaram, fiquei muito feliz com meus números robustos. Um resultado de ômega 3 superior a sete é bom. O meu estava perto de 11. Mas os resultados de quase todos os funcionários e membros da família examinados não foram tão bons. Na verdade, fiquei horrorizado com o quanto seus níveis estavam baixos, o que os expunha a maior risco de problemas tanto físicos quanto emocionais. É fácil consertar isso. Eles só precisavam comer mais peixes ou tomar um suplemento de óleo de peixe.

Aumentar a ingestão de ácidos graxos ômega 3 é uma das melhores coisas que você pode fazer pela força de seu cérebro, por seu humor e por seu peso. Os dois ácidos graxos ômega 3 mais estudados são o ácido eicosapentaenoico (EPA) e o ácido docosahexaenoico (DHA). O DHA representa grande porção da massa cinzenta do cérebro. A gordura em seu cérebro forma membranas celulares e tem papel vital no modo como suas células funcionam. Os neurônios também são ricos em ácidos graxos ômega 3. O EPA melhora o fluxo sanguíneo, o que aumenta a função geral do cérebro.

Verificou-se que uma ingestão maior de ômega 3 diminui o apetite e a ânsia de comer e reduz a gordura corporal. Em um fascinante estudo publicado na *British Journal of Nutrition*, em 2009, pesquisadores australianos analisaram amostras de sangue de 124 adultos (21 deles com peso saudável, quarenta acima do peso e 63 obesos), calcularam seus IMCs e mediram suas cinturas e as circunferências de seus quadris. Eles observaram que os indivíduos obesos tinham níveis significativamente mais baixos de EPA e DHA, em comparação com as pessoas com peso saudável. Os participantes com níveis mais altos tinham maior probabilidade de ter um IMC saudável e medidas de cintura e quadril saudáveis.

Outras evidências sobre os benefícios do óleo de peixe para a perda de peso vêm de um estudo da Universidade do Sul da Austrália, de 2007. A equipe de pesquisa verificou que a ingestão de óleo de peixe combinada a exercícios moderados – como caminhar 45 minutos três vezes por semana – leva a uma redução significativa da gordura corporal depois de apenas 12 semanas. Mas tomar óleo de peixe sem se exercitar, ou exercitar-se sem tomar óleo de peixe, não resultou em qualquer redução da gordura corporal.

Um dos estudos mais intrigantes que encontrei sobre óleo de peixe e perda de peso foi publicado na edição de 2007 da *International Journal of Obesity*. Nesse estudo, pesquisadores da Islândia investigaram os efeitos de peixes, frutos do mar e óleo de peixe sobre a perda de peso em 324 adultos jovens acima do peso, com IMCs na faixa de 27,5 a 32,5. Os participantes foram divididos em quatro grupos, com dietas de 1.600 calorias iguais, exceto que cada dieta incluía apenas um dos seguintes elementos:

- Grupo de controle (cápsulas de óleo de girassol, nenhum peixe, fruto do mar ou óleo de peixe)
- Peixe magro (3 porções de 150g de bacalhau por semana)
- Peixe gorduroso (3 porções de 150g de salmão por semana)
- Óleo de peixe (cápsulas de DHA/EPA, nenhum peixe ou fruto do mar)

Depois de quatro semanas a média de perda de peso entre os homens de cada grupo foi a seguinte:

- Grupo de controle: 3,5kg
- Grupo do peixe magro: 4,3kg
- Grupo do peixe gorduroso: 4,5kg
- Grupo do óleo de peixe: 4,9kg

Os pesquisadores concluíram que acrescentar peixe ou óleo de peixe a uma dieta restrita em calorias e equilibrada em nutrientes podia estimular a perda de peso em homens.

Nos últimos anos, pesquisas também revelaram que dietas ricas em ácidos graxos ômega 3 ajudam a promover um equilíbrio emocional saudável e um humor positivo com o passar dos anos, possivelmente porque o DHA é um componente importante das sinapses do cérebro. Um número crescente de evidências científicas indica que o óleo de peixe ajuda a aliviar sintomas de depressão. Um estudo de vinte anos envolvendo 3.317 homens e mulheres verificou que as pessoas que consumiam mais EPA e DHA eram aquelas com menor probabilidade de ter sintomas de depressão.

Existe uma quantidade tremenda de evidências científicas indicando uma ligação entre o consumo de peixes ricos em ácidos graxos ômega 3 e a função cognitiva. Uma equipe de pesquisadores dinamarqueses comparou as dietas de 5.386 pessoas mais velhas saudáveis e verificou que, quanto maior a quantidade de peixe na dieta, por mais tempo a pessoa conseguia preservar sua memória e reduzir o risco de demência. O Dr. J. A. Conquer e seus colegas da Universidade de Guelph, em Ontário, estudaram o conteúdo de ácido graxo no sangue nos estágios inicial e avançado de demência e observaram níveis baixos, em comparação a pessoas saudáveis. Em 2010, pesquisadores da Universidade da Califórnia analisaram a literatura científica existente sobre TDA e óleo de peixe e concluíram que uma suplementação de DHA reduz a progressão de Alzheimer e pode prevenir a demência relacionada à idade.

Os ácidos graxos ômega 3 beneficiam o desempenho cognitivo em todas as idades. Cientistas da Universidade de Pittsburgh relataram em 2010 que pessoas de meia-idade com níveis de DHA mais elevados tinham melhor desempenho em diversos testes, incluindo os de raciocínio não verbal, flexibilidade mental, memória de trabalho e vocabulário. Uma equipe de pesquisadores suecos analisou quase cinco mil meninos de 15 anos e verificou que aqueles que comiam peixe mais de uma vez por semana tinham resultados melhores em testes de inteligência padrão do que adolescentes que não comiam peixe. Um estudo seguinte verificou que adolescentes que comiam peixe mais de uma vez por semana também tinham notas melhores na escola do que estudantes que consumiam menos peixe.

Outros benefícios dos ácidos graxos ômega 3 incluem atenção maior no caso de pessoas com TDA, redução de estresse e menor risco de psicose. Quando submetemos nossos jogadores de futebol americano aposentados a nossos suplementos de óleo de peixe, muitos deles conseguiram reduzir ou eliminar completamente seus medicamentos para dor.

Minha recomendação à maioria dos adultos é tomar diariamente 1 a 2g de óleo de peixe de boa qualidade equilibrado entre EPA e DHA.

O Omega 3 Power é a nossa marca para manter o cérebro saudável e a função cardíaca, fornecendo ácidos graxos ômega 3 (EPA e DHA) altamente purificados, obtidos com os mais avançados processos de produção, desintoxicação e purificação existentes na indústria. É produzido de acordo com os padrões mais rigorosos da indústria natural. Cada lote de nosso óleo é analisado separadamente pelo laboratório terceirizado Eurofins para mais de 250 contaminantes ambientais, incluindo PCBs. Nosso óleo é certificado para estar vinte vezes abaixo da exigência da Proposition 65, da Califórnia, de menos de 90 nanogramas/dia, e supera outros padrões de regulamentação nacionais e internacionais. Duas cápsulas gelatinosas moles contêm 2,8g de óleo de peixe, 860g de EPA e 580mg de DHA.

Vitamina D. Às vezes chamada de vitamina do sol, a vitamina D é mais conhecida por desenvolver os ossos e estimular o sistema imunológico. Mas também é essencial para a saúde do cérebro, o humor, a memória e o peso. Embora classificada como vitamina, é um hormônio esteroide vital para a saúde. Níveis baixos de vitamina D têm sido associados a depressão, autismo, psicose, mal de Alzheimer, esclerose múltipla, doenças cardíacas, diabetes, câncer e obesidade. Infelizmente, as deficiências de vitamina D estão se tornando cada vez mais comuns, em parte porque estamos passando mais tempo em ambientes fechados e usando mais protetor solar.

Você sabia que, quando não tem vitamina D suficiente, sente fome o tempo todo, não importa o quanto come? Isso porque níveis baixos de vitamina D interferem na eficiência da leptina, o hormônio do apetite que lhe diz quando você está saciado. Pesquisas mostram, também, que a insuficiência de vitamina D está associada a um aumento da gordura corporal. Um estudo de 2009 no Canadá verificou que o peso e a gordura corporal em mulheres com níveis normais de vitamina D eram significativamente menores do que em mulheres com níveis insuficientes. Parece que a gordura a mais inibe a absorção de vitamina D. As evidências mostram que pessoas obesas precisam de doses mais altas de vitamina D do que pessoas magras para alcançar os mesmos níveis.

Um dos estudos mais interessantes que vi sobre vitamina D vem de pesquisadores do Stanford Hospital and Clinics. Eles explicaram em detalhes como um paciente recebeu uma receita de 50 mil UI por semana de vitamina D que estava incorretamente preenchida como 50 mil UI *por dia*. Depois de seis meses, o nível de vitamina D do paciente aumentou de 7 – que é extremamente baixo – para 100, que está no limite superior do nível normal.

O que achei realmente intrigante nesse relato foi que o paciente reclamou de alguns efeitos colaterais da dosagem muito alta, especialmente apetite reduzido e significativa perda de peso. É claro que não estou defendendo que você tome mais vitamina D do que precisa. Mas acho que isso mostra que melhores níveis de vitamina D podem desempenhar um papel no controle do apetite e na perda de peso.

A história desse paciente mostra por que é tão importante verificar seu nível de vitamina D antes e depois do tratamento. Assim, você saberá se está tomando a dosagem certa ou se precisa ajustá-la.

A vitamina D é tão importante para a função cerebral que seus receptores podem ser encontrados em todo o cérebro. Tem um papel crucial em muitas das funções cognitivas mais básicas, incluindo o aprendizado e a produção de memórias. Estas são apenas algumas áreas onde a vitamina D afeta o funcionamento de seu cérebro, de acordo com um artigo publicado em 2008 no *FASEB Journal*.

A comunidade científica está acordando para a importância da vitamina D para a função ideal do cérebro. Nos últimos anos, deparei com vários estudos associando a falta de vitamina D à deficiência cognitiva em homens e mulheres mais velhos, bem como sugerindo que os níveis ideais da vitamina do sol podem exercer o papel de proteger a função cognitiva. Um desses estudos, no *Journal of Alzheimer's Disease*, verificou que a vitamina D3 – a forma ativa da vitamina D – pode estimular o sistema imunológico a livrar o cérebro da beta-amiloide, uma proteína anormal que, acredita-se, é uma causa importante do mal de Alzheimer. A vitamina D ativa receptores em neurônios localizados em regiões importantes para regular o comportamento e protege o cérebro agindo com capacidade antioxidante e anti-inflamatória.

Outro estudo, realizado em 2009 por uma equipe da Tufts University, em Boston, observou o nível de vitamina D em mais de mil pessoas com idades superiores a 65 anos e seu efeito sobre a função cognitiva. Apenas 35% dos participantes tinham níveis de vitamina D ideais; os outros se situavam nas categorias insuficiente e deficiente. Os indivíduos com níveis ideais de vitamina D (50 nmol/l ou mais) tiveram desempenho melhor em testes de funções executivas como raciocínio, flexibilidade e complexidade de percepção. Apresentaram, também, resultados melhores em testes de atenção e velocidade de processamento do que seus colegas com níveis abaixo do ideal.

Quanto mais baixo o nível de vitamina D, maior sua probabilidade de se sentir triste em vez de feliz. Níveis baixos de vitamina D têm sido associados há muito tempo a uma incidência maior de depressão. Nos últimos anos, pesquisadores têm perguntado se, considerando essa associação, uma suplementação de vitamina D pode melhorar o humor.

Uma experiência que tentou responder a essa pergunta acompanhou durante um ano 441 adultos acima do peso e obesos com níveis de depressão semelhantes. Os indivíduos tomaram um placebo ou uma dose de vitamina D de 20 mil UI ou 40 mil UI por semana. No fim do ano, os dois grupos que haviam tomado vitamina D mostraram significativa redução dos sintomas, enquanto o grupo que tomara o placebo não relatou qualquer melhora. Outras experiências relataram resultados semelhantes.

A dose de vitamina D recomendada atualmente é de 400 UI diárias, mas a maioria dos especialistas concorda que está bem abaixo das necessidades fisiológicas da maioria dos indivíduos e sugere 2 mil UI diárias. Acho muito importante testar suas necessidades individuais, principalmente se você está acima do peso ou obeso, já que seu corpo pode não absorver a vitamina D com tanta eficiência se você estiver mais gordo.

A vitamina D3 é encontrada em cápsulas de mil UI, 2 mil UI ou, na forma líquida, em 10 mil UI.

BRAIN AND MEMORY POWER BOOST

Este é um suplemento formulado para ajudar no trabalho que fizemos para melhorar os cérebros de jogadores da NFL em atividade e aposentados. Quando o usamos combinado a um programa saudável para o cérebro, demonstramos significativas melhorias em memória, raciocínio, atenção, velocidade de processamento e precisão. A eficácia foi tanta que eu o tomo todos os dias.

O Brain and Memory Power Boost inclui o superantioxidante N-acetilcisteína (NAC), juntamente com fosfatidilserina, para manter a integridade das membranas celulares; huperzina A e acetil-L-carnitina, para aumentar a disponibilidade de acetilcolina; e vimpocetina e ginkgo biloba, para melhorar o fluxo sanguíneo. Trata-se de uma nova combinação de poderosos antioxidantes e nutrientes essenciais para melhorar e proteger a saúde do cérebro. Contribui para a saúde geral do cérebro, a circulação, a memória e a concentração.

CRAVING CONTROL

A chave para administrar o peso com sucesso é ter uma dieta saudável para o cérebro e controlar sua ânsia de comer. A fim de contribuir para esse objetivo, foi desenvolvido o Craving Control, um novo e potente suplemento nutricional formulado para manter níveis saudáveis de açúcar no sangue e insulina e, ao mesmo tempo, fornecer antioxidantes e nutrientes ao corpo. Nossa fórmula inclui NAC e glutamina, para reduzir a ânsia de comer; cromo e ácido alfalipoico, para ajudar a manter níveis estáveis de açúcar no sangue; e chocolate saudável para o cérebro e L-fenilalanina, para estimular endorfinas.

Esta é a fórmula que usamos em nossos grupos de perda de peso nas Amen Clinics. No primeiro grupo, os participantes que a tomaram e participaram de cada grupo perderam em média 4,5kg em dez semanas.

RESTFUL SLEEP

Dormir é essencial para uma função cerebral saudável. O Restful Sleep tem em sua fórmula uma combinação de nutrientes destinada a manter a mente calma e promover uma noite de sono profundo, relaxado e tranquilo. Este suplemento contém melatonina tanto de ação imediata quanto de liberação gradativa, para manter você dormindo a noite inteira, além do neurotransmissor calmante GABA, de uma combinação dos elementos essenciais zinco e magnésio e da erva valeriana, que, juntos, produzem um efeito sedativo geral para ajudar a manter o sono. Nas Amen Clinics, nós nos referimos ao Restful Sleep como "o martelo", porque muitas pessoas nos disseram que as ajudou.

SAMe MOOD AND MOVEMENT SUPPORT

Pesquisas científicas sugerem que o SAMe Mood and Movement Support ajuda a manter o humor e os movimentos e a controlar a dor. Isso está intimamente relacionado à criação de serotonina, dopamina e norepinefrina, neurotransmissores cruciais que contribuem para um humor saudável. E, como vantagem adicional, este suplemento tem mostrado manter as articulações saudáveis e reduzir dores. A dose típica está em algum ponto entre 400mg e 800mg duas vezes por dia. Geralmente, é melhor tomar no início do dia, porque pode aumentar a energia. Pesquisas sugerem que você deve ter cuidado com a SAMe se tem distúrbio bipolar.

SEROTONIN MOOD SUPPORT

Promove níveis normais de serotonina ao fornecer 5-HTP, um precursor direto da serotonina, juntamente com um extrato de açafrão patenteado que tem demonstrado clinicamente manter o humor normal. A vitamina B6 e o inositol estão incluídos para dar mais apoio sinérgico. O Serotonin Mood Support ajuda a manter o humor saudável quando há suspeita de níveis de serotonina baixos. Parece ser especialmente útil a pessoas que tendem a ficar presas em pensamentos negativos ou comportamentos negativos. Tem mostrado também ajudar a manter padrões de sono saudáveis.

FOCUS AND ENERGY OPTIMIZER

Feito sem cafeína, que deixa as pessoas agitadas, o Focus and Energy Optmizer ajuda a manter o foco e níveis de energia saudáveis. Sua fórmula inclui chá verde e colina, que contribuem para o foco, bem como três adaptógenos que agem sinergicamente para aumentar a resistência e a força. Os adaptógenos ashwagandha, rhodiola e panax ginseng têm demonstrado cientificamente aumentar a resistência do corpo ao estresse e manter um sistema imunológico saudável.

GABA CALMING SUPPORT

O GABA Calming Support promove o relaxamento natural e a calma oferecendo uma combinação de neurotransmissores inibidores que são vitais para aquietar mentes excessivamente ativas. Contém Phama GABA clinicamente testado e natural, que tem mostrado promover o relaxamento aumentando ondas cerebrais tranquilizantes e focadas e, ao mesmo tempo, reduzindo outras ondas cerebrais associadas a preocupações. Complementam essa substância clinicamente testada e natural a vitamina B6, o magnésio e a erva-cidreira, uma planta tradicionalmente conhecida por seus efeitos calmantes.

ROBERT

Robert foi *back* defensivo do Minnesota Vikings. Ele é alto, magro e aparentemente saudável. Quando ingressou em nosso estudo de reabilitação de traumas cerebrais no futebol americano profissional, reclamava que sua memória já não era tão boa e que estava precisando usar anotações com mais frequência. Sua maior preocupação era porque soubera que muitos ex-jogadores da NFL estavam lutando contra problemas de memória, bem mais do que outros, e um de seus pais fora diagnosticado com mal de Alzheimer, o que o fizera se sentir mais vulnerável e ansioso.

O SPECT inicial de Robert mostrou níveis significativamente altos de danos cerebrais, especialmente no córtex pré-frontal (discernimento), nos lobos temporais (memória), nos lobos parietais (senso de direção) e no cerebelo (coordenação). Em nosso teste de memória, seu resultado ficou nos 5%, o que significa que 95% das pessoas de sua idade e nível de ensino tiveram resultados melhores que o dele, que se formou em Stanford.

Para nossa satisfação, o SPECT seguinte de Robert foi incrivelmente melhor, e seu teste de memória melhorou 1.000%. Como? Uma das melhores coisas de Robert é que ele seguiu todas as nossas orientações. Tomou fielmente nosso multivitamínico, NeuroVite; óleo de peixe; Omega-3 Power; e nosso suplemento para o cérebro, Brain and Memory Power Boost. Não deixou de tomar suas doses e manteve uma regularidade durante o período do estudo. Seus exames seguintes mostraram que sua memória havia melhorado 1.000% e que ele estava nos 55%, comparado a seus semelhantes. Seu SPECT revelou incrível melhora em todas as áreas que eram problemáticas.

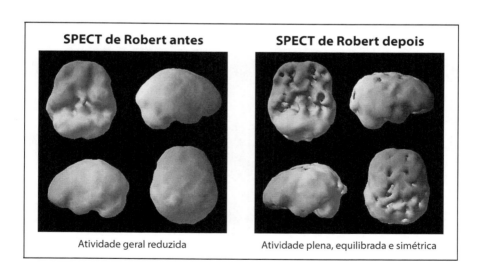

SPECT de Robert antes — Atividade geral reduzida
SPECT de Robert depois — Atividade plena, equilibrada e simétrica

Antes de sua primeira avaliação, Robert estava claramente a caminho de ter problemas. Com essas intervenções simples, seu cérebro e os resultados de seus exames mostraram impressionante melhoria. A idade de seu cérebro literalmente retrocedeu. Estou muito animado com seu progresso. Cerca de trinta anos antes de nos procurar, Robert levou milhares de pancadas na cabeça jogando futebol americano em sua escola de ensino médio, na faculdade e como profissional. Mas, apesar dos danos e do longo tempo transcorrido, seu cérebro ainda mostrava notável capacidade de recuperação.

A boa notícia sobre nosso estudo é que este tem demonstrado a capacidade de um cérebro danificado exibir níveis elevados de melhora por meio de um programa simples, barato e inteligente.

NOTA SOBRE REFERÊNCIAS E LEITURA COMPLEMENTAR

As informações de *Use seu cérebro para mudar sua idade* se baseiam em mais de quatrocentas fontes, incluindo estudos científicos, livros, entrevistas com especialistas médicos, estatísticas de agências do governo e de organizações de saúde e outras fontes confiáveis. Impressas, as referências ocupam mais de sessenta páginas. Em um esforço para poupar algumas árvores, decidi apresentá--las exclusivamente no site das Amen Clinics na internet. Convido você a lê-las em www.amenclinics.com/uybcya.

AGRADECIMENTOS

Sou muito grato por ter um grupo de colegas e amigos incrível, que me ajudou nesse trabalho. Sou especialmente grato a todos os meus pacientes e amigos que me permitiram compartilhar suas histórias com você. Obrigado à Dra. Doris Rapp, a Steve, Marianne e Carlos, por me permitirem contar suas histórias inspiradoras.

Obrigado ao pastor Rick Warren, que confiou em mim, ao Dr. Mehmet Oz e à Dra. Mary Hyman, pela oportunidade de ajudar a criar o Plano Daniel para a Saddleback Church. Talvez eu seja a única pessoa a parabenizar um pastor por ajudar a reduzir os números de sua igreja (quer dizer, na balança) – mas uma perda de peso de 113 toneladas é um feito extraordinário pelo qual vale a pena se animar –, principalmente porque essa redução de peso ocorreu por meio de um plano de alimentação com alta nutrição, que deixou os participantes não apenas mais magros, mas também mais saudáveis e com mais energia. Obrigado a Steve Komanapalli, assistente do pastor Warren, por abrir seu grande coração ao contar com franqueza sua história de mudança de hábitos de saúde, de modo a poder deixar um legado mais saudável para sua família. Dee Eastman e Debbie Eaton: obrigado a ambas por nos deixar por dentro do que vocês aprenderam sobre o poder dos grupos pequenos de mudar vidas em Saddleback e além. Vocês fazem um trabalho incrível. Joe Polish: obrigado, meu amigo, por criar o exercício "Crie sua própria rede de boas influências" e me permitir transmiti-lo a nossos leitores.

Agradecimentos à minha cunhada, Tamara, por compartilhar sua história de transformação inspiradora, e a sua irmã, Tana (que vem a ser minha adorável esposa), por sua compaixão e seu incentivo durante o processo. O Dr. Riz Malik é um psiquiatra de talento que trabalha em nossa Amen Clinic em Reston, Virgínia. Riz, você me fez ganhar o dia com o e-mail que me enviou intitulado "Uma pessoa diferente". Obrigado por descrever para nós sua jornada para a saúde e a boa forma física, e agora para os leitores deste livro.

Dr. Andy McGill, sou muito grato a você por contar como conseguiu dar uma guinada em sua vida, na meia-idade, permitindo-se assim ter um cérebro mais jovem hoje do que há dez anos. Sinto que muita gente dará uma virada de 180 graus, para melhor, depois de ler sua história. Dr. Joe Dispenza, eu já lhe disse recentemente o quanto você é brilhante? Os insights que você nos deu sobre como tomar uma decisão de uma vez por todas para mudar são simplesmente incríveis e muito apreciados. Dr. Cyrus Raji, creio que sua magnífica pesquisa sobre exercícios e Alzheimer motivará milhares de pessoas a começar a caminhar para encolher seus corpos e desenvolver seus cérebros. Agradeço muito a você pelo bom trabalho que faz.

Jim Kwik, sua contribuição para o aprendizado por toda a vida e para este livro é incrível. Obrigado por ser tão generoso com seu coração e sua mente. Obrigado a Savannah DeVarney, que compartilhou seus insights sobre nossa 24/7 Brain Gym em www.amensolutions.com, e por suas ótimas informações sobre o motivo de exercitar a mente regularmente.

Joni Houtain, todo mundo deveria ter uma líder de torcida como você na vida. Obrigado por compartilhar sua história com tanta vulnerabilidade e bom humor. Rir é um bom remédio. Que você viva muitos outros anos "crescendo jovem" de corpo e alma.

Chris Hartsfield, você sofreu o pior que um pai ou uma mãe pode imaginar, e agora está ajudando outros que estão lutando para encontrar uma maneira de crescer depois de um grande sofrimento. Sua história sobre a jornada de Sammie é um tesouro iluminando lugares escuros e mostrando que podemos encontrar alegria e saúde mesmo depois de uma perda indescritível. Sua história mudará vidas, e talvez até salve algumas. Gerald Sharon, abençoado seja você por incentivar os outros a cuidar da saúde enquanto estiverem passando por um estresse ou um luto. Você honra a memória de sua esposa cuidando tão bem de si mesmo.

Minha gratidão a todos os jogadores de futebol americano e mitos que participaram de nosso estudo da NFL, com um chamado especial a AD (Anthony Davis), Roy Williams, Marvin Fleming, Fred Dryer e Cam Cleeland, por nos deixarem ver suas histórias de perto e pessoalmente. Também envio minha gratidão ao capitão Patrick Caffrey, por compartilhar sua história e sua paixão por ajudar guerreiros feridos, e a Ray e Nancy, por me inspirarem continuamente a continuar fazendo o que faço.

Sou especialmente grato a Becky Johnson e Frances Sharpe, que foram inestimáveis no processo de pesquisar, entrevistar e concluir este livro. Nosso departamento de pesquisa, incluindo a Dra. Kristen Willeumeir e Derek Taylor, também forneceu insights valiosos e incentivo. Outros funcionários das Amen Clinics, Inc. deram, como sempre, ajuda e apoio tremendos durante esse processo, especialmente minha assistente pessoal, Catherine Hanlon, e o Dr. Joseph Annibali. Também sou grato a meu amigo e colega Dr. Earl Henslin, que leu o manuscrito e deu sugestões criteriosas.

Também gostaria de agradecer à minha incrível equipe literária na Crown Archetype, especialmente minha gentil e atenta editora, Julia Pastore, e minha publisher, Tina Constable. Sou eternamente grato a minha agente literária, Faith Hamlin, que, além de ser uma de minhas melhores amigas, é uma mentora criteriosa, protetora, criativa, juntamente com Stephanie Diaz, nossa agente de direitos no exterior. Se você está lendo este livro fora dos Estados Unidos, Stephanie fez isso acontecer. Além disso, sou grato a todos os meus amigos e colegas de emissoras de TV públicas em todo o país. A televisão pública é um tesouro para o nosso país, e sou grato por poder me associar a emissoras para levar nossa mensagem de esperança e cura a você. E a Tana – minha esposa, minha alegria e minha melhor amiga –, que me ouviu pacientemente durante horas a fio e deu muitas sugestões atentas para o livro. Amo tudo em você.

Este livro foi composto na tipologia Minion Pro,
em corpo 10,5/14,5, impresso em papel off-set 75g/m^2,
no Digital Sistema Instant Duplex da divisão
gráfica da Distribuidora Record.